ISBN 978-3-662-37308-8 ISBN 978-3-662-38045-1 (eBook)
DOI 10.1007/978-3-662-38045-1

Ergebnisse der Chirurgie und Orthopädie.

Inhalt des VI. Bandes.

1913. III und 716 S. gr. 8⁰. 147 Textabbildungen. Preis M. 26.—; in Halbleder gebunden M. 28.50.

Über Blutleere der unteren Körperhälfte. Von Privatdozent Dr. G. Frhr. v. Saar. (Mit 9 Abb.)
Diabetes und Chirurgie. Von Dr. Hermann Kaposi.
Transfusion und Infusion. Von Privatdozent Dr. Lothar Dreyer. (Mit 10 Abb.)
Der Schenkelhalsbruch und die isolierten Brüche des Trochanter major und minor. Von Professor Dr. O. Roth. (Mit 14 Abb.)
Die Chirurgie der Nebenhöhlen der Nase. Von Dr. Walter Klestadt. (Mit 24 Abb.)
Die Geschwülste der Speicheldrüsen. Von Professor Dr. Hermann Heinecke. (Mit 45 Abb.)
Der neurogene Schiefhals. Von Dr. Albert Bauer. (Mit 14 Abb.)
Die tuberkulöse Peritonitis. Von Dr. Fritz Härtel. (Mit 1 Abb.)
Der Aszites und seine chirurgische Behandlung. Von Dr. Edmund Höpfner.
Die Ergebnisse der modernen Milzchirurgie. Von Dr. Friedrich Michelsson.
Die retrograde Inkarzeration (Hernie en W). Von Professor Dr. Walther Wendel. (Mit 11 Abb.)
Über den derzeitigen Stand einiger Nephritisfragen und der Nephritischirurgie. Von Dr. E. Ruge.
Die Adnexerkrankungen (Entzündungen und Eileiterschwangerschaft). Von Professor Dr. Walther Hannes. (Mit 7 Abb.)
Die Madelungsche Deformität des Handgelenkes. Von Dr. Eduard Melchior. (Mit 12 Abb.)
Autoren-, Sach- und Generalregister.

Inhalt des VII. Bandes.

1913. III und 858 S. gr. 8⁰. 335 Textabbildungen und 1 Tafel. Preis M. 32.—; in Halbleder gebunden M. 34.60.

Die Heliotherapie der Tuberkulose mit besonderer Berücksichtigung ihrer chirurgischen Formen. Von Dr. A. Rollier. (Mit 138 Abb.)
Die Röntgentherapie der chirurgischen Tuberkulose. Von Privatdozent Dr. B. Baisch. (Mit 23 Abb.)
Die septische Allgemeininfektion und ihre Behandlung. Von Privatdozent Dr. O. Bondy. (Mit 11 Abb. u. 1 Tafel.)
Die Behandlung der inoperablen Geschwülste. Von Dr. H. Simon.
Die Hirnpunktion. Von Professor Dr. G. Axhausen. (Mit 12 Abb.)
Die Hasenscharte. Von Dr. E. Tóthfalussy. (Mit 42 Abb.)
Die Ätiologie und pathologische Anatomie der Gallensteinkrankheit. Von Geheimrat Professor Dr. H. Riese. (Mit 11 Abb.)
Embolie und Thrombose der Mesenterialgefäße. Von Privatdozent Dr. A. Reich. (Mit 7 Abb.)
Die Hirschsprungsche Krankheit. Von Primarius Dr. F. Neugebauer.
Die Koliinfektion des Harnapparates und deren Therapie. Von Privatdozent Dr. C. Franke. (Mit 6 Abb.)
Die operative Behandlung der Lageanomalien des Hodens. Von Dr. K. Hanusa. (Mit 9 Abb.)
Der Kalkaneussporn. Von Dr. R. Sarrazin. (Mit 11 Abb.)
Die Skoliose. Von Professor Dr. F. Lange und Dr. F. Schede. (Mit 65 Abb.)
Autorenregister. Sachregister. Inhalt der Bände I—VII.

Inhalt des VIII. Bandes.

1914. IV u. 981 S. gr. 8⁰. 308 Textabbildungen. Preis M. 38.—; in Halbleder gebunden M. 40.60.

Die Hämangiome und ihre Behandlung. Von Dr. Erich Sonntag. (Mit 35 Abb.)
Die blutige Reposition (Osteosynthese) bei frischen subkutanen Knochenbrüchen. Von Geh. Rat Professor Dr. F. König. (Mit 37 Abb.)
Die freie autoplastische Faszientransplantation. Von Dr. Otto Kleinschmidt. (Mit 34 Abb.)
Chirurgie der Thymusdrüse. Von Dr. H. Klose. (Mit 52 Abb.)
Die Aktinomykose der Lunge und der Pleura. Von Professor Dr. F. Karewski. (Mit 17 Abb.)
Die gut- und bösartigen Neubildungen der Gallenblase und der Gallengänge unter besonderer Berücksichtigung eigener Erfahrungen. Von Geh.-Rat Professor Dr. Hans Kehr. (Mit 16 Abb.)
Die Bantische Krankheit und ihre nosologische Stellung unter den splenomegalischen Erkrankungen. Von Professor Dr. K. Ziegler. (Mit 5 Abb.)
Über Spermatocele. Von Dr. E. Ritter von Hofmann. (Mit 8 Abb.)
Die Verletzungen der Handwurzel. Von Dr. Maximilian Hirsch. (Mit 68 Abb.)
Umschriebene Binnenverletzungen des Kniegelenks. Von Dr. Hubert Goetjes. (Mit 16 Abb.)
Die schnellende Hüfte. Von Marineoberstabsarzt Dr. M. Zur Verth. (Mit 11 Abb.)
Das „Malum perforans pedis". Von Primararzt Dr. Max Hofmann. (Mit 9 Abb.)
Autorenregister und Sachregister.
Inhalt der Bände I—VIII.

Inhalt des IX. Bandes.

1916. IV u. 608 S. gr. 8⁰. 188 Textabbildungen. Preis M. 26.—; in Halbleder gebunden M. 28.80.

Das Melanom. Von Professor Dr. L. Burkhardt.
Die diagnostische Bedeutung der Augenveränderungen für die Gehirnchirurgie. Von Professor Dr. A. Birch-Hirschfeld. (Mit 29 Abb.)
Die Bedeutung der Bewegungsstörungen der Augen für die Lokalisierung zerebraler Krankheitsherde. Von Professor Dr. A. Bielschowsky. (Mit 15 Abb.)
Die Erkrankungen der Orbita. Von Oberarzt Dr. Franz Geis. (Mit 52 Abb.)
Die Pylorusausschaltung. Von Dr. Fr. H. von Tappeiner. (Mit 15 Abb.)
Das Karzinom und das Karzinoid der Appendix. Von Oberarzt Dr. W. V. Simon. (Mit 29 Abb.)
Die Schenkelhernie. Von Dr. Arthur W. Meyer (Mit 24 Abb.)
Die Nagelextension. Von Privatdozent Dr. Fr. Steinmann. (Mit 24 Abb.)
Autorenregister und Sachregister.
Inhalt der Bände I–IX.

Zu beziehen durch jede Buchhandlung.

VII. Die Brustverletzungen im Kriege[1].

Von

Hans Burckhardt-Berlin und **Felix Landois**-Breslau.

Mit 47 Abbildungen.

Inhaltsverzeichnis.

---

[1]) Das Literaturverzeichnis wurde im Februar 1917 abgeschlossen. Später wurden noch Nachträge gemacht, doch konnten während der Drucklegung nur die uns im Felde zugänglichen Arbeiten Berücksichtigung finden.

Literatur.

1. Anschütz, Verhandlungen der Deutschen Gesellschaft für Chirurgie. 1912. S. 158.
2. Bäumler, Über Pneumothorax im späteren Verlauf von im Kriege erlittenen Lungenverletzungen. Münch. med. Wochenschr. 1915. Nr. 9 u. 10.
3. Bayern, Ludwig Ferdinand, Prinz von, Über Lungenschüsse. Münch. med. Wochenschr. 1914. Nr. 48. F.B. 17. S. 2317.
4. Beaussenat, Ein Fall von Herzchirurgie nach einer Kriegsverwundung. Ref. Münch. med. Wochenschr. 1914. Nr. 25. S. 908.

5. Beitzke, Pathologisch-anatomische Beobachtungen an Kriegsverletzungen der Lungen. Berl. klin. Wochenschr. 1915. Nr. 28. S. 734.
6. Berger, W., Ein Fall von Ösophagusschuß. Münch. med. Wochenschr. 1915. Nr. 45. F.B. 45.
7. Bergmann, G. v., Herzbeutelschuß. Berl. klin. Wochenschr. 1914. Nr. 47. S. 1849.
8. — Mediastinum im Handbuch der inneren Medizin. Herausgegeben von Mohr und Staehelin 1914.
9. Bockhorn, Lungenschüsse und ihre Komplikationen. Med. Klin. 1915. Nr. 31. S. 861.
10. Boettner, Über Lungenschüsse. Münch. med. Wochenschr. 1915. Nr. 3. S. 91.
11. Bonin, G. v., Über chronische Zwerchfellhernien nach Schußverletzungen. Bruns Beiträge. **103.** 1916. S. 724.
12. Bonne, Ein Beitrag zur Behandlung der Lungenschüsse. Münch. med. Wochenschrift 1915. Nr. 24. S. 832.
13. Borchard, A., Verhandlungen der Deutschen Gesellschaft für Chirurgie 1912.
14. — Brustschüsse. Kriegschirurgentagung in Brüssel. 7. IV. 1915. Bruns Beitr. **96.** Kriegschirurg. Heft IV.
15. Braun, H., Die offene Wundbehandlung. Bruns Beitr. **98.** 1915.
16. Brix, Beitrag zur Operation alter Empyeme nach Verletzungen. Münch. med. Wochenschr. 1916. Nr. 33. S. 1211.
17. Brunn, v., Zur Beurteilung und Behandlung der Brustschüsse. Deutsch. med. Wochenschr. 1915. Nr. 45. S. 1331.
18. — Chirurgie im Kriegslazarett. Bruns Beitr. **96.** 1915. S. 210.
19. Bucky, Die Röntgensekundärstrahlenblende als Hilfsmittel für die Lokalisation von Geschossen usw. Berl. klin. Wochenschr. 1914. Nr. 51. S. 1940.
20. Burckhardt, H., Diskussion zu Sauerbruch und Borchard. Bruns Beitr. **96.** 1915. S. 499.
21. — Die Bedeutung der Kriegserfahrungen für die Chirurgie im allgemeinen. Berl. klin. Wochenschr. 1916. Nr. 31 u. 32.
22. — Die Beziehungen intrathorakaler Eingriffe zur Infektion der Lungen und der Pleura. Langenbecks Arch. **108.** H. 3. 1917.
23. Burckhardt, H., und F. Landois, Die Tangentialschüsse des knöchernen Thorax und die durch sie erzeugten Veränderungen innerer Organe. Münch. med. Wochenschrift F.B. 1915. Nr. 31.
24. — — Die pathologische Anatomie und Behandlung der Bauchschüsse. Bruns Beitr. zur klin Chir. **103.** 1916. H. 1 u. 2.
25. Burk, W., Extraktion eines Granatsplitters aus der Pleurahöhle mittels Elektromagneten. Deutsch. med. Wochenschr. 1916. Nr. 5. S. 134.
26. Chiari, Diskussion. Deutsch. med. Wochenschr. 1914. Nr. 44. S. 1928.
27. Coenen, und Mitarbeiter, Die im zweiten Balkankrieg im Hospital des Roten Halbmonds in Saloniki behandelten Kriegsverletzungen. Bruns Beitr. **91.** 1914. S. 101.
28. Coenen, H., Ein Rückblick auf 20 Monate feldärztlicher Tätigkeit usw. Bruns Beitr. **103.** 1916. S. 397.
29. Danielsen, W., Kriegschirurgische Erfahrungen in der Front. Münch. med. Wochenschrift 1914. Nr. 47. S. 2295.
30. Dieterich, Herzwandschuß. Münch. med. Wochenschr. 1915. Nr. 43. S. 1484.
31. Dreyer, L., Druckdifferenzverfahren in der Kriegschirurgie. Berl. klin. Wochenschr. 1917. Nr. 4. S. 90.
32. Ehret, Über Lungenschüsse und deren Behandlung durch Punktion und Einlassen von Luft in dieBrusthöhle. Münch. med. Wochenschr.1915. Nr. 16. S. 556. F.B. 16.
33. Eiselsberg, Frhr. v., Über einen Fall von Verletzung der Vena pulmonalis. Arch. f. klin. Chir. **89.** S. 505.
34. Elmendorf, Über Wiederinfusion nach Punktion eines frischen Hämothorax. Münch. med. Wochenschr. 1917. Nr. 1. F.B. S. 36.
35. Enderlen, Erfahrungen eines beratenden Chirurgen. Bruns Beitr. **98.** 1916. S. 419.
36. — Ausgedehnte Resektionen am Thorax nach Kriegsempyemen. Sitzung des Würzburger Ärzteabends vom 30. V. 1916. Offiz. Protok. in Münch. med. Wochenschr. 1916. S. 1092.
37. Exner, Alfred, Kriegschirurgie in den Balkankriegen 1912/13. Neue Deutsche

Chirurgie. Lief. 14. 1915. Verlag Enke. Lungenschüsse daselbst bearbeitet von Guido Kronenfels.
38. Fielitz, Gewehrkugel in der Herzwand. Münch. med. Wochenschr. 1915. Nr. 49. S. 1691.
39. Finckh, E., Die Röntgendiagnose von Steckschüssen des Herzens. Bruns Beitr. **98.** 1916. S. 484.
40. Fischer, H. Handbuch der Kriegschirurgie. Deutsche Chirurgie. **17.** 1882.
41. — Über das traumatische Emphysem. Volkmanns Sammlg. klin. Vortr. Nr. 65 (Chir.).
42. Flörcken, Perikarditis nach Lungenschüssen. Deutsch. med. Wochenschr. 1916. Nr. 32. S. 979.
43. Freund, L., Steckschuß im Herzen. Fortschritte auf dem Gebiete der Röntgenstrahlen. **23.** H. 4.
44. Freund, L. und Caspersohn, Schrapnellkugel in der rechten Herzkammer. Operative Entfernung. Heilung. Münch. med. Wochenschr. 1915. Nr. 35. S. 1199.
45. Freund, R. und Schwaer, Zwerchfellhernie und Pyopneumothorax. Münch. med. Wochenschr. 1916. Nr. 43. S. 1532.
46. Frischbier, Lungenschüsse und Lungentuberkulose. Zeitschr. f. Tuberkul. **26.** H. 1. S. 35.
47. Frist, Über einen Fall von Herznaht. Med. Klin. 1915. Nr. 40.
48. Frohmann, J., Über Chylopneumothorax durch Schußverletzung nebst Bemerkungen über Lungenschüsse. Mitteil. a. d. Grenzgeb. d. Med. u. Chir. 1915. H. 5.
49. Garrè, Anzeigen für operatives Handeln in und hinter der Front. Blutstillung, Blutersatz. Kriegschirurgentagung Brüssel 1915. Bruns Beitr. **96.** S. 407.
50. Garrè, C. und Quincke, H., Lungenchirurgie. II. Aufl. 1912. Verl. Gustav Fischer.
51. Gaza, v., Diskussion zu Lungenschüssen. Bruns Beitr. **101.** H. 2. 1916.
52. — Über Lungen-Leberschüsse. Deutsche med. Wochenschr. 1916. Nr. 21. S. 632.
53. Gerhardt, C., Die Pleuraerkrankungen. Deutsch. Chir. **43.** 1892.
54. Gerhardt, D., Über Schulterschmerz bei Pleuritis. Münch. med. Wochenschr. 1913. Nr. 52.
55. — Über Pleuritis nach Brustschüssen. Münch. med. Wochenschr. 1915. Nr. 49. F.B. 49.
56. — Spätfolgen eines Brustschusses. Münch. med. Wochenschr. 1916. Nr. 32. S. 1164.
57. — Über das spätere Schicksal der Lungenverletzten. Münch. med. Wochenschr. 1916. Nr. 47. S. 1669. F.B. Nr. 47.
58. Giese, Demonstration eines Falles von Schußverletzung des N. phrenicus sin. Münch. med. Wochenschr. 1915. Nr. 14.
59. Glaser und Kaestle, Ein französisches Infanteriegeschoß im Herzen eines Kriegsverwundeten. Münch. med. Wochenschr. 1915. Nr. 21. S. 725.
60. Gluck, Th., Verletzungen der Luftwege und der Speiseröhre. Zeitschr. f. ärztl. Fortbild. 1915. Nr. 13, 14 und 15.
61. Graf und Hildebrandt, Die Verwundungen durch die modernen Handfeuerwaffen. Berlin 1907. Verl. A. Hirschwald.
62. Guleke, Diskussion. Deutsche med. Wochenschr. 1914. Nr. 44. S. 1927.
63. — Über Mediastinalabszesse nach Schußverletzungen. Bruns Beitr. 1917. **105.** S. 359.
64. Hartert, W., Über Lungenschüsse, ihre Komplikationen und Behandlung. Bruns Beitr. **96.** 1915. S. 144.
65. Haenisch, Nutzen exakter Röntgenuntersuchungen bei Schußverletzungen. Deutsche med. Wochenschr. 1915. S. 515. Nr. 17.
66. Härtel, Über Schußverletzungen der Bauchhöhle. Bruns Beitr. **100.** S. 273.
67. Haim, Über Gangrän der Lunge nach Schußverletzungen. Wien. klin. Wochenschr. 1915. Nr. 9.
68. Hanusa, Die Behandlung des offenen Pneumothorax mit sofortiger Brustwandnaht. Zentralbl. f. Chir. 1916. S. 697.
69. — Die Behandlung des offenen Pneumothorax mit sofortiger Brustwandnaht. Bruns Beitr. **103.** H. 5. S. 749. 1916.
70. Heller, R., Infanteriegeschoß in der Herzmuskulatur. Med. Klin. 1916. Nr. 1. S. 15.
71. Henschen, Rücktransfusion des körpereigenen Blutes bei den schweren Massenblutungen der Brust- und Bauchhöhle. Zentralbl. f. Chir. 1916. S. 201.

72. Herrenschneider, Zur Frage der Behandlung von Bajonettstichverletzungen der Lunge. Münch. med. Wochenschr. Nr. 16. F.B. Nr. 16. 1915.
73. Heß, Erweiterte Indikationsstellung für die Behandlung mit künstlichem Pneumothorax besonders auch des traumatischen Hämothorax. Med. Klin. 1915. Nr. 19. S. 548.
74. — Dasselbe Thema. Demonstr. von Röntgenbildern. Med. Klinik 1916. Nr. 15. S. 400.
75. Hieß, Ein Herzwandsteckschuß. Wien. klin. Wochenschr. 1916. Nr. 23. S. 715.
76. Hildebrand, O., Thoraxschüsse und Bauchdeckenspannung. Berl. klin. Wochenschr. 1907. Nr. 18. S. 553.
77. Hirano, F., Über 118 operativ behandelte Empyemfälle. Deutsche Zeitschr. f. Chir. **124.** S. 507.
78. Hirsch, M., Diskussion zu Sauerbruch und Moritz. Berlin April 1916 und Münch. med. Wochenschr. F. B. Nr. 41. 1916.
79. — Zur Entstehung und Verhütung von Lungenabszessen und -empyemen nach Lungenschüssen. Münch. med. Wochenschr. 1916. S. 1468. Nr. 41.
80. Hösslin, Lungenschüsse. Ref. Münch. med. Wochenschr. 1914. Nr. 45. S. 2215.
81. Hofbauer, L., Die Nachbehandlung der Brustkorbverletzungen. Deutsche med. Wochenschr. 1916. Nr. 5. S. 125.
82. Hofmeister, Zur Lokalisation der Fremdkörper (Geschosse) mittels Röntgenstrahlen. Bruns Beitr. **96.** S. 158.
83. Hoffmann, Ad., Die Ursachen der Bauchdeckenspannung. Deutsche med. Wochenschrift 1910. Nr. 26.
84. Holbeck, O., Über Lungenschüsse im Kriege 1904—1905. Deutsche Zeitschr. f. Chir. **124.** S. 193.
85. Hotz, G., Kriegsverwundungen. Akadem. Kriegsvortrag. 15. XII. 1915. Gehalten Freiburg. Verlag von Speier & Kärner. 1916.
86. Hotz, Siehe von Bonin.
87. Huismans, Ein Fall von schwerem perforierendem Herzschuß (Tod nach 6 Monaten). Münch. med. Wochenschr. F.B. 1916. Nr. 27. S. 993.
88. Jakob, ref. Münch. med. Wochenschr. 1915. S. 358.
89. Jehn, Chirurgische Behandlung bestimmter Formen von Brustverletzungen im Felde. Med. Klin. 1915. Nr. 27. S. 749.
90. — Zur Druckdifferenzfrage. Med. Klin. 1916. Nr. 9.
91. Jenckel, Kugel im Herzbeutel. Deutsche med. Wochenschr. 1915. Nr. 17. S. 514.
92. Jurasz, A. T., Blutender Herzschuß durch Naht und Muskelimplantation geheilt. Münch. med. Wochenschr. 1914. Nr. 33. F.B. Nr. 1.
93. Kaiser, Erfahrungen des Feldlazaretts 6 des VI. A.-K. Deutsche med. Wochenschr. 1915. S. 434.
94. Katzenstein, M., Die Behandlung der Verletzungen des Brustkorbes und seiner Organe in den Heimatslazaretten. Zeitschr. f. ärztl. Fortbildung 1915. Nr. 14. S. 421.
95. Kaminer und Zondeck, Über Hämothorax- und Zwerchfellverwachsungen bei penetrierenden Brustverletzungen. Deutsche med. Wochenschr. 1915. Nr. 33. S. 968.
96. — — Herzbeutelveränderungen nach Lungenschüssen. Deutsche med. Wochenschr. Nr. 22. 1916. S. 668.
97. Klebelsberg, v., Über Lungenschüsse. Wien. klin. Wochenschr. 1916. Nr. 14.
98. Kehl, H., Über Brustschüsse. Bruns Beitr. **100.** 1916. S. 98.
99. Klose, H., Über eitrige Perikarditis nach Brustschüssen und extrapleurale Perikardiotomie. Bruns Beitr. **103.** 1916. H. 4.
100. Koetzle, Herzblock und Herzschuß. Münch. med. Wochenschr. 1914. Nr. 41. S. 2064.
101. Kohlhaas, Herzbeschwerden nach Lungenschüssen. Münch. med. Wochenschr. 1916. Nr. 45. S. 1598. F.B. 45.
102. Korach, Zur Diagnose und Therapie der Lungenschüsse, Berl. klin. Wochenschr. 1915. Nr. 35. S. 911.
103. Krause, F., Zur Frage der Thorakotomie. Med. Klin. 1916. Nr. 5. S. 113.
104. Kreuter, Zur Wiederinfusion abdomineller Blutungen. Münch. med. Wochenschr. F.B. Nr. 42. 1916.

105. Krez, Über Lungenschüsse. Münch. med. Wochenschr. 1915. Nr. 16. F.B. 16.
106. Krieg, F., Nachbehandlung von Narbenkontrakturen des Brustkorbs nach Lungenschüssen. Med. Klin. 1916. Nr. 28. S. 749.
107. Kroh, Vorschlag zur Behandlung tiefer, bedrohlicher Haut- und Weichteilemphyseme. Münch. med. Wochenschr. 1914. Nr. 47. F.B. Nr. 16.
108. — Kriegschirurgische Erfahrungen einer Sanitätskompagnie. Bruns Beitr. **97.** 1915. S. 368.
109. Kronenfels, Schußverletzungen der Lunge in Exners Kriegschirurgie in den Balkankriegen. Neue deutsche Chirurgie **14.** 1915.
110. Külbs, Lunge und Trauma. Arch. f. exp. Path. u. Pharmakol. **62.** 1909. S. 39.
111. Kümmell, Diskussion zu Lungenschüssen. Bruns Beitr. **101.** H. 2. 1916.
112. Küttner, Kriegschirurgische Erfahrungen aus dem südafrikanischen Kriege 1899/1900. Bruns Beitr. **27.** 1900.
113. — Zur Behandlung schwerer Schußverletzungen der Lunge mit primärer Naht. Deutsche Zeitschr. f. Chir. 1908. **94.** S. 1.
114. — Druckdifferenzoperationen. Bruns Beitr. **60.** H. 1.
115. — Die Operationen am Brustkorb. Chir. Operationslehre von Braun, Bier, Kümmel. Leipzig 1912. **2.** S. 178.
116. — Fremdkörperschicksal und Fremdkörperbestimmung. Verhandl. der II. Kriegschirurgentagung in Berlin 1916. Bruns Beitr. **101.** S. 13 ff.
116a. — Zur Bewertung des Druckdifferenzverfahrens in der Kriegschirurgie. Münch. med. Wochenschr. 1917. Nr. 19. F. B. S. 625.
117. Läwen und Hesse, Bakterienbefunde bei frischen Kriegsschußverletzungen und ihre klinische Bedeutung. Münch. med. Wochenschr. 1916. S. 688. Nr. 19.
118. Landois, F., Die primäre Naht bei Lungenzerreißungen im Felde. Bruns Beitr. 1915. **97.** Kriegschirurg.-Heft IV.
119. — Die primäre Lungennaht im Felde unter Anwendung des Überdruckverfahrens. Bruns Beitr. **100.** H. 1. 1916.
120. — Diskussion zu Sauerbruch und Moritz. Kriegschirurg. Hefte. Bruns Beitr. **101.** H. 2. 1916. S. 220.
121. Lange, Zur Behandlung der Bauchschüsse im Kriege. Bruns Beitr. **97.** S. 312.
122. Leschke, Die Tuberkulose im Kriege. Münch. med. Wochenschr. 1915. Nr. 11. S. 363.
123. Levy, Demonstration eines Präparates von Lungenschuß. Ref. Münch. med. Wochenschrift 1914. Nr. 48. S. 2330.
124. Lichtenstein, Eigenbluttransfusion bei Extrauteringravidität und Uterusruptur. Münch. med. Wochenschr. 1915. Nr. 37. S. 1597.
125. Linberger, Einige Komplikationen nach Lungenschußverletzungen. Deutsche med. Wochenschr. 1916. Nr. 30. S. 904.
126. Lonhard, Hundert Brust- und Lungenschüsse. Deutsche med. Wochenschr. 1916. Nr. 2. S. 38.
127. R., Lubojacky, Verletzungen des Thorax und der Lungen. Časopis lékarn ceskych 1915. Nr. 45 u. 46. Ref. Zentralbl. f. Chir. 1916. S. 46.
128. Madelung, Einige Kriegsverletzungen des Ösophagus. Deutsche med. Wochenschr. Nr. 5. 1915. S. 124.
129. — Diskusion. Deutsche med. Wochenschr. 1914. Nr. 44. S. 1927 ff.
130. Marion, Über Extraktion von Geschossen aus der Lunge. Presse med. 1915. Nr. 43. Ref. Zentralbl. f. Chir. 1916. S. 199.
131. Masseni, R., Über Therapie des akuten Empyems. Therap. Monatsh. **29.** H. 11. 1915.
132. Matti, Ergebnisse der bisherigen kriegschirurgischen Erfahrungen. (IX. Brustschüsse). Deutsche med. Wochenschr. 1916. Nr. 27. S. 817.
132a. Melchior, E. Über die plastische Verwendung der parietalen Pleuraschwarte bei der Operation chronischer Empyeme. Zentralbl. f. Chir. 1916. Nr. 12.
133. Messerschmidt, Über keimtötende Eigenschaften von Geschossen. Med. Klin. 1916. Nr. 17.
134. Meyer, Über einen Fall von Lungenverletzung durch Bajonettstich usw. Münch. med. Wochenschr. 1915. Nr. 8. S. 280.
135. Momburg, Über penetrierende Brustwunden und deren Behandlung. Veröffentl. aus d. Gesellsch. d. Militärsanitätswesens 1902. H. 19. S. 17.

136. Moritz, Ausgänge der Brust- und Bauchschüsse. 2. Kriegschirurgen-Tagung in Berlin April 1916. Kriegschirurgische Hefte. Bruns Beitr. **101.** H. 2.
137. — Über Lungenerkrankungen im Kriege. Zeitschr. f. ärztl. Fortbildung 1915. Nr. 11.
138. Most, Zur Prognose und Behandlung der Bauchschüsse im Kriege. Bruns Beitr. **100.** S. 186.
139. Mühsam, R., Vorstellung eines Mannes mit Herzschuß. Berl. klin. Wochenschr. 1915. Nr. 47.
140. Müller, Christoph, Ein Beitrag zur Herzchirurgie. Münch. med. Wochenschr. F.B. 1916. Nr. 13. S. 472.
141. Müller, P., Späte Nachblutung aus der Lunge nach Granatsplitterverletzung. Münch. med. Wochenschr. 1915. Nr. 32. F.B. 32.
142. Müller, Th., Zur operativen Behandlung der Herzschüsse. Münch. med. Wochenschrift 1914. Nr. 30.
143. Müller, Wilh., Granatverletzung des Herzbeutels. Bruns Beitr. **103.** 1916. S. 772.
144. Müller und Neumann, Geschosse im Herzbeutel. Münch. med. Wochenschr. 1916. Nr. 9. F.B. Nr. 9.
145. Niklas, Herzschuß. Münch. med. Wochenschr. 1915. Nr. 49. S. 1691.
146. Oettingen, v., Leitfaden der praktischen Kriegschirurgie. 4. Aufl. 1915. Verl. von Th. Steinkopff, Dresden und Leipzig.
147. Orth, O., Penetrierende Brust-Bauchverletzungen. Bruns Beitr. **97.** 1915. S. 544.
148. Ortner, N., Zur Klinik des interlobären Empyems nebst Bemerkungen zur Perkussion des Interskapularraums. Med. Klin. 1916. Nr. 31. S. 815.
149. Pagenstecher, Experimentelle und klinische Studien über den Hämothorax. Bruns Beitr. **13.** 1895. S. 264.
150. — Das Verhalten traumatischer Blutergüsse speziell in den Gelenken und der Pleura. Mitteil. a. d. Grenzgebiet. d. Med. u. Chir. **25.** 1913. S. 663.
151. Payr, 2. kriegssanitätswissenschaftl. Abend usw. Ref. Münch. med. Wochenschr. 1915. S. 37.
152. Peuckert, Die Technik ausgedehnter Thorax-Resektionen bei veralteten Empyemen. Bruns Beitr. **91.** 1914. S. 481.
153. Pick, Ein Fall von Aorteninsuffizienz infolge penetrierender Schußverletzung des Herzens. Prag. med. Wochenschr. 1915. Nr. 36. Ref. Münch. med. Wochenschr. 1915. S. 53.
154. Predöhl, Diskussion. Ref. Münch. med. Wochenschr. 1915. Nr. 27. S. 922.
155. Rehn, L., Kriegserfahrungen eines beratenden Chirurgen. Bruns Beitr. Bd. **96.** S. 116.
156. Reiche, Über die Resistenz der Brusthöhle gegen septische Infektionen. Münch. med. Wochenschr. 1915. Nr. 3. F.B. Nr. 3. S. 95.
157. Reichmann, V., Heilung eines Falles von Lungengangrän durch künstlichen Pneumothorax. Münch. med. Wochenschr. 1915. Nr. 28.
158. Reichmann, Granatsplitter im Herzen. Deutsche med. Wochenschr. 1916. Nr. 29.
159. Reinhardt, Fliegerverletzungen. Demonstration ref. Münch. med. Wochenschr. 1916. Nr. 22. S. 798.
160. Reyher, Die Infektion der Schußverletzungen. Langenbecks Arch. **88.** 1909. S. 576.
161. Rieder, Lungenschüsse und Lungentuberkulose. Münch. med. Wochenschr. 1915. Nr. 49. S. 1673.
162. Riedinger, Verletzungen und chirurgische Krankheiten des Thorax. Deutsche Chir. Lief. 42. 1888.
163. Ringel, Extraktion eines Projektils aus der Lunge. Ärztl. Verein Hamburg. Ref. Münch. med. Wochenschr. 1915. S. 18.
164. Ritter, C., Zur Prognose und Therapie der Lungenschüsse. Münch. med. Wochenschrift 1915. Nr. 3. F.B. Nr. 3.
165. Rochs, K., Zur Kenntnis der traumatischen Zwerchfellhernien nach Gewehrschußverletzungen. Berl. klin. Wochenschr. 1917. Nr. 4. S. 98.
166. Rotter, Über Brustschüsse. Med. Klin. 1915. Nr. 4. S. 94.
167. Rusca, Über Herzsteckschüsse an der Hand von zwei operierten Fällen. Wien. klin. Wochenschr. 1916. Nr. 23. S. 708.
168. Sauerbruch, Der gegenwärtige Stand des Druckdifferenzverfahrens. Ergebn. d. Chir. u. Orthopäd. 1910. **1.**

169. Sauerbruch, Brustschüsse. Kriegschirurgentagung in Brüssel 7. IV. 1915. Bruns Beitr. **96.** Kriegschirurg. H. 4. S. 489 ff.
170. — Ausgänge der Brust- und Bauchschüsse. 2. Kriegschirurgentagung in Berlin April 1916. Bruns Beitr. **101.** H 2. Kriegschirurgische Hefte.
171. Sauerbruch und Schumacher, Technik der Thoraxchirurgie. Berlin 1911. Verl. von Julius Springer.
172. Schäfer, Rücktransfusion des körpereigenen Blutes nach Massenblutungen in die großen Körperhöhlen. Zentralbl. f. Chir. 1916. S. 417.
173. Schilling, Ein Fall von Ösophagusschuß. Münch. med. Wochenschr. 1915. Nr. 32. F.B. Nr. 32.
174. Schlesinger, Der Verlauf des Hämatothorax bei Lungenschüssen. Berl. klin. Wochenschrift 1914. Nr. 47. 1850.
175. Schreyer, Lungenschüsse. Deutsche med. Wochenschr. 1915. Nr. 1. S. 31.
176. Schubert, Erfahrungen über Brustschüsse. Beitr. zur Kriegskeilh. Herausgegeb. vom Zentralkomitee d. deutsch. Vereine vom roten Kreuz.
177. Schütze, Zwei Fälle von Granatsplitter im Herzen. Deutsche med. Wochenschr. 1916. Nr. 17. S. 515.
178. Schmidt, Ad., Offene Pleurapunktion. Münch. med. Wochenschr. 1915. Nr. 26.
179. — Über Lungenschüsse. Deutsche med. Wochenschr. 1914. Nr. 44. S. 1910.
180. Schmidt, J. E., Über einige Zwerchfellschußverletzungen. Münch. med. Wochenschr. F.B. 1917. Nr. 2. S. 62.
181. Schmidt, Eigenartige Krankheitsentwicklung nach verheiltem Brustschuß. Deutsche med. Wochenschr. 1915. Nr. 42. S. 1246.
182. Schmieden, V., Münch. med. Wochenschr. 1916. Nr. 21. S. 758.
183. Schumacher, Handbuch der praktischen Chirurgie **2.** 1913. Verl. F. Enke, Stuttgart.
184. Sladek, J., Über Lungenschüsse. Wien. med. Wochenschr. 1916. Nr. 23. S. 867.
185. Spoerl, Eine typische komplizierte Rippenschußverletzung? Münch. med. Wochenschrift 1915. Nr. 37. S. 1268.
186. Stepp, Zur Frage der offenen Pleurapunktion nach Adolf Schmidt. Münch. med. Wochenschr. 1915. H. 31. S. 1043.
187. Suchanek, Über Schußverletzungen des Thorax und Abdomen. Bruns Beitr. **91.** 1914. S. 334.
187a. Tachau, H. Tuberkuloseliteratur im Kriege. Deutsche med. Wochenschr. **1916.** Nr. 50. S. 1552.
188. Tiegel, Ein einfaches Verfahren zur Bekämpfung des Mediastinalemphysems. Zentralblatt i. Chir. 1911. Nr. 12. S. 421.
189. Thies, Zur Behandlung der Extrauteringravidität. Zentralbl. f. Gynäkol. 1914. Nr. 34.
190. Toenniessen, Über Lungenschüsse. Münch. med. Wochenschr. 1915. Nr. 3. S. 89.
191. Unterberger, Über Lungenschüsse. Deutsche med. Wochenschr. 1915. Nr. 7. S. 187.
192. Unverricht, Lungenschuß ohne Lungenerscheinungen. Münch. med. Wochenschr. 1915. Nr. 16. F.B. Nr. 16. S. 561.
193. Velden, von den, Beobachtungen bei Schußverletzungen des Brustkorbes. Münch. med. Wochenschr. 1915. Nr. 3. F.B. 3. S. 95.
194. Vollbrecht und Wieting, Kriegsärztliche Erfahrungen. Berlin 1914.
195. Volkmann, Joh., Zur Klinik der Lungenschüsse. Deutsche Zeitschr. f. Chir. **133.** S. 425.
196. Vorschütz, Geheilter Fall von Schußverletzung des rechten Ventrikels. Deutsche Zeitschr. f. Chir. **127.** S. 636.
197. Weinert, Beitrag zur Kenntnis der Spätfolgen nach Lungenschuß. Münch. med. Wochenschr. 1916. Nr. 20. S. 727.
198. Weis, Über Lungenschüsse. Münch. med. Wochenschr. 1915. Nr. 26. S. 887.
199. Werner, F., Resultate der operativen Behandlung des Pleuraempyems der Kinder. Deutsche Zeitschr. f. Chir. **124.** S. 419.
200. Wieting, Über Zwerchfellschußverletzungen mit Ileus. Deutsche Zeitschr. f. Chir. **134.** S. 553.
201. — Über den ersten Abtransport Verwundeter und seine Vorbereitung. Münch. med. Wochenschr. 1916. Nr. 38. S. 1365. F.B. 38.

202. Wilensky, Empyema of the thorax. Surg. gynec. and obstetr. **20.** No. 5. 1915. Zentralbl. f. Chir. 1916. S. 48.
203. Wrede, Schrapnellkugel aus dem vorderen Mediastinum entfernt. Ref. Münch. med. Wochenschr. 1915. Nr. 14. S. 478.
204. Zeidler, H., Zur Frage der traumatischen Herzchirurgie. Bruns Beitr. **99.** H. 2.

Einleitung.

Seit Oktober 1914 sind wir beide als Chirurgen in demselben Feldlazarett und haben hier alle Phasen des großen Krieges an der Westfront zusammen erlebt.

Wir waren gleich zu Anfang auf dem Truppenverbandplatz, dann dauernd im stabilen Lazarett beschäftigt, wo wir unter den denkbar günstigsten äußeren Verhältnissen, ausgerüstet mit dem ganzen modernen chirurgischen Instrumentarium, zu dem auch ein Überdruckapparat gehörte (Abb. 42), die Verwundeten über Wochen und Monate behandeln und beobachten konnten.

Im Laufe der beiden Kriegsjahre haben wir ein reiches Material interessanter Beobachtungen gesammelt. Wir verfügen über 490 Krankengeschichten Brustschußverletzter, und, entsprechend der Anregung des Herausgebers dieses Bandes, Herrn Geheimrats Payr, haben wir bei der Abfassung des Textes vorwiegend unsere eigenen Erfahrungen verwertet, unter Berücksichtigung aller uns zugänglichen Arbeiten der anderen Autoren auf diesem Gebiete.

In der Kriegsliteratur kommt unserer Ansicht nach die pathologische Anatomie der Schußverletzungen vielfach zu kurz. Und doch ist sie gerade die Grundlage für das Verständnis alles Übrigen. Wir waren von Anfang an bestrebt, uns durch Autopsien[1]) die komplizierten Verhältnisse klar zu machen. Aus diesen Gründen haben wir den anatomischen Teil besonders ausführlich gestaltet.

Unsere beiderseitigen medizinischen Anschauungen über den vorliegenden Gegenstand decken sich infolge der langen, gemeinsamen Tätigkeit vollkommen. Bei der Abfassung des Textes haben wir uns in die Arbeit geteilt. Abschnitt A wurde von Burckhardt, Abschnitt B und C von Landois bearbeitet. Die Abbildungen sind, mit Ausnahme der ersten, alle nach eigenen Beobachtungen angefertigt.

A. Die Anatomie und Pathologie der Brustverletzungen.

I. Allgemeines.

Unter Brustverletzungen verstehen wir Verletzungen des Brustkorbes, seiner Bedeckungen und seines Inhalts. Die Verletzungen der Brustwirbelsäule und des Rückenmarks schließen wir prinzipiell von den Brustverletzungen aus und erwähnen sie nur als Komplikationen der Brustverletzungen, ebenso, wie wir das mit den Verletzungen von Bauchorganen oder solchen des Halses tun.

Der Charakter der Gesamtverletzung ist bedingt durch die Art der Schädigung der einzelnen Organe, so daß man für Brustverletzungen ebensowenig einen allgemeinen Typus aufstellen kann wie für Bauchverletzungen. Die Eigenart der Brustorgane bringt es indes mit sich, daß wir zunächst an eine schwere Blutung denken, wenn wir das Wort „Brustschuß" hören. Denn in einer solchen besteht bei Brustverletzungen die augenblickliche Hauptgefahr.

II. Geschosse.

Hier sollen nur einige Besonderheiten in der Wirkung der modernen Geschosse bei Brustschüssen zusammengestellt werden. Auf das meiste werden wir im folgenden zurückkommen.

---

[1]) Während längerer Zeit hat uns in der Ausführung der Autopsien Herr Stabsarzt Dr. G. Lörcher in weitestem Maße unterstützt.

Brustverletzungen durch glatte Durchschüsse undeformierter Infanteriegeschosse, soweit nicht schwere Blutungen entstehen, haben bekanntermaßen eine große Heiltendenz. Bei Nahschüssen können indes große Löcher im Brustkorb an der Ausschußstelle entstehen. Querschläger können dasselbe an der Einschußstelle machen.

Querschläger bleiben leicht im Körper stecken, ebenso wie deformierte Geschosse, speziell Nickelstahlmantelgeschosse, besonders das englische Infanteriegeschoß. In der Brusthöhle selber bleiben Infanteriegeschosse vielfach liegen.

Undeformierte Infanteriegeschosse, welche den Thorax in der Tangente treffen, machen bei einigermaßen erheblicher Energie schwere Verletzungen (s. unter Tangentialschüsse S. 505).

Bei Granatsplittern ist vor allem für die Schwere der Verletzung ihre Größe entscheidend. Große Stücke, die den Thorax durchschlagen, führen

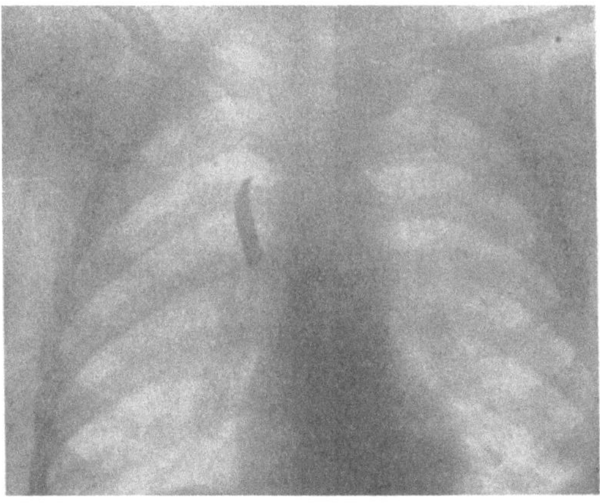

Abb. 1. Leicht deformiertes französisches Infanteriegeschoß im Thorax. Kein Erguß. Lunge daher anscheinend nicht verletzt. (Das Röntgenbild stammt aus der Sammlung des Herrn Geheimrat Payr, der es uns in liebenswürdiger Weise zur Reproduktion überlassen hat.)

zu Pneumothorax. Auch sie können den Thorax aufreißen, wenn sie ihn tangential treffen.

Das größte Geschoß, das wir aus dem Körper eines noch Lebenden entfernt haben, war ein Stück Granate 13 cm lang, 6 cm breit, 2 cm dick. Es hatte den Thorax nur gestreift und saß in der Schultergegend. Trotz anscheinend geringer innerer Verletzungen starb der Verwundete wenige Stunden nach der Verwundung.

Kleine Granatsplitter können sehr schwere Verletzungen machen, wenn sie ein großes Gefäß oder das Herz treffen. Ein sehr kleiner Einschuß am Thorax, durch Geschoßsplitter verursacht, und ein sehr schwerer Allgemeinzustand legt stets den Verdacht auf solche Verletzung mit schwerer Blutung nahe (vgl. unten mehrere der angeführten Fälle).

Granatsplitter bleiben meist stecken, große wie kleine. Öfter findet man, daß kleine Splitter nur die Weichteile perforiert und an einer Rippe Halt gemacht haben. Sehr häufig trifft man sie in der Brusthöhle freiliegend an.

Von einem Fall, bei dem ein ganzes Geschoß eines Fliegerabwehrgeschützes durch den Thorax gefahren war, wird unten die Rede sein (Abb. 4).

Minensplitter, Bombensplitter verhalten sich im Bereiche des Brustkorbs ähnlich wie Granatsplitter. Nur tritt hier die Multiplizität der Verletzungen stark in den Vordergrund. Bezüglich der Prognose ist hier gerade bei Brustschüssen Vorsicht anzuraten und eine genaue mehrfache Untersuchung geboten. Diejenigen Teilverletzungen des übrigen Körpers, die zu Anfang besonders auffielen, erweisen sich manchmal im weiteren Verlauf als untergeordnet, und eine vorher kaum beachtete Brustverletzung beherrscht in immer bedrohlicherer Weise das Krankheitsbild.

Schrapnellkugeln bleiben ebenso wie Granat- und Minensplitter häufig stecken; recht oft ist ihre Kraft erschöpft, wenn sie den Körper durchsetzt

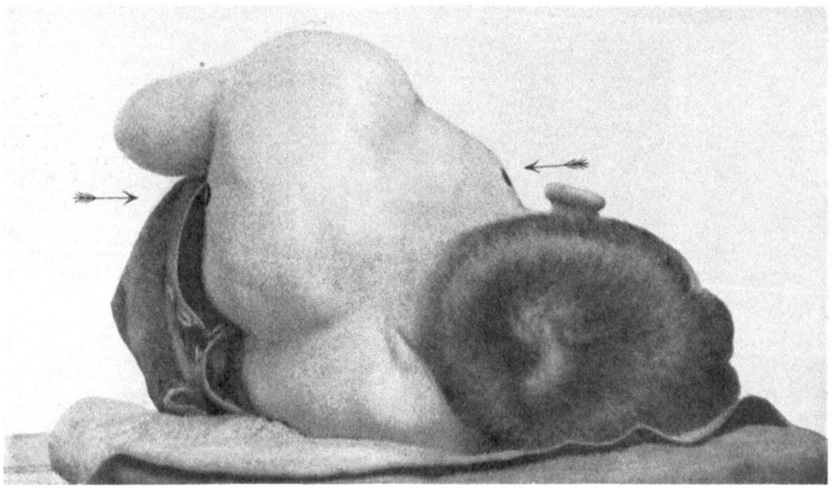

Abb. 2 a. Vermeintlicher Herzschuß (Fall Ma.). Einschuß zwischen l. h. Axillarlinie und Skapularlinie. 6. B. D. Ausschuß vorne l. Parasternallinie 4. Rippe. Ein- und Ausschuß durch Punkte markiert.

haben und nur noch die Außenhaut zu perforieren gehabt hätten. Hier sind sie dann unter der Haut, in der Regel in einem Hämatom liegend, auffindbar.

Ganz im allgemeinen gilt für Brustschüsse die Regel, daß Steckschüsse eine schlechtere Prognose geben als solche Schußverletzungen, bei denen das Geschoß den Körper wieder verlassen hat. Dies gilt besonders für Granatsplitter, die so häufig in der Brusthöhle liegen bleiben. Selbstverständlich läßt sich mit diesem allgemeinen Satz für den einzelnen Fall gar nichts anfangen.

Infanteriegeschosse und Schrapnellkugeln heilen häufig reaktionslos ein, größere Granatsplitter niemals. Kleinere führen meist zu Eiterungen, aber auch sie können einheilen. Gerade am Thorax kann man oft erleben, daß solche Wundöffnungen lange nicht zuheilen wollen, sich aber endlich doch noch schließen, ohne daß der Splitter herausgekommen wäre.

Bei stumpfer Gewalt (Vollgeschosse, harte Gegenstände bei Explosionen oder Verschüttungen) kann die äußere Haut intakt bleiben. Trotzdem können ausgedehnte Frakturen des Thorax, Quetschung und Zerreißung von Brustorganen, schwere Blutungen die Folge sein.

Bei Fliegerabstürzen, ebenso anläßlich schwerer Explosionen, können förmliche Zermalmungen des Körpers entstehen. Thoraxorgane, wie Herz und Lungen, können in Fetzen gerissen werden.

Den sogenannten Ringelschüssen oder Konturschüssen[1]), bei denen das Geschoß um den Thorax herumlaufen soll, stehen wir skeptisch gegenüber. Ehret glaubt an ihr Vorkommen, Hartert lehnt es ab. Wir können uns wohl vorstellen, daß ein in die Brusthöhle eingetretenes mattes Geschoß an der inneren Brustwand noch ein Stück entlang gleitet, aber die äußeren „Konturschüsse" erfahren meist eine überraschend einfache Aufklärung, wenn der Verwundete seinen Gliedern eine andere Stellung gibt.

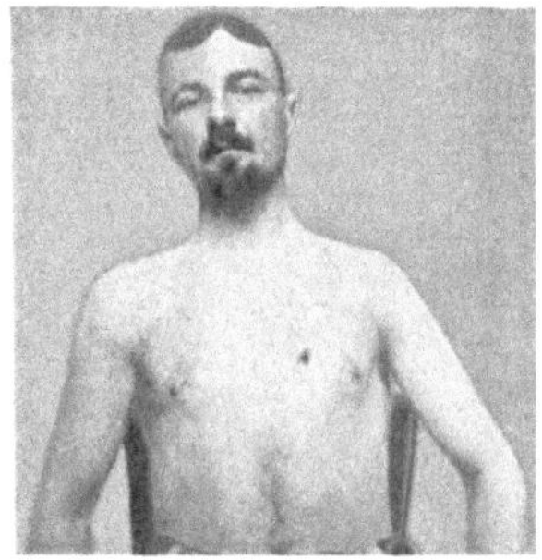

Abb. 2b. Patient der Abb. 2a von vorn. Einschuß durch Punkt markiert.

Welchen Täuschungen man da unterliegt, illustrieren die Abb. 2a und 2b. Beim ersten Anblick des Verwundeten (Ma.) glaubten wir einen Eid darauf leisten zu können, daß der Schuß durchs Herz gegangen sei. Nur die auffallende Geringfügigkeit aller Symptome ließ uns von einer Operation Abstand nehmen. Der Patient wurde fabelhaft rasch gesund. Währenddem fiel uns ein, uns die Verbindungslinie zwischen Ein- und Ausschuß zu betrachten, wenn der Arm erhoben war. In diesem Falle ging sie nicht mehr durchs Herz. Nun hatten wir nicht mehr nötig, einen Herzschuß ohne alle Symptome, noch einen komplizierten Geschoßverlauf, anzunehmen.

III. Anatomie der Brustschüsse, unmittelbare Folgen der Verletzung.

AA. Die Befunde an den einzelnen Organen.

1. Brustkorb.

Beim Brustkorb, der sich aus Knochen, Knorpeln, Bändern und Interkostalmuskeln zusammensetzt, unterscheiden wir wie beim Schädel zweckmäßig durchlaufende und tangentiale Schüsse. Ein Tangentialschuß liegt vor, wenn der Schußkanal ganz (oder nahezu) in einer Tangentialebene des Brustkorbs verläuft (T, Abb. 3a und 3b), ein durchlaufender Schuß, wenn der Schußkanal diese Ebene schneidet (D, N, D_1 D_2). Je mehr der Winkel sich einem rechten nähert, um so ausgesprochener wird der Gegensatz des durchlaufenden Schusses zum reinen Tangentialschuß. Es ist aber zweckmäßig, die Scheidung nicht mathematisch genau vorzunehmen, sondern aus anatomischen und klinischen Rücksichten zu den tangentialen solche durchlaufenden Schüsse zu rechnen, bei denen der Schußkanal einen sehr spitzen Winkel mit der Tangentialebene bildet (D_1 D_2, Abb. 3a)[2]).

[1]) Vgl. Kienböck, Med. Klin. 1917. Nr. 43. Abb. 2.

[2]) Wir ziehen den Ausdruck: durchlaufender Schuß dem Ausdruck Diametralschuß vor. Denn unter Diameter versteht man eine Strecke, welche durch den Mittel-

Die Einschußöffnung bei den durchlaufenden Schüssen ist in der Regel nicht größer als das Geschoß selber. An den Rippenknochen sind Lochschüsse indes äußerst selten, entweder die Rippe erhält am Rande eine Einkerbung oder sie bricht durch. Dagegen entstehen in den Rippenknorpeln oft ganz regelmäßige, wie ausgestanzte Löcher. Hat das Geschoß die Interkostalmuskulatur durchschlagen, so legt sich das Gewebe wieder vollkommen aneinander. Verläuft der Schußkanal nicht in die Pleura weiter, sondern ins Mittelfell oder (im unteren Teil des Thorax) nach dem Bauche zu, so ist die Stelle oft kaum zu finden, an der das Geschoß die Brustwand durchschlagen hat.

Die Ausschußöffnung ist meistens größer als die Einschußöffnung. Große Ausschußöffnungen im Thorax fanden wir oft dadurch entstanden, daß,

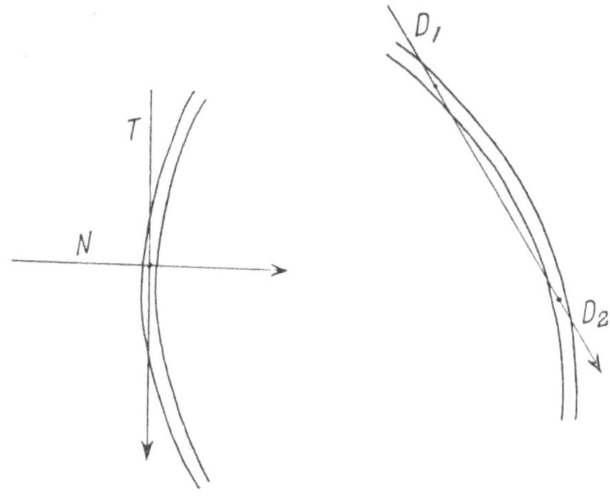

Abb. 3a.

zumal bei Nahschüssen, Knochensplitter von einer entfernten Stelle, z. B. der Wirbelsäule, durch den Brustraum mitgerissen waren, ihrerseits wie ein Geschoß

punkt einer Fläche oder eines Körpers geht. Jeder Diametralschuß in diesem Sinne ist ein durchlaufender Schuß, aber nicht umgekehrt.

„Durchlaufender Schuß" und „Durchschuß" wird von uns streng getrennt. Letzteres ist Gegensatz zu Steckschuß, ersteres bezieht sich auf die Richtung des Schußkanals in Beziehung zum Thorax, kann also sowohl Durchschuß als Steckschuß sein. Durchschuß kann sowohl tangentialer als durchlaufender Thoraxschuß sein.

Diametralschuß im soeben genannten Sinn ist für die Verhältnisse des Brustkorbs, der keine Kugel darstellt, der sogar zwei getrennte Höhlen enthält, ein überflüssiger Begriff. Für unsere Zwecke wäre wichtig der Gegensatz zwischen Tangente und Normale. Unter einer Normalen einer Kurve oder einer gekrümmten Fläche versteht man bekanntlich die Gerade, die auf einer Tangente oder Tangentialebene im Berührungspunkt senkrecht steht. Ein solcher „Normalenschuß (N Abb. 3a und 3b)" wäre das Gegenteil des Tangentialschusses. Gerade dieser Gegensatz ist beim Thorax wie beim Schädel der Grund der Verschiedenheit der anatomischen und der klinischen Erscheinungen.

Entsprechend der Verschiedenheit der Krümmung des Brustkorbs an verschiedenen Stellen kann in gewissen Fällen bei einem durchlaufenden Schuß die Thoraxverletzung an der Einschußstelle sich mehr dem Charakter eines Tangentialschusses (Abb. 3b, E), an der Ausschußstelle mehr dem eines „Normalenschusses" (A) nähern.

wirkten und zusammen mit dem eigentlichen nunmehr meist zugleich deformierten Geschoß einen großen Defekt an der Ausschußstelle machten. Dies fand sich besonders bei Infanteriegeschoß-Nahschüssen.

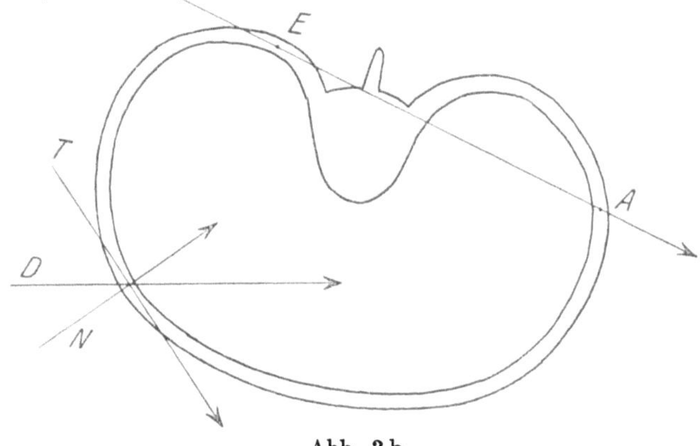

Abb. 3 b.

Bei größeren Geschoßkalibern, besonders größeren Granatsplittern, werden natürlich ganze Stücke aus Rippen und Interkostalmuskeln herausgerissen, und es entstehen große Defekte der Brustwand mit einer benachbarten Zerreißungs- und Quetschungszone.

Einen Verwundeten sahen wir, dem ein ganzes Artilleriegeschoß den Thorax durchbohrt hatte.

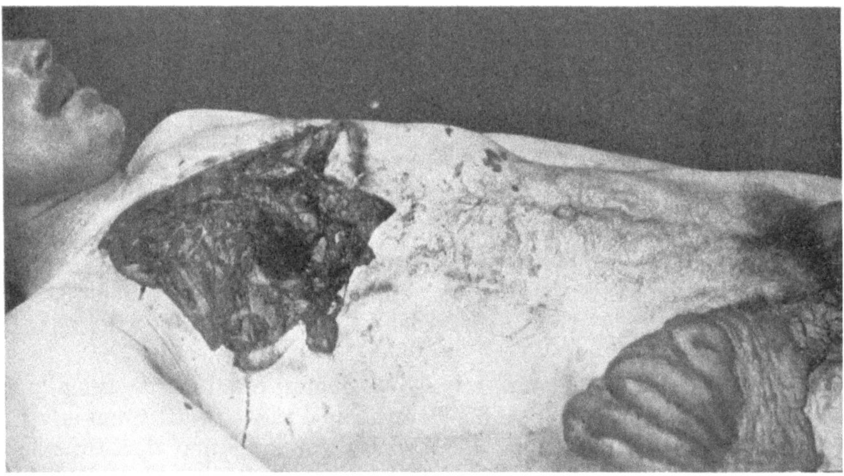

Abb. 4. Vollgeschoßdurchschuß. Einschuß durch das riesige Loch am Thorax. Ausschuß Leistengegend mit großem Darm-Netz-Prolaps.

Fall 1. Gm., Abb. 4. 30. 7. 16 durch ein Vollgeschoß eines Fliegerabwehrgeschützes verwundet, stirbt nach 2 Stunden. Von der rechten 4.—7. Rippe sind vorne 3—5 cm lange Stücke abgeschlagen. Die rechte Lunge ist großen Teils zerrissen. Man sieht in die Brusthöhle bequem hinein. Unterhalb und parallel der rechten Leistenbeuge ist ein

20 cm langer Schlitz, aus dem ein kopfgroßes Paket von Dünndarmschlingen prolabiert. *: Die 8.—11. Rippe ist ebenfalls gebrochen. In der vorderen rechten Zwerchfellhälfte ist ein über handtellergroßes Loch. Die Leber ist zwischen ihren beiden Lappen auf über $^4/_5$ ihrer Dicke in sagittaler Richtung durchgerissen. Gallenblase abgerissen. 4 große Risse im Dünndarm, 3 im Gekröse. Viel Blut in Brust und Bauchhöhle.

Sehr selten kommt es vor, daß ein Artillerievollgeschoß den Thorax mit solcher Gewalt trifft, daß schwere Verletzungen eintreten, aber ohne daß eine äußerlich wahrnehmbare „Verwundung“ die Folge ist.

Fall 2. P. G.[1]) 25. 9. 15 durch Schrapnellausbläser getroffen, stirbt nach $7^1/_2$ Stunden. Starkes Emphysem, zunehmende Atemnot. Keine Wunde. *: Rechte Brusthöhle voll Blut. Im Unterlappen ist ein langer Riß, der bis zum Hilus reicht, ein kleiner im Mittellappen. Diese Risse entsprechen in ihrer Lage genau Frakturen der 2.—8. Rippe. Die Frakturstellen liegen alle in einer Linie untereinander, diese ist von der Wirbelsäule etwa 5 cm entfernt. Die linke Lunge ist intakt. Im Herzbeutel ebenfalls blutige Flüssigkeit, aber keine Verletzung. Bauch o. B.

Beim Tangentialschuß gleitet das Geschoß entweder ab und macht nur eine unbedeutende Verletzung oder es reißt die Brustwand in größerer Ausdehnung auf. Hierzu sind nicht nur große Granatsplitter befähigt, sondern gerade Infanteriegeschosse, die, aus der Nähe abgefeuert, mit großer Gewalt die Brustwand treffen. 3, 4 und mehr nebeneinander liegende Rippen werden aufgepflügt. Die Höchstzahl, die wir beobachteten, war 7 (Fall 37. Bla. S. 540 und Abb. 19). Die dazwischenliegende Interkostalmuskulatur wird durch die Knochensplitter, die zugleich nach allen Richtungen in die Brusthöhle hineingeschleudert werden können, ebenfalls aufgerissen. Nach außen geschleuderte Rippenstücke können mehrere Schußöffnungen in der Haut machen, wodurch die Aufklärung des Sachverhalts bei der Autopsie erschwert wird.

Wir werden unten im Zusammenhang über die Tangentialschüsse und über die pathologisch-anatomischen Besonderheiten derselben zu sprechen haben.

Selten bekommt man isolierte Schußfrakturen des Brustbeins zu Gesicht.

Fall 3. Hoe. 11. 3. 16. E. Mitte des Brustbeins. Ausschuß fehlt. Linke Lungenseite anfänglich normal. Am 15. 3. wird klarer gelber Erguß punktiert, die Einschußöffnung inzidiert. Brustbein ist quer durchgebrochen. Geschoß (deform. franz. I.-G.) entleert sich 21. 3. aus der Wunde. Patient geheilt.

2. Pleura.

a) Defekte der Pleura, Lungenhernien u. a. Praktisch stehen im Mittelpunkt der Pathologie der Brustverletzungen die Pleuren und die Brusthöhlen. Die Pleura ist indes nur eine dünne Haut, die Brusthöhle normal nur ein Spalt. Die Wichtigkeit dieser beiden liegt lediglich in ihren Beziehungen zu den Lungen.

Eine Verletzung der Pleura, an sich belanglos, erhält Bedeutung, wenn durch sie ein fremder Inhalt in die Brusthöhle eintritt (Luft, Fremdkörper). Sekundär kann eine Verletzung der Pleura zur Infektion der Brusthöhle führen. Hierüber wird unten gesprochen werden.

Die Verletzung der Pleura parietalis ist selten isoliert, die Schwere des Falles ist vielmehr zunächst immer bedingt durch die Ausdehnung der gleichzeitigen Verletzung des Thorax, Zwerchfells, Mittelfells usw.

Ist das Loch in der Brustwand klein, so schließt es sich unmittelbar nach

[1]) Anm.: Identisch mit Fall 49. Äußere Gründe machten es unmöglich, nachträglich das Protokoll an einer Stelle zu streichen.

der Verletzung durch Verschiebung der einzelnen Schichten der Brustwand. Anders bei großen Löchern.

Nach Bauchverletzungen findet man bekanntlich sehr häufig Vorfall von Baucheingeweiden nach außen durch ein Loch in der Bauchwand. Gibt es etwas Analoges bei Brustverletzungen? Scheinbar ja, aber nur scheinbar. Denn bei der Brusthöhle liegen die mechanischen Verhältnisse ganz anders. Wird die Bauchpresse in Tätigkeit gesetzt, so drückt sie die Baucheingeweide aus der Bauchhöhle heraus. Das ist bei der Brusthöhle unmöglich, diese wird von dem knöchernen Thorax umschlossen, sie enthält die Lunge, welche die Tendenz hat, sich zurückzuziehen, sowie ein Loch im Thorax auftritt. Was wir dagegen hier beobachten, ist zweierlei.

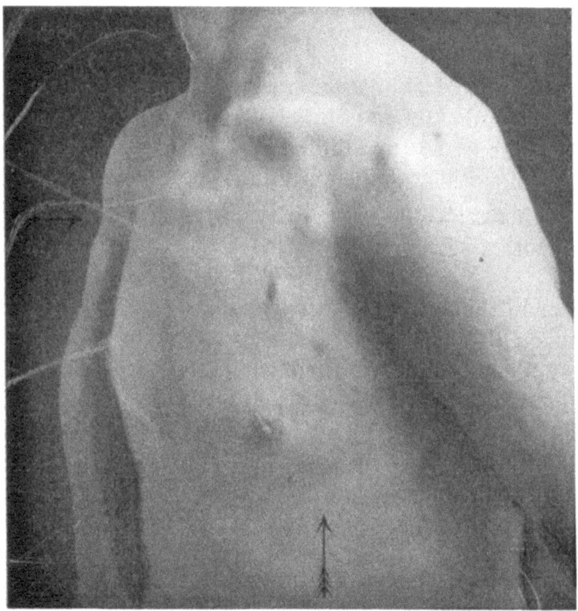

Abb. 5. Kleine subkutane Lungenhernie. (Wo die Verlängerungen der Zeiger sich schneiden, sieht man eine walnußgroße Vorwölbung).

Einmal sehen wir in sehr seltenen Fällen, daß bei großen Löchern im Thorax der Lungenrand hervorgeschleudert wird. Dies tritt bei der Exspiration ein, denn da nähert sich die Thoraxwand dem Lungenhilus und bei der forcierten Atmung wird ein Teil der Luft aus der Lunge der unverletzten Seite in die Lunge der verletzten Seite vorübergehend eingepreßt, weil nicht alle Luft sofort aus der Trachea auf normalem Wege entweichen kann. Bei der Inspiration fliegt die Lunge wieder zurück. Solche Fälle sind, wenn überhaupt, nur bei sofortiger Operation zu retten.

Das zweite sind die ebenfalls sehr seltenen sogenannten Lungenhernien. Nach Riedinger entstehen sie vorwiegend durch Stichverletzungen, können aber auch eintreten nach stumpfer Gewalt ohne Verletzung der äußeren Haut und nach Schußverletzungen. Bezeichnenderweise folgt die Hernie — im Gegensatz zum Prolaps der Bauchorgane — unmittelbar der Verletzung

(z. B. beim Herausziehen des schneidenden Instruments) und ist stets der Lungenrand, nie die breite Fläche der Lunge beteiligt. Wir glauben daher, daß hier immer eine Einklemmung der Lunge in das Thoraxloch oder eine Anspießung vorliegt. Denn etwas anderes wäre mit den mechanischen Verhältnissen der Brusthöhle unvereinbar. Solche Lungenhernien sinken naturgemäß mit der Inspiration ein, treten mit der Exspiration hervor.

Wir selbst haben nur einen hierhergehörenden Fall nach Schußverletzung beobachtet.

Fall 4. Abb. 5. Bei einem Tangentialschuß des Thorax fand sich eine walnußgroße, elastische, ziemlich resistente Vorwölbung unter der Haut, die ausgesprochenen Lungenschall bei der Perkussion aufwies und ganz zweifellos auch durch hervorgetretene Lunge verursacht war. Vielleicht hatte sich hier ein Stück Lungenrand eingeklemmt, vielleicht ist die verletzte Lunge durch den Schuß in das Thoraxloch mitgerissen worden. Bei der Atmung hat sich die Vorwölbung nicht verändert. Im Laufe von Wochen ist sie allmählich kleiner geworden.

Daß Lungenteile bei Schußverletzungen häufig — wahrscheinlich durch Einklemmung oder Anhakung an Spitzen von Rippenfragmenten — an der Thoraxwand fixiert werden, ergibt sich aus der Tatsache, daß die Lunge an der Schußöffnung des Thorax häufig adhärent gefunden wird (s. u.).

b) Pneumothorax: einfacher Pneumothorax, Spannungspneumothorax, äußerer Pneumothorax. Luft kann auf verschiedene Weise in die Brusthöhle kommen:

1. Aus den lufthaltigen Organen des Körpers,
2. von außen durch ein Loch der Brustwand.

In beiden Fällen kann nach Eintritt einer gewissen Menge Luft die weitere Luftzufuhr aufhören: einfacher Pneumothorax. Oder sie kann bestehen bleiben: nach innen offener Pneumothorax (der wohl gleichbedeutend mit Ventilpneumothorax ist) und nach außen offener Pneumothorax, kurz äußerer Pneumothorax.

Der einfache Pneumothorax verdankt seine Entstehung fast ausschließlich einem Eintreten der Luft von innen her. Denn wenn nach einer Schußverletzung durch ein Loch in der Brustwand von außen überhaupt Luft in die Brusthöhle hat eintreten können, so bleibt die Kommunikation in der Regel längere Zeit bestehen und wir haben den nach außen offenen Pneumothorax.

Um die selteneren Vorkommnisse vorwegzunehmen, so kann ein einfacher Pneumothorax dadurch entstehen, daß durch eine Schußverletzung eine Kommunikation mit Magen, Darm oder Speiseröhre geschaffen wird. Aus Magen und Darm kann die Luft von der Bauchhöhle her oder, bei Prolaps solcher Organe durch ein Zwerchfellloch, direkt in die Brusthöhle eintreten. In solchen Fällen hat der Pneumothorax keine selbständige Bedeutung, weil andere Momente, besonders die Infektion, sehr rasch absolut in den Vordergrund treten.

Bei einer Laparotomie kann Luft durch ein kleines Schußloch des Zwerchfells in die Brusthöhle gelangen.

Eine viel größere Wichtigkeit kommt dem einfachen Pneumothorax zu, wenn die Lunge durchschossen ist. Das Loch im Brustkorb ist klein, läßt keine Luft eintreten, dagegen dringt durch die Verletzungsstelle der Lunge von dieser her Luft (und zugleich Blut) in die Brusthöhle. Hat die Lunge ein Loch und dehnt sich der Thorax aus, so strömt die Luft in die Brusthöhle, die Lunge sinkt zusammen. Tritt nun bei jeder Lungenverletzung Luft in die Brusthöhle? Aus Moritz' ausführlichem Referat über Brustschüsse auf der zweiten Kriegschirurgentagung in Berlin glauben wir entnehmen zu dürfen, daß auch er annimmt, daß stets bei Lungenschüssen Luft in die Brusthöhle dringt. Indes als wir im Verlauf der Niederschrift dieser Arbeit uns die Frage vorlegten, welche Beweise wir dafür haben, daß Luft immer austritt, mußten wir die Antwort schuldig bleiben. Gewiß wird meist etwas Luft eintreten, aber es fragt sich, wieviel? Kann man bei jedem Lungenschuß praktisch wirklich von Pneumothorax reden, also von einem Pneumothorax von einer solchen Bedeutung, daß dadurch die Lungenmechanik erheblich verändert würde?

Riedinger sagt, der primäre Pneumothorax ist bei Schußverletzungen im allgemeinen seltener als man a priori erwarten dürfte. Koch hat ihn (nach Riedinger) unter 18 Fällen 3 mal beobachtet.

Holbeck fand Pneumothorax nur in 6 Fällen von Mantelgeschoßverletzungen.

Nach Garrè und Quincke braucht nicht bei jeder Lungenverletzung ein Pneumothorax zu entstehen.

von den Velden hat nur einen sicheren Fall von Pneumothorax feststellen können.

Ad. Schmidt hat niemals einen Pneumothorax, auch nicht einen partiellen gesehen (Bericht aus dem Anfang des Krieges).

Sauerbruch sagt, der anfänglich bestehende Pneumothorax ist in kurzer Zeit resorbiert.

Die klinischen Feststellungen haben begreiflicherweise nur beschränkten Wert, zumal da ein Teil der Fälle sicher Spätfälle sind. Ebenso sicher ist, daß man bei den meisten frischen Lungenschüssen, bei denen traumatisches Hautemphysem fehlt, keine groben Pneumothoraxsymptome feststellen kann. Viele, die es als selbstverständlich ansehen, daß bei einem Lungenschuß ein primärer innerer Pneumothorax entstehen müsse, glauben, wenn man ihn bei der Untersuchung nicht mehr finde, so komme das daher, daß die Luft schon resorbiert sei. So schnell geht nun die Resorption der Luft in der Brusthöhle keinesfalls vor sich. War die Lunge ganz kollabiert, so dauert das mindestens viele Tage, bis sich keine Luft mehr nachweisen läßt. Das ergibt das Tierexperiment. Andererseits beweist das häufige Auftreten von leichtem Hautemphysem (siehe unten), daß doch in einer ganzen Anzahl von Fällen wenigstens ein leichter Pneumothorax entstanden sein mußte.

Bei unseren Autopsien fanden wir die Lunge stets teilsweise kollabiert, aber immer war eben zugleich ein Bluterguß in der Brusthöhle. Exakte pathologisch-anatomische Feststellungen sind unseres Wissens bisher nicht gemacht worden. Wir haben uns fest vorgenommen, dies wenn möglich nachzuholen. Seither hatten wir aber nur zweimal Gelegenheit gehabt, die Luft unter Wasser aufzufangen. Es fanden sich nur 100—200 ccm, viel weniger als wir nach Lage des Falles erwartet hatten. Leider konnten die Untersuchungen aus äußeren Gründen bisher nicht fortgesetzt werden.

Bis heute läßt sich nur soviel sagen, daß vermutlich in einer sehr großen Zahl von Lungenschüssen der Lufteintritt in die Brusthöhle, wenn er überhaupt stattfindet, sehr viel geringer ist, als stillschweigend von den meisten wohl angenommen wurde, daß er in einem kleineren Teil der Fälle (Hautemphysem) erheblicher sein mag, so daß dem Pneumothorax hier vielleicht eine gewisse selbständige Bedeutung für die Mechanik der Atmung zukommt, daß im übrigen aber die ganze Frage noch nicht als gelöst zu betrachten ist. Wie wichtig sie ist, wird sich im klinischen Teil ergeben.

Im Grunde läßt sich ja der mangelnde Luftaustritt sehr leicht dadurch erklären, daß die einsetzende Blutung die Alveolen und kleinen Bronchien sofort verlegt.

Bleibt nach einer Schußverletzung die Kommunikation zwischen Lungeninnerem und Brusthöhle dauernd oder wenigstens längere Zeit bestehen, so haben wir den nach innen offenen Pneumothorax. Hier tritt bei jeder Erweiterung des Brustraumes während der Inspiration Luft in die Brusthöhle. Verkleinert sich der Brustraum dann wieder während der Exspirationsbewegung, so kann die Luft für gewöhnlich gar nicht mehr vollständig zurück. Wir bekommen den Ventilpneumothorax. Eine raffiniert ausgeklügelte Ventilbildung hierbei anzunehmen, ist überflüssig. Aber ein Ventilmechanismus besteht in der Tat wohl immer, weil die Wände des Schußkanales bei der Exspiration sich zusammenlegen und den Zugang zum Bronchialbaum verschließen. Wir brauchen dabei auch nicht uns vorzustellen, daß das Ventil immer absolut dicht schließt. Aber es ist im höchsten Grade wahrscheinlich, daß jeder von der Lunge her entstandene Pneumothorax, solange die Kommunikation mit dem Bronchialbaum nicht wieder aufgehoben ist, ein Ventilpneumothorax ist, also einen progressiven Charakter hat. Damit aber diese Kommunikation lange bestehen bleibt, ist Vorbedingung, daß durch die Verwundung größere Defekte der Lunge gesetzt und daß auch etwas größere Bronchialäste verletzt sind und in einen geräumigen Schußkanal münden. Vgl. das Kapitel über Emphysem und die dort mitgeteilten Beobachtungen. (S. 520.)

Recht häufig ist aber zugleich ein Loch im Thorax. Es erlaubt der Luft unter die Haut zu entweichen. (Vgl. wieder das Kapitel über Emphysem.) Wo diese Möglichkeit fehlt oder unzureichend ist, kommt es zum eigentlichen Spannungspneumothorax. Dieser ist nun, verglichen mit der großen Zahl der Lungenschüsse dieses Krieges außerordentlich selten. In erster Linie, eben weil meist das Sicherheitsventil, d. h. das Loch im Thorax, vorhanden ist. Dann gehört aber wohl zur Entstehung eines ausgebildeten Spannungspneumothorax, daß ein recht stattlicher Bronchialast ein Loch hat, welches trotz des während der meisten Zeit der Atmung herrschenden erhöhten Drucks lange nicht verklebt. Fälle von Verletzungen großer Bronchialäste leben aber überhaupt in der Regel nur ganz kurze Zeit, weil die meisten Verwundeten zugleich eine Verletzung der die Bronchialäste begleitenden Gefäße aufweisen und daran sehr rasch zugrunde gehen. So sind also die anatomischen Vorbedingungen für den Spannungspneumothorax nur selten gegeben.

Wo sie vorhanden sind, steht die Luft in der Brusthöhle auf der Höhe des Inspiriums annähernd unter Atmosphärendruck, da sie ja durch den Bronchialbaum mit der Außenluft kommuniziert. Federt nun der Thorax zurück, tritt weiterhin in zunehmendem Maße aktive Exspirationsbewegung hinzu, so addiert sich der hierdurch ausgeübte Druck zum Atmosphärendruck hinzu. Der Druck der Luft in der Brusthöhle steigt also über diesen. Erweitert sich bei der folgenden Inspiration der Brustraum zunächst wieder bis zu dem Betrage des vorhergehenden Inspiriums, so sinkt der Druck wieder auf Atmosphärendruck. Infolge der eintretenden Atemnot wird nun aber der Brustraum noch mehr als vorher durch Inspiration erweitert. Der Effekt ist nur, daß nun wieder von neuem Luft in die Brusthöhle einströmt. In der Tiefe des folgenden Exspiriums ist dann der Druck in der Brusthöhle noch weiter gestiegen. Je forcierter die Atmung wird, um so mehr Luft tritt in die Brusthöhle, um so höher steigt im Exspirium der Druck, und schließlich ist es soweit gekommen, daß nur noch im Stadium maximaler Ausdehnung des Brustraumes Atmosphärendruck in der Brusthöhle herrscht, bei jeder anderen Stellung des Thorax ein höherer. Dann haben wir das Bild des fertigen Spannungspneumothorax, bei dem das Mittelfell nach der gesunden Seite verschoben, auch die unverletzte Lunge in hohem Grade in ihrer Funktion behindert ist, Herz und große Gefäße verlagert sind, das Zwerchfell der verletzten Seite tief steht, die Interkostalräume der verletzten Seite vorgetrieben sind.

Die Summe der mit diesem Zustand verbundenen Schädlichkeiten führt schließlich zum Tode, wenn keine Abhilfe geschaffen wird.

Während des Krieges hat besonders Krause auf den Spannungspneumothorax aufmerksam gemacht. Er beobachtete einen Mann mit Steckschuß der linken Brustseite (Einschuß dicht unterhalb der äußeren Hälfte des Schlüsselbeines), bei welchem am 3. Tage nach der Verwundung der Spannungspneumothorax ausgebildet war. Bei Punktion entströmte die Luft unter Zischen. Sie sammelte sich aber wieder an, so daß eine Thorakotomie nötig wurde. Darauf allmählich Genesung. Zwei ihm von anderer Seite mitgeteilte Sektionsbefunde führt Krause ebenfalls auf Spannungspneumothorax zurück, da bei der Geringfügigkeit der Lungenverletzung und der vergossenen Blutmenge eine andere ausreichende Erklärung für den Eintritt des Todes nicht gefunden werden konnte.

Rotter fand nur einmal unter 115 Fällen Spannungspneumothorax.

Sauerbruch hat Spannungspneumothorax nur bei Gewehrschüssen gesehen. Er kommt nach Sauerbruchs Erfahrungen zustande bei größeren Lungenwunden nach Verletzung der Bronchien.

Kronenfels (Balkankrieg) ist ebenfalls der Ansicht, daß Verletzung eines größeren Bronchialastes, bei der sich die Verletzungsstelle längere Zeit offen hält, die Vorbedingung für das Entstehen eines Spannungspneumothorax sei.

Borchard weist auf die Gefahr des Spannungspneumothorax hin.

Lubojacky fand in einem Fall „zunehmenden Pneumothorax".

Schließlich wäre außer dem einfachen von der Lunge her entstandenen Pneumothorax und dem Spannungspneumothorax noch eine dritte Möglichkeit denkbar, nämlich daß zwischen einem Bronchus oder der Luftröhre durch eine Schußverletzung eine dauernd offene, breite Kommunikation zustande käme, also eine innere Bronchial- oder Trachealfistel. Die Bewegungen des Thorax hätten dann — wie beim sofort zu besprechenden äußeren Pneumothorax — für die verletzte Brustseite keinen anderen Effekt, als daß bei völlig kollabierter Lunge die Luft in die Brusthöhle regelmäßig ein- und ausströmte. Wir wissen nicht, ob ein solcher Fall je beobachtet wurde. Dagegen ist ein ähnlicher Zustand beim Empyem mit Bronchialfistel häufig verwirklicht (s. u.).

Sehr viel bedeutungsvoller für die Praxis der Kriegsverletzungen als der innere Pneumothorax ist der nach außen offene, der „äußere Pneumothorax".

Er entsteht durch Defekte der Brustwand, wie sie oben beschrieben wurden, also bei großen Ausschüssen durch Infanteriegeschosse, großen Einschüssen durch große Geschoßsplitter, Querschläger, besonders auch bei Tangentialschüssen oder solchen Schußverletzungen, welche sich den Tangentialschüssen nähern. Meist besteht hier eine freie Kommunikation zwischen Brusthöhle und Außenwelt, so daß die Luft ein- und ausströmt. Aber es kommt auch vor, daß bei schräg zur Thoraxfläche verlaufendem Schußkanal Haut und Muskeln das Loch im Thorax decken. Erst wenn die Haut mit Haken auseinandergehalten wird, an der Schultergegend, wenn der Arm bewegt wird, zischt plötzlich die Luft durch das Loch im Thorax. Oder die Pneumothoraxöffnung wird durch die noch deckende Hautmuskelschicht unvollständig verschlossen. Bei den Atembewegungen flattert die bedeckende Haut-Muskelschicht auf und nieder. Beides findet sich besonders häufig bei Tangentialschüssen. Bei diesen ist die Hautwunde oft 5—10 cm von der Stelle entfernt, wo die Rippe gebrochen ist und das Loch im Thorax — oft ein mächtig großes Loch — sich befindet. Vgl. a. Abb. 8.

Nicht nur große Löcher im Thorax führen zu einem nach außen offenen Pneumothorax. Ein kleines von einer Schrapnellkugel geschlagenes Loch mit senkrecht zur Thoraxoberfläche verlaufendem Schußkanal an Stellen, wo keine großen Muskelmassen dem Thorax aufliegen, kann sehr wohl einen äußeren Pneumothorax machen. Dies ist also besonders unterhalb des Pektoralis, unterhalb der Achselhöhle, unterhalb des Schulterblatts der Fall.

Daß infolge des äußeren Pneumothorax ein Spannungspneumothorax entsteht, ist kaum möglich. Denn käme es zu einer Ventilbildung, so wäre das Ventil meist so, daß es bei der Inspiration zuschlagen müßte, die Folge wäre, daß die Luft nur bei der Exspiration heraus kann, also gerade kein Spannungspneumothorax zustande käme.

Ein nach außen offener Pneumothorax ist meist eine schwere Verletzung. Ist das Loch sehr groß, so erfolgt, wenn nicht eingegriffen wird, fast immer der Tod. Dehnt sich bei der Inspiration der Brustkorb aus, so ist die Folge, daß die Luft durch das Loch in die verletzte Brusthöhle strömt und nicht von der Luftröhre her in den Bronchus der Lunge der verletzten Seite. Wenn auch beim Menschen das Mittelfell verhältnismäßig resistent ist, so wird es doch durch den Atmosphärendruck von der verletzten Brusthöhle aus bei der Inspiration nach der gesunden Seite hinübergetrieben. Auch die Lunge der gesunden Seite kann daher nur mangelhaft ihre Funktion erfüllen. Es kommt die Schwere der Verwundung (Blutverlust, Schock) hinzu, so daß der Patient einen solchen Zustand nur wenige Stunden aushält.

Ist das Pneumothoraxloch kleiner, ist es durch einen geeigneten Verband gedeckt, so ist die Beeinträchtigung der Atmung geringer. Die Lunge braucht nicht dauernd kollabiert zu sein. Die Patienten können sich erholen. Aber es droht ihnen in der Regel die Gefahr des Empyems.

Bei den Brustverletzungen spielt die komplizierte Form der Brusthöhlen eine wichtige Rolle. Man vergißt hierbei nur allzu leicht, wie kolossal hoch sich die Zwerchfellkuppeln in den Thorax hinein vorwölben und wie ausgedehnt beim unverletzten Menschen der spaltförmige zwischen Zwerchfell und Pleura costalis bzw. mediastinalis liegende Komplementärraum ist. Wir haben viele Fälle von äußerem Pneumothorax gesehen, bei denen die Lunge unverletzt war. Im Moment, wo Luft in die Brusthöhle kommt, hebt sich das Zwerchfell vom Thorax ab. Was jetzt noch als Komplementärraum imponiert, ist nur noch ein kleiner Rest des ehemaligen, eigentlichen Komplementärraums. Gerade unten, vorne und seitlich ist ein äußerer Pneumothorax ohne Lungenverletzung besonders häufig. Entweder liegt ein Tangentialschuß vor oder der Schußkanal setzt sich durchs Zwerchfell nach unten fort.

Mit der Luft entleert sich durch das Loch im Thorax fast immer eine Menge Blut, das aus der Lunge, der Leber oder der Milz stammen kann (s. u.).

c) Hämothorax. Während Luft keineswegs bei jeder Pleuraverletzung in die Brusthöhle einzutreten braucht (z. B. Verletzung des Komplementärraums), gelangt Blut in kleineren oder größeren Mengen stets in die Brusthöhle, wenn die Pleura verletzt ist. Ja, bei Tangentialschüssen des Thorax können sich geringe Mengen flüssigen Blutes in der Brusthöhle finden, ohne daß die Pleura eine größere Verletzung hat. Die Blutung erfolgt in solchen Fällen wohl aus der infarzierten Lunge per diapedesin.

Größere Mengen Blut gelangen nur nach Verletzung der Pleura in die Brusthöhle. Nach Lungenschußverletzung tritt, wenn Verwachsungen fehlen, ausnahmslos ein Hämothorax auf. In den leichten Fällen bleibt er in mäßigen Grenzen (s. klinischer Teil). Bei schweren Blutungen kann man eine ganze Brusthöhle mit Blut gefüllt vorfinden. Vielfach tritt der Tod aber schon früher ein, ehe dieses Maß erreicht ist. Zusammen mit den sonstigen Schädigungen der Verletzung fanden wir, daß ein Blutverlust von 2 Liter durchschnittlich genügte, um den Tod herbeizuführen, bei doppelseitigem Lungenschuß noch weniger. Bei Autopsien darf man nicht vergessen, daß häufig ein Teil des Blutes durch die Schußwunde nach außen bereits abgeflossen ist, wenn man die in der Brusthöhle vorgefundene Blutmenge als Maßstab für den Blutverlust nehmen will.

Der weitaus größte Teil des Blutes in der Brusthöhle ist flüssig, manchmal alles. Bisweilen finden sich einige größere Blutgerinnsel unter dem flüssigen Blut.

Die Blutung bildet die größte augenblickliche Gefahr bei Brustschüssen. In der Brusthöhle liegen die blutreichsten Organe. Infolge der Retraktionstendenz der Lunge und der Unnachgiebigkeit des Thorax sind besonders günstige Druckverhältnisse für den Ausfluß des Blutes gegeben. Im Gegensatz zur Bauchhöhle fehlt das Aneinanderliegen der Organe sowie die Gegenwart des Netzes. Hinzu kommen die fortwährenden Bewegungen des Thorax; kurz alles wirkt zusammen, um die Blutungsmöglichkeit hier besonders groß zu machen. An keiner anderen Stelle des Körpers, die Bauchhöhle eingeschlossen, genügt ein so kleines Kaliber des Gefäßes und eine so geringe Größe des Gefäßloches wie im Bereiche der Brusthöhle, daß eine tödliche Verblutung zustande kommt. Dies zeigt der folgende Fall:

Fall 5. Ganz kleiner Einschuß durch Granatsplitter. Die auffallende Schwächung des Patienten ließ annehmen, daß ein großes Gefäß getroffen sei. Die Autopsie ergab eine Menge Blut in der Brusthöhle. Der kleine Granatsplitter stak in der Lunge. Unmöglich konnte hierher die Blutung rühren. Nun wurde die in Betracht kommende Interkostalarterie freigelegt. Sie hatte ein feines Loch.

Das Arteriensystem ist in diesem Falle durch das kleine Loch allmählich in die Brusthöhle ausgelaufen wie ein rinnendes Faß in ein untergestelltes Gefäß.

Die häufigste Quelle der Blutung in die Brusthöhle ist die Lunge. Hier tritt nun ein günstiges Moment für die Blutstillung in Kraft. Je mehr Blut in die Brusthöhle einfließt, um so mehr zieht sich die Lunge zusammen. Entsteht zugleich ein erheblicher Pneumothorax, so kollabiert die Lunge vollends. Die Räume in ihr, besonders auch der Schußkanal, verengern sich stark und werden leichter durch Blutgerinnsel verlegt. Gelangt Luft in die Brusthöhle, so wird die Lunge mehr und mehr ruhig gestellt. Ohne daß dieser Mechanismus in Funktion träte, würden noch weit mehr Verwundete sich infolge ihres Lungenschusses verbluten.

Ist die Lunge teilweise adhärent, aber noch ein genügend großer Raum an freier Brusthöhle vorhanden, so fällt unter Umständen diese Sicherheitsvorrichtung weg. Wir haben entschieden den Eindruck gewonnen, daß unter solchen Verhältnissen die Gefahr einer Verblutung in die Brusthöhle ceteris paribus größer ist.

Wann bei den Lungenschüssen die Blutung zum Stillstand kommt, darüber wissen wir gar nichts. Sind größere Gefäße getroffen, so dürften Stunden vergehen, ehe die Blutung endgültig steht. Da sich in der Mehrzahl der Fälle an die Blutung in die Brusthöhle eine Exsudation von Flüssigkeit schließt, bietet die zunehmende Höhe des Ergusses keinen Anhaltspunkt.

Auch bei Herzschüssen läuft das Blut, wie wir sehen werden, in sehr vielen Fällen durch das Loch im Herzbeutel in die Brusthöhle.

Dasselbe ist natürlich der Fall bei Verletzung der großen Gefäße. Hier kann noch nachträglich das Blut sich bis an die Pleura heranwühlen und dann in die Brusthöhle einbrechen.

Eine Blutung in die Brusthöhle kann nicht nur aus Brustorganen erfolgen, sondern auch aus Leber, Nieren und Milz. Besonders auf die Leberblutungen in die Brusthöhle haben wir in unserer Arbeit über Bauchschüsse hingewiesen. Es ist klar, daß das Blut in die Brusthöhle laufen kann, wenn zwischen einem blutenden parenchymatösen Organ, etwa der Niere, und der Brusthöhle eine retroperitoneale Verbindung besteht. Weniger naheliegend ist, daß auch bei intraperitonealen Verletzungen parenchymatöser Organe der größte Teil, ja unter besonderen Umständen alles Blut in die Brusthöhle und nicht in die Bauchhöhle fließt. Ganz besonders gilt dies von der Leber. Bei Schüssen, die durch die Brusthöhle, durchs Zwerchfell, dann in die Leber gehen, läuft das Blut nicht etwa an der Vorderfläche der Leber herunter in die Bauchhöhle, sondern direkt in die Brusthöhle durchs Zwerchfellloch. Verläßt der Schußkanal die Leber nicht wieder, so gelangt kein Tropfen Blut in die Bauchhöhle. Aber auch wo zwischen Schußkanal und freier Bauchhöhle eine Kommunikation ist, fließt unter Umständen der größere Teil des Blutes in die Brusthöhle. Jede Kontraktion der Bauchpresse treibt das Blut durch den Schußkanal in die Brusthöhle hinein.

Bei Leberschüssen ist das absolut die Regel, bei Milzschüssen sind die Bedingungen seltener gegeben. Wo sie es sind, läuft auch hier das Blut in die Brusthöhle, wir haben einen Fall derart gesehen.

Meist bestehen in Fällen mit starker Blutung aus der Leber in die Brusthöhle noch andere schwere Verletzungen, z. B. der Lungen oder solche von Bauchorganen. Aber es ist gar nicht selten die Leber allein verletzt. Es fährt z. B. ein Granatsplitter durch den Komplementärraum und das Zwerchfell bis in die Leber und bleibt dort stecken: Tod durch Verblutung in die Brusthöhle.

Oder ein Infanteriegeschoß, das auf demselben Wege die Leber erreicht hat, verläßt diese wieder, ohne nennenswerte andere Verletzungen zu machen. Das Ergebnis ist ebenfalls Verblutung aus der Leber lediglich in die Brusthöhle.

d) Abnormer Inhalt in der Brusthöhle außer Luft und Blut, Fremdkörper. Bei gleichzeitiger Verletzung der Leber und des Zwerchfells tritt stets etwas Galle in die Brusthöhle. Ist ein größerer Gallengang eröffnet, so kann Galle in Menge einfließen. Wir werden hierauf bei der galligen Pleuritis zurückkommen. (Vgl. Seite 526.)

Wie aus Magen, Darm und Speiseröhre Luft und Gase in die Brusthöhle treten können, so kann dies natürlich auch mit flüssigem und festem Inhalt geschehen.

Über Eintritt von Mageninhalt aus einem Magenloch vgl. unten Fall 57, Gri. (Prolaps des Magens und der Brusthöhle) und Fall 17 Bet. (Speiseröhrenverletzung). (Abb. 20.)

In sehr seltenen Fällen ist der Ductus thoracicus getroffen und es rinnt unaufhaltsam Chylus in die Brusthöhle. Frohmann hat hierüber sehr interessante Mitteilungen gemacht.

Er beobachtete einen Steckschuß der linken Halsseite. Einschuß dicht oberhalb des Schlüsselbeins. Geschoß steckt in der Mittelebene in Höhe des 4. Brustwirbels. Die ganze linke Brusthöhle war mit Chylus gefüllt. Auf mehrmaliges Ablassen der Flüssigkeit kam der Patient zur Heilung. (Näheres klinischer Teil S. 552.)

Zur Erläuterung seines eigenen Falles führt Frohmann einen von Bohne veröffentlichten an: 21 jähriges Mädchen erhielt infolge Unvorsichtigkeit eines zur Abreise ins Feld bereiten Soldaten einen Pistolenschuß in die linke Halsschultergegend. Sie starb daran. Die linke Brusthöhle war mit Chylus gefüllt. In der Gegend des Bogens des Ductus thoracicus, nahe seiner Einmündungsstelle, war eine große Wundhöhle. Aus dieser war durch ein gleichzeitig entstandenes kleines Loch in der Pleurakuppel der Chylus in die Brusthöhle gelaufen.

Derselbe Vorgang ist in Frohmanns eigenem Fall anzunehmen.

Bei Verletzung des intrathorakalen Teils des Ductus thoracicus soll nach Frohmann stets rechtsseitiger Chylothorax auftreten, da der Duktus nach links von der Aorta gedeckt wird.

Von Fremdkörpern gelangen natürlich in erster Linie Geschosse und von Geschossen mitgerissene Teile (Kleiderfetzen, Holzstückchen u. a., Knochensplitter) in die Brusthöhle.

Ganz auffallend häufig bleibt das Geschoß in der Brusthöhle liegen. Selten sind es Infanteriegeschosse, häufiger die unregelmäßigen Granatsplitter. Es wird erst die Lunge durchschlagen, dann prallt das Geschoß gegen die Wirbelsäule oder eine Rippe, seine Energie ist erschöpft. Es bleibt in der Brusthöhle und sinkt in die tieferen Teile derselben. Oft findet man noch eine Verletzung der Brustwand an der Stelle, an der das Geschoß gegengeschlagen hatte.

Die Vorstellung ist natürlich vollkommen falsch, als würde das Geschoß beim Einschuß in die Brusthöhle ausgerechnet im Spalt zwischen beiden Pleuren Halt machen, oder die Lunge sich blitzschnell zurückziehen, sowie das Geschoß nach Durchbohrung des Thorax an ihrer Oberfläche angekommen ist.

Unterberger entfernte 4 Wochen nach der Verletzung durch Rippenresektion einen 6 cm durchmessenden, 7 mm dicken Deckel eines russischen Schrapnells, der ohne Rippenfraktur in der Thorax eingedrungen war, die Lunge verletzt und über dem Zwerchfell liegen geblieben war. Pat. geheilt.

3. Zwerchfell.

Den Verletzungen des Zwerchfells scheint, was die Schädigung des Organs als Atemmuskel betrifft, keine besondere Bedeutung zuzukommen. Wie wir im operativen Teil sehen werden, kann man das Zwerchfell getrost auf weite Strecken spalten, in abnormer Lage vernähen, ohne daß man besondere Störungen beobachtet. Kleine Zwerchfelllöcher sind deshalb an sich stets belanglos. Es kann aber durch sie Blut, infektiöses Exsudat, bei Operationen Luft in die Brusthöhle treten.

Über große Zwerchfelllöcher s. Seite 513 und 516.

4. N. phrenicus.

Autoptische Befunde von Verletzung des N. phrenicus sind uns nicht bekannt. Über zwei klinische Fälle (Giese und Moritz) s. klinischer Teil Seite 580.

5. Lunge.

Die voluminösesten Organe des Brustkorbes, die Lungen, werden am häufigsten von allen Brustorganen bei Schußverletzungen getroffen. Bei glatten Infanteriedurchschüssen findet man in der Lunge einen engen Kanal, der von einer $^1/_2$ bis mehrere cm breiten Zone blutig infarzierten Gewebes umgeben ist. Gerade die relative Enge des Kanals bietet einen sehr lebhaften Gegensatz zu der Beschaffenheit der Schußkanäle in Organen, die vorwiegend aus Wasser bestehen, wie Niere, Leber, Milz. Bei der Lunge tritt eben keine Sprengwirkung ein. Weitere Schußkanäle, als dem Geschoßkaliber entsprechende, finden sich natürlich bei Querschlägern und dann, wenn ein Infanteriegeschoß Rippensplitter mitgerissen hat.

Nach Beitzke fehlen hämorrhagische Infarkte nie in unmittelbarer Nachbarschaft des Schußkanals. In einem Falle saßen diese wie Blätter um einen Stiel um den Schußkanal gruppiert und ihre Spitze diesem zugekehrt. An der Spitze der Infarkte fand sich jedesmal ein Lungenarterienast durchtrennt.

Der Schußkanal kann bei Durchschüssen mehr als zweimal die Pleura pulmonalis durchbohren, wenn er von einem Lappen in den anderen führt.

Bei Granatsplittern kommen natürlich entsprechend ihrer Größe größere oder kleinere Verletzungen vor, meist mit starker Zerreißung des Gewebes. Nur in seltenen Fällen entstehen bei Durchschüssen der Lunge so ausgedehnte Infarzierungen von Lungenlappen, wie wir das bei Tangentialschüssen sehen werden. (S. 494.) In der Regel sind die Geschosse dann große Granatsplitter.

Fall 6. Thi. Hier war ein solcher unterhalb des Akromioklavikulargelenks eingetreten und in der Wirbelsäule stecken geblieben. Der Oberlappen war durchschossen und vollständig blutig infarziert.

Fälle mit größerer Zerreißung der Lunge erreichen nur unter besonderen äußeren Umständen das Feldlazarett.

Fall 7. Bei einem im Luftkampf getöteten englischen Fliegeroffizier fand sich der Hilus der rechten Lunge durchschossen, so daß die Lunge nur noch an zwei Strängen hing. Das deutsche Maschinengewehrgeschoß war von hinten links her, schräg durch den 7. Brustwirbel gefahren, dabei wahrscheinlich deformiert worden. Vorne großer Ausschuß mit offenem Pneumothorax.

Findet sich in der Brusthöhle viel Blut, das aus der Lunge stammt, so sieht man stets, nachdem der Schußkanal aufgeschnitten ist, ein größeres Gefäß verletzt, manchmal eine ganze Reihe. Daß Lungenschüsse um so gefährlicher sind, je näher am Hilus, liegt deswegen auf der Hand. Bei kleinen Granatsplittern kann es vorkommen, daß ein größeres Gefäß der Lunge getroffen wird. Infolge Enge des Schußkanals erfolgt dann die Blutung weniger in die Brusthöhle als in den Bronchialbaum.

Fall 8. Dü. 25 Splitterwunden am Rücken, fast alle oberflächlich. Ein Splitter dagegen war bis nahe an den Hilus gedrungen. Beide Lungen waren über und über mit Blut getränkt.

Stets tritt Blut auch in die Luftwege. Wenn ein intelligenter Verwundeter bestimmt in Abrede stellt, Blut gespuckt zu haben, so kann man fast mit Sicherheit Lungenverletzung ausschließen.

Natürlich findet man im Schußkanal außer den Blutgefäßen bald nur kleinere, bald auch größere Bronchien eröffnet (s. Pneumothorax und Emphysem). (Seite 486.)

Selten bleiben Geschosse im Lungenparenchym stecken. Es ist das selbstverständlich, weil das Lungengewebe ähnlich wie das Gehirn nur geringen Widerstand leistet. Bei beiden Organen findet man überwiegend, daß es unregelmäßige Granatsplitter oder stark deformierte Infanteriegeschosse oder Teile des Nickelmantels sind, die stecken bleiben. Der blutig infarzierte Bezirk hat dann Kegelform. An der Spitze des Kegels steckt das Geschoß.

Fall 9. Ha. 7. 4. 15. *: rechts etwas oberhalb der Brustwarze 2 tiefe Löcher, die in den Brustraum hineinführen. Rechte 3. und 4. Rippe gesplittert. Brust voll Blut. Im O.- und U.-L. je ein großes Loch, die beide auf je einen im O.- und U.-L. steckenden Granatsplitter führen.

Fall 10. Abgeschossener englischer Fliegeroffizier. Hier sah man die Spitze eines deutschen Flieger-Maschinengewehrgeschosses durch die Pleura durchschimmern. Nach Herausnahme des Geschosses zeigte sich die Spitze intakt, der hintere Teil des Mantels völlig aufgerissen. (Vgl. ferner die Fälle 14, 16, 19.)

Marion hat 17 Infanteriegeschosse, 5 Granatsplitter, 4 Schrapnellkugeln operativ aus der Lunge (Brusthöhle??) entfernt. (Original unzugänglich.)

Ringel (ohne nähere Angaben) gelang die Extraktion des Projektils aus der Lunge leicht nach der von Albers-Schönberg angegebenen Methode.

Kroh, ebenso Sauerbruch, erwähnen Kleiderfetzen in der Lungenwunde

Vielfach finden sich in der Lunge Knochensplitter, welche das Geschoß in den Schußkanal mitgerissen oder bei Tangentialschüssen in die Lunge hineingeschleudert hat.

Wir haben schon erwähnt, daß der Lungenrand, sei es ein natürlicher, sei es ein künstlich durch die Schußverletzung entstandener, an der Thoraxschußstelle eingeklemmt oder sonstwie fixiert werden kann. (S. 484.)

Bestehen alte Verwachsungen der Lunge, so gestalten sich die unmittelbaren Folgen der Lungenverletzung anders als bei freier Lunge. Die Lunge wird ausgespannt erhalten, und, geht nun der Schuß durch einen freien Teil der Brusthöhle, so kann die Blutung in diese erheblicher sein, als wenn die Lunge bei zunehmendem Erguß kollabieren kann. Hier sind aber Zufälligkeiten mit im Spiele. Der Fixationszug einer einzelnen strangförmigen Adhäsion kann nach Retraktion der übrigen Lunge bewirken, daß der Schußkanal gerade durch ihn offen gehalten wird, aber auch natürlich das Gegenteil.

Ging der Schuß durch eine adhärente Fläche, so kann es stark nach außen bluten. Sind sehr ausgiebige Adhäsionen vorhanden, so kann der Blutverlust in die Brusthöhle hierdurch in Grenzen gehalten werden. Immer besteht dann aber die Möglichkeit, daß die Gefahr einer Verblutung in den Bronchialbaum erheblich vergrößert ist, da jeder Kollaps, jede Ruhigstellung der Lunge ausgeschlossen ist.

Bei reichlichen Adhäsionen findet man bisweilen besonders bei Tangentialschüssen (vgl. Fall 29 Ew.) die Adhäsionen auf weite Strecken mächtig durchblutet und hierdurch zu mehrere cm breiten Massen umgewandelt.

Über Mediastinalemphysem bei Adhäsionen s. unter Emphysem auf S. 519.

Natürlich kann das Vorhandensein von Verwachsungen für den Augenblick unter Umständen auch günstige Folgen haben, indem bei Verwachsungen ein äußerer Pneumothorax mit seinen unmittelbaren und mittelbaren Gefahren ausbleibt.

So hatte einem Franzosen, wie Kroh mitteilt, ein Granatsplitter die ganze linke Pleurakuppe (unter Schonung der Gefäße) weggerissen. Infolge früher überstandener Pneumonie war der untere Teil der Lunge bis zur 3. Rippe herauf verwachsen. Die Spitze war frei. Durch die Wunde sah man den Stumpf der Lungenspitze in der Tiefe einer von schaumigem Blut, Knochensplittern und Gewebsfetzen erfüllten Höhle.

Kroh glaubt, daß Pleuraverwachsungen eine bedeutende Hilfe für einen günstigen Ausgang von Lungenschüssen sein können. Er sah schwerste Fälle von Brustwandverletzungen unter dem Schutze totaler, aber auch partieller Synechie der Pleurablätter zur Ausheilung kommen.

Dem können wir uns in dieser Ausdehnung nicht anschließen.

Die augenblickliche Gefahr ist zwar für die Fälle, die ohne Verwachsungen einen Pneumothorax bekommen hätten, beim Bestehen von Verwachsungen herabgemindert, die Gefahr des Eintretens einer schweren tödlichen Infektion ist aber bei Verwachsungen besonders groß; eine Infektion wird gerade bei größeren Brustwandlöchern besonders leicht eintreten. Nehmen wir alle anderen Fälle hinzu, in denen ein äußerer Pneumothorax an sich nicht in Betracht kommt, berücksichtigen wir insbesondere wieder die Infektion (s. u.), so müssen wir unsere Ansicht dahin aussprechen, daß im allgemeinen Leute mit alten Verwachsungen der Lungen durch einen Lungenschuß sehr viel mehr gefährdet sind als solche ohne Verwachsungen.

Tangentialschüsse des Thorax (S 505) ziehen besonders häufig gerade die Lungen in Mitleidenschaft (s. unsere Arbeit über Tangentialschüsse). Die Oberfläche der Lunge kann leicht beschädigt sein, sie kann ganz intakt, ja es braucht nicht einmal die Pleura costalis eröffnet zu sein. Trotzdem können schwere Blutungen in die Lunge eingetreten sein. Bis zu $^3/_4$ der Lunge einer Seite können bei Tangentialschüssen des Thorax, welche die Lunge selber gar nicht getroffen haben, blutig infarziert sein. Auf dem Durchschnitt ist das Lungengewebe durch Blutaustritt „hepatisiert".

In dem verdichteten Gewebe finden sich Zertrümmerungshöhlen bis zu Haselnußgröße, die mit Blutgerinnseln gefüllt sind.

Nach Beitzke, der unsere Beobachtungen bestätigt, kommt das Bild zustande augenscheinlich durch sehr zahlreiche kleine Gefäßzerreißungen mit alsbaldiger blutiger Ausfüllung der Alveolen und diapedetischer Blutung in den Pleuraraum.

Solche ausgedehnten Infarzierungen sind natürlich selten. Wir haben im ganzen jetzt etwa 10 Fälle gesehen. Dagegen sind kleinere Blutungsherde etwa bis zu Fünfmarkstückgröße, welche durch Kontusionswirkung infolge Aufschlagens der vom Geschoß getroffenen Rippen entstanden sind, recht häufig. Sie werden besonders auch am unteren Lungenrand beobachtet bei Schüssen, welche nur den Komplementärraum perforieren, aber vorher, von oben kommend, die eben noch der Lunge anliegende Rippe getroffen haben.

Durch stumpfe Gewalt können schwere, ja tödliche Lungenzerreißungen entstehen (s. o. Fall 2, Gr.). Die Gewaltwirkung kann durch Volltreffer eines Blindgängers, durch Verschüttung im Unterstand, durch Fliegerabsturz usw. erfolgen.

Ist die Lunge adhärent, so wird sie ähnlich wie die fest fixierte Niere nicht nur geprellt und bei Seite geschoben, sondern es entsteht eine tiefe Zerreißungshöhle, in der Knochensplitter sich finden können.

Wir haben in der genannten Arbeit einen solchen Fall (Th. Ko.) mitgeteilt. Ein zweiter ist der folgende:

Fall 11. Ko. verwundet 2. 3. 15, † nach etwa 24 Stunden. Einschuß rechte Schultergegend stark blutend. In der Tiefe sieht man das zerbrochene Schlüsselbein.

*: Beide Lungen sind in reichem Maße durch alte Stränge fixiert. In der rechten Brusthöhle über $^1/_2$ l flüssiges Blut. Im rechten Oberlappen, der besonders ausgiebig adhärent war, ist eine pfirsichgroße, Knochensplitter enthaltende Höhle mit zerfetzten Wandungen. Die 3. und 4. Rippe sind gebrochen. Das Geschoß (I.-G.) liegt unter der Haut der linken Seite des Rückens, hat nur die Wirbeldornen verletzt. Die große Höhle im Oberlappen ist in der Hauptsache nicht durch das Geschoß direkt, sondern durch die weggeschleuderten Rippen entstanden. Die Größe der Höhle, die Stärke des Blutverlustes (besonders nach außen!) ist bedingt durch die alten Adhäsionen.

Vgl. außerdem Fall 21 Schu. S. 510.

6. Herz.

Unsere Kenntnis der Herzschüsse wird immer sehr unvollständig bleiben, weil die große Mehrzahl der Leute, die durchs Herz geschossen werden, sofort tot sind oder nach kürzester Zeit sterben.

Um so mehr muß man sich wundern, daß doch eine gewisse Zahl von Herzverletzungen bis in die Feldlazarette gelangt, ja sogar einige bis in die Heimat. Unter diesen letzteren befinden sich sogar Dauerheilungen, sei es nach einer Operation, sei es ohne solche.

Daß die Zahl der zur Beobachtung gekommenen Herzschüsse weit größer ist, als erwartet, hat verschiedene Gründe. Ganz schwere Fälle bringt gelegentlich der Zufall ins Feldlazarett, wenn — wie dies leider manchmal sich ereignet — in der Nähe des Lazaretts ein Unglücksfall vorkommt. Eine etwas größere Zahl schwerer Fälle verdanken wir den ausgezeichneten sanitären Transportverhältnissen des Stellungskrieges. Eine recht beträchtliche Zahl an Herzverletzungen ist aber überhaupt leichter Natur und wird nur als Nebenbefund anderer ernster Verletzungen beobachtet. Endlich hat sich eben gerade durch diesen Krieg mit seinen ungeheuren Zahlen bei der unendlichen Variation der Verletzungen, die so oft den Charakter des reinsten Experiments haben, herausgestellt, daß anscheinend schwerste Herzverletzungen dies in Wirklichkeit nicht sind. Bei der Kompliziertheit des Organs ist fast jeder Herzschuß ein Unikum, so daß zu bedauern ist, wenn man nicht jeden einzelnen Fall in extenso behandeln kann.

Im folgenden ist eine Übersicht über unsere eigenen 10 Fälle (sämtlich Autopsiebefunde) und die Fälle aus der Literatur dieses Krieges gegeben, soweit wir sie studieren konnten. Zuerst (I) kommen die Fälle, in denen der Tod die unmittelbare Folge der Verletzung war, dann (II) solche, bei denen die Herzverletzung nur als ein Nebenbefund weit schwererer anderer Verletzungen sich fand. Unter II sind solche Befunde auf Grund von Sektionen zusammengestellt, wie sie wohl bei Herzverletzungen vorliegen, die an sich ausheilen können. Endlich in einer III. Gruppe folgt eine Zusammenstellung der dauernd oder vorübergehend in Heilung ausgegangenen Herzverletzungen. Durch diese III. Gruppe, die an sich mehr in den klinischen Teil gehört, soll das spärliche pathologische Material ergänzt und das Bild abgerundet werden.

I. Wir beginnen mit den Fällen, bei denen der Tod die unmittelbare Folge der Verletzung war:

Bei ganz großen Gewalten kommen völlige Zerreißungen des Herzens vor.

Reinhardt beschreibt eine Platzruptur der Ventrikel infolge Kontusion der vorderen Brustwand bei Explosion eines Benzinmotors.

Derselbe Autor teilt mit, daß bei Fliegerabstürzen das Herz völlig zertrümmert werden kann. Unter den Präparaten der kriegspathologischen Sammlung der K. W. A. sind zwei Herzen von abgestürzten Fliegern, die nur noch aus Fetzen bestehen.

Weit größeres Interesse bieten die weniger gewaltsamen schweren Herzverletzungen.

Sauerbruch: Durchschuß der rechten Herzkammer. Einschuß Mitte Sternum etwa Ansatz der 4. Rippe. Operation. Tod an jauchiger Pleuritis.

Christoph Müller: Durchschuß der Wand der linken Kammer mit Eröffnung derselben, Operation 6 Stunden nach Verletzung (s. klin. Teil), † 28 Stunden später. Gleichzeitige Lungenverletzung. (Siehe S. 604.)

Lonhard: ein Fall von stecknadelkopfgroßer Durchlöcherung des Herzens. Tod nach 3 Tagen.

Von den Präparaten der K. W. A. erwähnen wir folgende:

Schuß durch rechten Vorhof, Kammerseptum, hintere Wand der linken Kammer. † $43^1/_2$ Stunden nach der Verwundung.

Schuß durch linke Kammerwand mit Perforation der Herzhöhle. Granatsplitter lag am Lungenhilus. † $4^1/_2$ Stunden nach der Verwundung.

Durchschuß durch rechte Lunge und rechte Herzkammer mit Aufsprengung der letzteren. (Keine Zeit angegeben).

Von Steckschüssen des Herzens oder Perikards finden sich in der kriegspathologischen Sammlung der K. W. A. folgende:

Schußkanal durch den rechten Unterlappen, großer Granatsplitter in einer Delle des Herzens am rechten Ventrikel. Tod am 2. Tag nach Verletzung.

Ferner: Einschuß linke Parasternallinie, 2 Querfinger oberhalb der Brustwarze. 500 ccm Blut im Herzbeutel. Einschuß ins Herz: $^1/_2$ cm langer Spalt an der Vorderseite; zweimalhanfkorngroßer Granatsplitter in der Hinterseite (prominent); Geschoßbahn durch die rechte Kammer; † 12 Stunden nach Verletzung.

Granatsplitterverletzung des Herzens. Erscheinung von Herztamponade 15 Stunden nach Einlieferung bei ganz kleinem Einschuß. Operation Prof. Kleinknecht. Herzbeutel voll Blut. Winzige Wunde der rechten Herzkammer. Anfänglich günstig. Plötzlicher Tod 18 Stunden nach Verletzung. 6 kleinere und größere Granatsplitter im Gebiete der rechten Herzkammer bei einfacher Einschußwunde.

Die beiden folgenden Präparate sind Herzverletzungen, bei denen das Geschoß die Herzhöhlen nicht eröffnete, bei denen aber anscheinend der Tod doch die unmittelbare Folge der Herzverletzung war.

Schrapnellkugel im Herzbeutel von der Vorderseite eingedrungen, hat einen Knochensplitter in die Wand der rechten Kammer getrieben. † 4—5 Tage nach der Verwundung.

Herz mit Abschälung einer Schicht Muskulatur der linken Kammer ohne Eröffnung. † am Tag der Verwundung.

Unsere eigenen Beobachtungen, die hierher gehören, sind folgende:

Beob. 1. **Fall 12.** Pfl. Hier ereignete sich die Verwundung in der Nachbarschaft unseres Lazaretts. 8. 7. 16 verwundet durch I.-G. (Unvorsichtigkeit) aus nächster Nähe, sofort tot. Einschuß klein, 3 cm rechts von der Mittellinie, fingerbreit über Brustwarzenhöhe. Ausschuß hinten zweimarkstückgroß dicht links vom 9. B.D. *: Einschuß in den Brustraum dicht rechts vom Brustbein 4. I.K.R. In der rechten Brusthöhle ist etwa $^1/_2$ l teils geronnenes, teils flüssiges Blut. In der linken Brusthöhle sind etwa 100 ccm blutigseröse Flüssigkeit. Im Herzbeutel ist ein großes Blutgerinnsel von der Größe einer menschlichen Niere. Das Herz ist fast leer. Einschuß hanfkorngroß in dem rechten Vorhof vorne; Ausschuß erbsengroß hinten oberhalb der Abgangsstelle der unteren Hohlvene. Darauf ging der Schuß durch die Speiseröhre (2 Löcher), hat den linken Umfang der Aorta gestreift (1 Loch), ist in den 9. Brustwirbelkörper eingedrungen, hat dessen Substanz nach der linken Brustseite vorgetrieben (durch die Frakturstelle ist wahrscheinlich Liquor geflossen), hat die Dura in ihrem linksseitigen Umfang eröffnet, das Rückenmark zur Hälfte durchtrennt und schließlich noch 2 Dornfortsätze mitgerissen. Der rechte Unterlappen hat eine handtellergroße Kontusionszone. Vgl. Abb. 6.

Bei Beob. 2. **Fall 13.** Mül.)[1]) war das Geschoß (französ. I.-G.) durch den linken 1. Interkostalraum dicht am Brustbein in den Thorax hineingegangen, war dann am Abgang der A. pulmonalis ins Herz gedrungen und hatte es an der Grenze zwischen V. cava und rechtem Vorhof verlassen, war also hauptsächlich durchs rechte Herz gefahren. Nach Perforation des Zwerchfells war es in einer Höhle der Leber stecken geblieben. Beide Brusthöhlen waren vollkommen frei, der Herzbeutel war prall mit Blut gefüllt.

Beob. 3. **Fall 14.** Rög., verwundet 28. 4. 16 durch Gewehrgranate, 7 Stunden später †. Einschuß 5 cm links vom 10. B.D., blutet ziemlich stark, Luft strömt ein und aus. Dämpfung links hinten unten sehr gering. Puls befriedigend. In Lokalanästhesie werden Muskelschicht und Haut über dem Pneumothoraxloch zugenäht. Patient wird bald etwas zyanotisch. Sein Zustand wird in starkem Kontrast zu der Kleinheit der Einschußöffnung bald bedrohlich, so daß etwas Besonderes vermutet wird. *: Einschuß in der Brusthöhle hinten am oberen Rand der frakturierten 9. Rippe, 6 cm links von der Mittellinie. Die linke Lunge ist an ihrer vorderen medialen und unteren Fläche angewachsen, oben indes größtenteils frei. Die rechte Lunge ist weniger stark verwachsen, vorwiegend unten. Von der 9. Rippe ist der Granatsplitter durch die linke Lunge gegangen und zwar dicht unterhalb der oberen Grenze der Verwachsungen. Infolgedessen klafft das Einschußloch in die Lunge sehr stark. Weiter ging das Geschoß durch die Speiseröhre in den Herzbeutel, zwischen den linken Lungenvenen und der unteren Hohlvene ins Herz, und zwar in Bereich des linken Vorhofs, ist dann erst in die Hohlvene eingetreten, weiter durch deren Mündung in den rechten Vorhof, aus diesem heraus zwischen unterer Hohlvene und rechtem Vorhof, aus dem Herzbeutel, hinter der vorderen Kante des rechten Mittellappens heraus. In diesem sitzt der Splitter. Im rechten Herzen ist viel schaumiges Blut. Im Herzbeutel größtenteils flüssiges Blut. Viel Blut in der rechten Brusthöhle, das aus dem Herzen stammt. Vgl. Abb. 6.

In folgendem Fall waren die Herzhöhlen nicht eröffnet, trotzdem Herztod.

Beob. 4. **Fall 15.** Sie. Verwundet 4. 4. 16, stirbt nach 12 Stunden. Mehrere Verletzungen durch Minensplitter und auch Durchschuß der rechten V. und A. brachialis. *: Im Herzbeutel ca. 600 ccm Blut. Ein durch den linken 7. I.K.R. eingedrungener Minensplitter liegt im Herzbeutel. Verletzung der A. und V. coron. dextr. mit Streifung der rechten Herzkante. Herz im Innern intakt, außer kleinen subendokardialen Blutungen in der linken Kammer. Lungen intakt.

In der großen Mehrzahl der vorstehend aufgeführten Fälle fand sich eine der Herzhöhlen eröffnet. Bei weitem überwiegt die rechte Seite: rechter Vorhof, rechte Kammer. Wie verständlich, führt die Eröffnung des linken Herzens in der Regel weit rascher zum Tode als die des rechten, so daß Fälle mit Verletzung des linken Herzens das Feldlazarett noch seltener erreichen als solche des rechten.

Das Geschoß war in einigen Fällen in der Herzmuskulatur stecken geblieben, ein anderes Mal war es noch bis in den Herzbeutel gekommen. Daß es auch in einer der Herzhöhlen bleiben kann, dafür sind unten zahlreiche Beispiele aus der Literatur angegeben. In einem der Präparate der K. W. A. fand sich, wie angegeben, ein spitzer Knochensplitter in die Herzwand eingespießt, während das im Herzbeutel liegende Geschoß selber das Herz nicht verwundet hatte.

Infanteriegeschosse machten Durchschüsse. Granatsplitter blieben meist im Herzen oder Perikard stecken. Interessant ist, daß in dem von Kleinknecht operierten Fall (Präparat der K. W. A.) der Geschoßsplitter in der Herzsubstanz oder dem Blut offenbar zerschellt ist. Wir kennen Ähnliches aus Schießversuchen auf flüssigkeitgefüllte Behälter.

Bei Granatsplittern größeren Kalibers tritt infolge Quetsch- und Reißwirkung immer zugleich eine Schädigung des Myokards ein. In-

[1]) In unserer Arbeit über „Bauchschüsse" bereits mitgeteilt.

fanteriegewehrschüsse liefern auch hier viel reinere Wirkungen im Sinne eines Experiments.

Die Todesursachen bei Herzschüssen sind ganz verschiedene. Bei den schweren Zerreißungen des Organs bedarf der Tod keiner Erklärung[1]).

Aus den Präparaten der kriegspathologischen Sammlung der K. W. A. (Abschälung der Muskulatur der l. Kammer, Eindellung des rechten Herzens durch großen Granatsplitter) geht hervor, daß eine etwas umfangreichere Schädigung des Herzmuskels auch ohne Eröffnung der Herzhöhlen zum Tode führen kann.

Ist die Verletzung klein, so wird das Herz durch Verwundung des Myokards in seiner Funktion nicht wesentlich beeinträchtigt. Das wissen wir durch vielfache Erfahrung des Friedens aus der Tatsache des Gelingens einer Herznaht, das zeigen die weiter unten angeführten Fälle von Heilungen aus diesem Kriege.

Hat das Herz ein Loch, durch das Blut ausfließt, so bestehen wieder zwischen den einzelnen Fällen bezüglich der letzten Todesursache erhebliche Unterschiede.

Die meisten dieser Fälle, besonders Schußverletzungen, gehen daran zugrunde, daß eine Kommunikation des Herzbeutels mit einer der Brusthöhlen besteht. (Seltener ist wohl infolge Kommunikation nach außen ein reichlicher Blutverlust durch die Thoraxwand möglich.) Bei kleineren Löchern im Herzen läuft allmählich eine große Menge Blut aus dem Herzbeutel in die Brusthöhle. So in unserer Beob. 3. Bezeichnenderweise war hier viel Blut in der Brusthöhle, die Lebensdauer nach der Verwundung etwa dieselbe wie bei andern allmählichen großen Blutverlusten.

Bei größeren Löchern im Herzen ist aber der Hergang wohl ein anderer. Bei der Kontraktion des Herzens läuft das Blut, dem geringeren Widerstand folgend, nicht mehr den normalen Weg, sondern durchs Loch in den Herzbeutel und von dort weiter. Die Folge ist akute Anämie des Herzmuskels und der nervösen Zentralorgane. In der Brusthöhle ist verhältnismäßig wenig Blut. Der Tod tritt in wenigen Augenblicken nach der Verwundung ein (Tod infolge Leerlaufens der Herzhöhlen). Vgl. hierzu unsere Beob. 1.

Eine weitere Todesart tritt dann ein, wenn keine Kommunikation nach außerhalb des Herzbeutels besteht. Dann kann in den Herzbeutel das Blut nur allmählich und nur in beschränkter Menge einfließen. Schließlich erlahmt das Herz infolge Raumbeengung. Ludwig Rehn hat diesen Zustand Herztamponade genannt. Man könnte auch von „Erwürgung des Herzens“ sprechen. Die Lebensdauer solcher Fälle steht wohl durchschnittlich in der Mitte zwischen denjenigen von akutem Leerlaufen der Herzhöhlen und denen des reinen ganz allmählichen Verblutungstodes.

Im Kriege kommen solche Fälle besonders durch Granatsplitter zustande, die den Herzbeutel nicht mehr verlassen (vgl. die Präparate der K. W. A.). Selten sind, wie in unserer Beob. 2 bei Infanteriegeschossen die anatomischen Be-

[1]) A. Heller in Kiel erzählte in seinem Kolleg von einem Mann, der bei einer Explosion von Bord ins Meer geschleudert wurde. Der Thorax war von vorn aufgesprengt. Das Herzbett lag frei vor. Das Herz selber war herausgerissen und lag wohl auf dem Grund der Föhrde.

dingungen durch den Geschoßverlauf solche, daß das Blut aus dem Herzbeutel nicht hinauskommt. Interessant ist, daß bei unserer Beob. 4 der Tod an Herztamponade nicht durch eine Blutung aus der eröffneten Herzhöhle, sondern lediglich aus verletzten Koronargefäßen erfolgte.

Von der Kompression des Herzens durch Blut ist die durch perikarditisches Exsudat zu unterscheiden. (Vgl. unseren Fall 30a).

Beim wunderbar komplizierten Mechanismus des Herzens werden sich gewiß mit der Zeit noch andere Möglichkeiten ergeben, durch die dieser Mechanismus eine derartige Störung erfährt, daß der Tod die Folge ist. Bekanntlich beobachtet man im Tierexperiment bei Berührung gewisser Stellen des Reizleitungssystems plötzlichen Herzstillstand. Trifft ein Schuß eine solche Stelle, so ist wohl — so dürfen wir annehmen — augenblicklicher Tod die Folge[1]).

II. Leichtere Herzverletzungen, die nicht zum Tode führen, finden sich gelegentlich bei Autopsien als Nebenbefunde.

Beob. 5. **Fall 16.** Luc. Verwundet 17. 4. 16 abends. Tod nach 26 Stunden. Einschuß hinten 2 cm unterhalb des linken Schulterblattwinkels, Puls anfänglich leidlich gut. *: In der rechten Brusthöhle 900, in der linken 400 ccm flüssiges Blut. Die 10. Rippe links ist dicht am Ursprung frakturiert; das Geschoß hat hierauf den linken Unterlappen in Markstückgröße angerissen, 2 kleine Löcher in die Aorta, 2 in die Speiseröhre 10 cm über der Kardia gemacht, dann ist es durch den rechten Vorhof gefahren, schließlich in der rechten Lunge gleich vor dem Einschußloch in diese stecken geblieben: Stück des Bleikerns eines engl. I.-G. Um die Aortenverletzung herum war das Gewebe stark durchblutet gewesen, die Durchblutung bot einen Fingerzeig für die Präparation. Jedoch war keine Bluthöhle vorhanden gewesen. Im Herzbeutel trübes Exsudat mit beginnender Perikarditis. Aus der Speiseröhre ist Inhalt in den Herzbeutel gelaufen. (Vgl. Abb. 6.)

Hier ist der Tod bestimmt nicht durch die Herzverletzung erfolgt. Ohne die vielen Komplikationen wäre sie sicher ausgeheilt, wie bei vielen Fällen, in denen die Herzverletzung — manchmal nur zufällig — in der Heimat gefunden wurde. Es war in diesem Falle recht schwierig gewesen, die beiden Löcher im Herzen zu finden, so vollständig hatten sie sich infolge der Elastizität der Herzmuskulatur wieder geschlossen. Blut war nicht ausgetreten. Erst die Überlegung, daß der Schußkanal entsprechend seinem übrigen Verlauf durchs Herz gehen mußte, führte zur Auffindung der Löcher im Herzen.

Beob. 6. Bei dem schon genannten englischen Fliegeroffizier (Fall 8), dem der rechte Lungenhilus abgeschossen war, hatte sich ein Geschoßteilchen oder Knochensplitterchen abgelöst, war durch den Herzbeutel und ins rechte Herzrohr gefahren. Kein Ausschuß. Geringe Menge Blut im Herzbeutel.

Verletzungen, welche nur den Herzmuskel betreffen, die Herzhöhlen nicht eröffnen, sind im allgemeinen nicht tödlich, soweit die Herzfunktion in Frage kommt.

Zunächst ein Fall von Infanteriegewehr-Durchschuß der Wand der linken Kammer.

Beob. 7. **Fall 17.** Bet. Genaues Protokoll s. unsere Baucharbeit Nr. 11. Hier war das Geschoß (Schrapnellkugel) hinten eingedrungen (11. Rippe rechte Skapularlinie), hatte der Reihe nach die rechte Lunge, Leber und Zwerchfell, Speiseröhre, die Wand des linken Ventrikels, linke Lunge verletzt und war dicht oberhalb der linken Brustwarze stecken geblieben. Tod nach 3 Tagen an Pleuritis infolge Übertritts von Mageninhalt durch das eine Loch der Speiseröhre in die rechte Brusthöhle. (Vgl. Abb. 6.)

[1]) Über nachträgliche Störungen des Reizleitungssystems. Vgl. unten den Fall Kötzle (klin. Teil Seite 572).

Ein- und Ausschuß am Herzen waren 4 cm voneinander entfernt. Trotzdem während des Lebens keine nennenswerte Störung der Herzfunktion.

Weiter kommen ganz harmlose Streifschüsse vor.

Beob. 8. **Fall 18.** Streifschuß der Herzspitze, bei einem Verwundeten, der den Folgen gleichzeitiger Bauchverletzung erlag. (Fall Ri. II. in unserer Arbeit über Bauchschüsse.)

Kroh erwähnt ebenfalls einen Fall von Zertrümmerung der Herzspitze ohne Eröffnung der Höhlen.

Des Ferneren kann der Zufall wollen, daß ein kleiner Geschoßsplitter in der Herzwand selbst stecken bleibt, ohne diese zu perforieren.

Beob. 9 (**Fall 30 a.** Li.) ist hiefür ein sehr schönes Beispiel. Wie das auf Seite 532 angegebene Protokoll zeigt, ist hier der Tod erst nachträglich infolge der Perikarditis eingetreten. Durch das Geschoß selber, das fast ganz in der linken Kammerwand eingebettet lag, ist das Herz in seiner Tätigkeit direkt kaum beeinträchtigt worden.

Endlich kommt es vor, daß der Schußkanal in der Nähe des Herzens verläuft und der Herzmuskel eine kleine Blutung aufweist, die durch Kontusionswirkung entstanden zu denken ist. Der Herzbeutel kann eben noch angerissen sein.

Beob. 10, Nr. 156 in unserer Baucharbeit, ist hierfür ein Beispiel.

Kroh fand zweimal ein Sugillat unter dem Epikard.

III. Beobachtungen vorübergehend oder endgültig geheilter Herzverletzungen s. unter IV, 5. Seite 531.

7. Herzbeutel.

Wenn das Herz durch ein Geschoß verwundet wird, ist stets auch ein Loch im Herzbeutel. Das Umgekehrte ist nicht notwendig. Das Perikard kann gerade noch angerissen sein. Im Herzen findet sich vielleicht nur eine subepikardiale Blutung. Größere Defekte des Perikards kommen nicht ins Feldlazarett, da die gleichzeitig erfolgende Herzschädigung den sofortigen Tod zur Folge hat. Eine offene Kommunikation des Herzbeutelinnern mit der Außenwelt ist aus demselben Grunde sehr selten zu sehen. Dagegen kann die dünne Scheidewand zwischen dem Innenraum des Herzbeutels und einer der Brusthöhlen sehr wohl eine dauernd offen bleibende Kommunikationsstelle aufweisen. In den Herzbeutel kann dann Luft eintreten, besonders von einer luftgefüllten Brusthöhle her. Ein Spannungspneumothorax wird indes seine Wirkung aufs Herz wohl meist direkt ausüben, weniger dadurch, daß die Luft im Herzbeutel auf das Herz drückt. Vielleicht kommt aber auch dies vor.

Größere Mengen Blut gelangen in den Herzbeutel, wie dies schon Rehn betont hat, nicht aus den Gefäßen des Herzbeutels selber. In erster Linie fließt es aus der blutgefüllten Brusthöhle in den Herzbeutel, ferner natürlich aus den Herzhöhlen, den großen Gefäßen, wenn diese eröffnet sind. Es kann, wie wir bei unserer Beob. 4 sahen, aus einem Herzgefäß stammen; die Quelle der Blutung kann endlich ein Interkostalgefäß oder die A. mammaria int. sein. Über die mechanischen Folgen, die dies Hämoperikard haben kann, ist beim Herzen das Nötige gesagt. (Vgl. S. 498.)

Aus der Speiseröhre kann deren Inhalt direkt in den Herzbeutel laufen, wenn die Speiseröhre an entsprechender Stelle verletzt ist.

Fremdkörper, in erster Linie Geschosse, können im Herzbeutel liegen bleiben, meist, nachdem sie das Herz perforiert haben, gelegentlich auch direkt. Solche Steckschüsse des Perikards sind aber seltene Vorkommnisse.

Wir selber haben nur zweimal solche beobachtet (s. Fall 15 und 30a). Unter den Herzschüssen, über die oben berichtet wurde, fanden sich einige weitere Fälle. Noch ein paar andere werden in dem Abschnitt über die Folgen der Verletzung des Herzbeutels mitgeteilt werden.

8. Intrathorakale Gefäße.

Nur die allerkleinste Zahl der Verletzungen von großen Gefäßen des Thorax sind einige Zeit mit dem Leben verträglich.

Die Art der Gefäßschädigung, wie sie durch moderne Geschosse erfolgt, dürfte dieselbe sein wie bei anderen Gefäßen, bei denen wir Gelegenheit haben, sie durch die Autopsie zu studieren. Es interessiert uns hier mehr der einzelne Fall als Ganzes, der nicht sofort tödlich endet.

Verletzungen der Aorta (Durchschüsse kleiner Granatsplitter, Streifschüsse) brauchen keineswegs zu Verblutung zu führen. Es bildet sich vielmehr ein mehr oder weniger ausgedehntes Hämatom. Es wäre möglich, daß auf diese Weise sogar ein Aneurysma der Aorta entsteht.

Wir haben zwei Aortenverletzungen gesehen (1 Durchschuß, 1 Streifschuß; s. oben die Fälle 16. Luc. und 12. Pfl. mit gleichzeitiger Herzverletzung).

In dem unten unter IV. 5 (Seite 531) erwähnten Fall von Huismanns war die Aorta mit durchschossen.

Über eine Verletzung des Truncus anonymus berichtet Sauerbruch. Einschuß rechts obere Schlüsselbeingrube durch Granatsplitter. 3 Tage nach Verletzung plötzlich schwere arterielle Blutung. Operation ergibt 1 cm langen seitlichen Riß des Truncus anonymus. Naht. Tod am 5. Tage an eitriger Mediastinitis.

Kaiser erwähnt einen Fall von Verletzung der linken A. subclavia dicht hinter dem Sternoklavikulargelenk. Das Gefäß war „fast vollständig durchgeschlagen". Lunge unverletzt. $2^1/_2$ l Blut in der Brusthöhle. Tod 11 Tage nach der Verletzung.

Raritäten sind Beobachtungen über Verletzung der A. pulmonalis und ihrer Äste.

Sauerbruch teilt folgenden Fall von Borst mit, der ein Meisterstück der Sektionskunst darstellt. Einschuß rechte Sternumhälfte zwischen Körper und Manubrium. Ausschuß fehlt. Nach 3 Wochen plötzlicher Tod. Das Geschoß hatte die vordere rechte Wand der Pulmonalis dicht über der Klappe durchschlagen und diese selbst zerrissen. Auch war die Kammerscheidewand durchbohrt. Der Splitter fand sich, von Plättchenthromben umhüllt und verklebt, in der linken Iliaca communis. Tod war erfolgt an akuter Verblutung aus der Wunde der A. pulmonalis.

Wir verfügen über einen Fall von Durchschuß des linken Hauptastes der A. pulmonalis.

Fall 19. Schn.: Verwundet 30. 6. 16. † 16 Stunden nach der Verwundung. Einschuß 6 cm links der Mittellinie vor dem 1. I.K.R., sehr klein, in auffallendem Kontrast zu dem schweren Zustand des Patienten. Aus der Einschußöffnung kommt schaumiges Blut. *: In der linken Brusthöhle etwa 1 l Blut. Im linken O.L. winziger Einschuß in der Richtung nach dem Hilus, dahinter ebenso großer Ausschuß. Vor dem linken Hilus wieder kleiner Einschuß. Das Gewebe ist dort stark blutig imbibiert. Präparation: im linken Ast der A. pulmonalis kleiner Durchschuß. Dicht vor dem (unverletzten) Bronchus liegt ein winziger Granatsplitter.

Die untere Hohlvene war in unserem Falle 14 Rög. (s. bei Herz) beteiligt und wahrscheinlich ebenso in dem Falle von Freund und Caspersohn (s. unter IV, 5, S. 531).

Als Verletzung der oberen Hohlvene oberhalb ihres Eintritts in den rechten Vorhof muß der (nur klinisch beobachtete) Fall von Schmidt angesehen werden.

Einschuß: fingerbreit vom linken Sternalrand durch 3. Rippe, Ausschuß: fingerbreit vom medialen Rande des rechten Schulterblatts, 5. Brustdorn. 25 Tage nach der Verwundung waren hier die Erscheinungen einer Thrombose aufgetreten, die von der oberen Hohlvene ausgegangen sein mußte. Ob die Vene selbst wirklich verletzt war, müssen wir dahingestellt sein lassen.

Eine Beobachtung, bei der ein Granatsplitter in einer Hilusvene der Lunge steckte, teilt Kroh mit.

Der Patient war 14 Stunden nach der Aufnahme gestorben. Der Granatsplitter saß innerhalb des Herzbeutels, hatte das Herz nicht verletzt.

Zur näheren Beleuchtung der anatomischen Verhältnisse sei an einen Fall von linksseitiger Stichverletzung einer Lungenvene erinnert, die Eiselsberg vor dem Krieg operiert hat. Etwas nach innen und oben von der linken Mamilla waren 3 kleine Wundöffnungen. Pleura war eröffnet, der Herzbeutel nicht. Die Wunde in der Vene lag nach oberhalb des Vorhofs.

Schließlich noch etwas über Verletzungen der kleineren am Thorax verlaufenden Arterien.

Einen von uns beobachteten Fall von Verblutung aus einer Interkostalarterie haben wir im Abschnitt über Hämothorax beschrieben (Fall 5).

Bei einem anderen unserer Verwundeten war ein Granatsplitter unterhalb des Akromioklavikulargelenks eingedrungen und hatte eine große Zertrümmerungshöhle gemacht. Diese umfaßte auch die Aa. intercostales 1 und 2.

Kroh sah zweimal bei offenem Pneumothorax Verletzung einer Interkostalarterie.

Eine Verletzung der linken A. mammaria interna fanden wir im Fall 48. H. G. (Nachblutung). Einschuß links von der Axillarlinie, Brustwarzenhöhe. Ausschuß rechts 3. I.K.R. neben dem Brustbein.

Sauerbruch sah zwei Soldaten an Verblutung aus der Mammaria interna sterben.

Im Abschnitt über den weiteren Verlauf der Schußverletzungen kommen wir auf die Verletzungen der intrathorakalen Gefäße im einzelnen nicht mehr zurück. Insbesondere die Aneurysmen überlassen wir dem Bearbeiter des Kapitels der Arterienverletzungen.

9. Luftröhre.

Verletzungen des intrathorakalen Teils der Luftröhre kommen nur äußerst selten zur Autopsie. Es ist kaum auszudenken, welchen Weg z. B. ein Infanteriegeschoß machen muß, um die Luftröhre zu erreichen, ohne zugleich eine sofort tödliche Blutung durch Verletzung eines großen Gefäßes herbeizuführen. Bei kleinen Granatsplittern könnte so etwas eher vorkommen. Beobachtet haben wir Derartiges nicht, kennen auch keinen Fall aus der Literatur.

10. Speiseröhre.

Dasselbe möchte man bezüglich des intrathorakalen Teils der Speiseröhre annehmen. Betrachtet man einen topographischen Atlas, so fällt es schwer, einen geradlinigen Weg für ein Geschoß ausfindig zu machen, auf dem nicht zugleich eine tödliche Blutung hervorgerufen würde. Trotzdem sahen wir im Feldlazarett 4 Verletzungen des intrathorakalen Teils der Speiseröhre. Die Protokollauszüge (Fälle 12, 14, 16, 17) sind unter „Herz“ bereits mitgeteilt. In allen 4 Fällen verlief der Schußkanal schräg und in allen 4 von unten hinten nach vorne oben (bzw. umgekehrt), dabei bei dreien (12, 14, 16) von links hinten nach rechts vorne, beim vierten (Bet. 17) von rechts hinten nach links vorne. Also jedesmal ging der Schuß an der Wirbelsäule vorbei. Die Verletzung (alle 4 Fälle Durchschüsse) lag im unteren Teil der Speiseröhre. Man betrachte die Abb. 248 der 5. Auflage von Cornings topographischer Anatomie. Wir haben sie als Skizze wiedergegeben und in diese schematisch die vier

Speiseröhrenschüsse eingezeichnet (Abb. 6). Immer war es die Stelle, wo die Speiseröhre zwischen Aorta und rechtem Vorhofe verläuft. Immer war der Herzbeutel und Herz verletzt. Abb. 246 in Cornings Anatomie zeigt, in welcher Ausdehnung die Speiseröhre der hinteren Wand des Herzbeutels anliegt. Stets war hier der Einschuß in den Herzbeutel. In den drei ersten Fällen war der rechte Vorhof durchschossen, im 4. die Wand des linken Ventrikels. Bei Luc. (16)

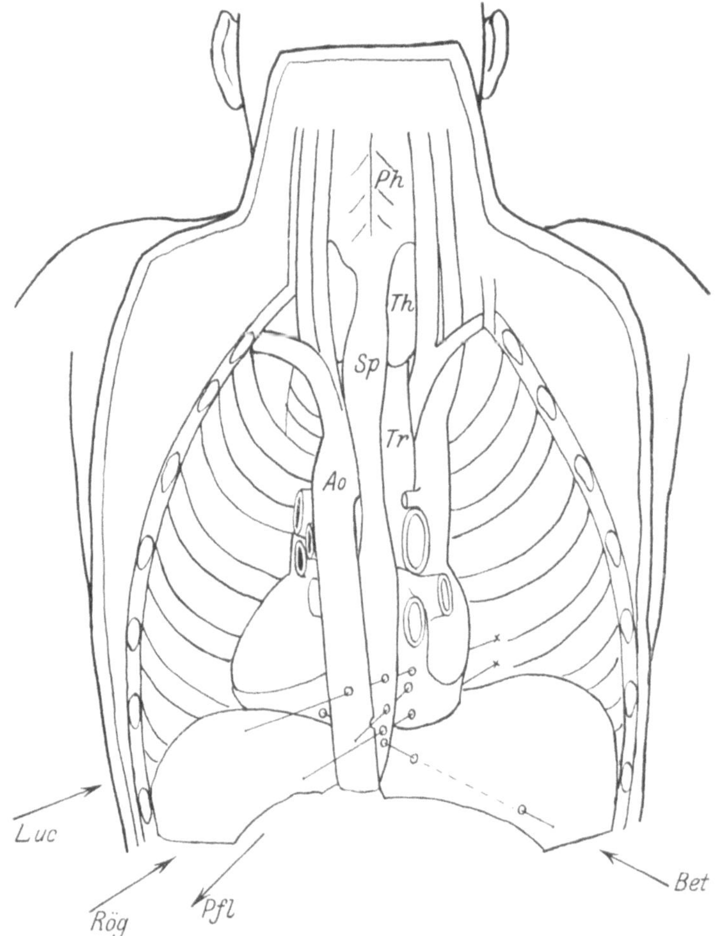

Abb. 6. Gebilde des Mittelfells von hinten nach Corning. Zur Erläuterung der Anatomie der Speiseröhrenschüsse sind die Befunde von 4 selbstbeobachteten Fällen schematisch eingetragen.

war die Aorta durchschossen, bei Pfl. (12) durch einen Streifschuß eröffnet, bei Rög. (14) war der Schuß rechts an der Aorta vorbeigegangen, bei Bet. (17) zwischen Aorta und rechtem Vorhof von rechts hinten kommend nach links vorne laufend hindurchgefahren.

Ganz analog lagen die anatomischen Verhältnisse in folgenden Fällen aus der Literatur.

Madelung teilt eine Beobachtung mit, bei der ein Granatsplitter durch die Mitte des linken Schulterblattes eingedrungen, nahe der Wirbelsäule durch einen Zwischenrippenraum, dann durch den hinteren Rand des linken O.L. gegangen war und an der vorderen Fläche des 3. Brustwirbels Halt gemacht hatte. Hier lag das Geschoß. Die Speiseröhre hatte an ihrer linken Wand einen $1^1/_2$ cm langen Riß, die Aorta ebenfalls eine Verletzung; indes ist die Intima erst kurz vor dem Tode eingerissen. In der linken Brusthöhle 4 l jauchigen Blutes. Der Tod war ganz plötzlich erfolgt 17 Tage nach der Verwundung.

Unterberger berichtet über einen Verwundeten, bei dem der Rest eines Nickelstahlmantels Aorta und Speiseröhre verletzt hatte und zwar erstere durch Arrosion. Der Durchbruch erfolgte 16 Tage nach der Verwundung und führte in wenigen Minuten zum Tode. Der Bleikern des Geschosses war an der Aortaverletzung unbeteiligt gewesen, saß an der Wirbelsäule.

Betrachtet man abermals die Abb. 6, so überzeugt man sich, daß eine höher oben erfolgte Verletzung der Speiseröhre so vielfache und lebenswichtige Gebilde verletzen muß, daß die Chancen minimal sind, eine solche Verletzung noch ins Feldlazarett zu bekommen.

Erst wieder bei höherem Sitz der Verletzung (Höhe des untersten Halswirbels) sind Speiseröhrenschüsse der Beobachtung zugänglich geworden, soweit wir die Literatur studieren konnten.

So ein Fall von Berger, auf den wir mehrfach zurückkommen werden. Einschuß über der rechten Schildknorpelplatte. 30. V. Heiserkeit, Hustenreiz, keine Schluckbeschwerden, allmählich Gefühl von Enge am Hals, Atemnot, Schwellung am Halse. 1. VI. Erstickungsanfall. Rapide Verschlimmerung. Emphysem am Hals und Rücken. 3. VI. †. *: Kehlkopfschleimhaut unverletzt. Weiterer Geschoßverlauf: Loch in der vorderen Wand der Speiseröhre in der Höhe des Ringknorpels, dann Hinterwand der Speiseröhre in der Höhe des letzten Halswirbelkörpers, dann durch linke Pleurakuppel. Das Geschoß steckt in der linken hinteren Brustwand. Am Halse ausgebreitetes, aus der Tiefe kommendes Gewebsemphysem, Pyopneumothorax links mit etwa 250 ccm seröseitrigem Inhalt. Keine Verletzung des linken Oberlappens. Basis des linken Unterlappens adhärent. Der Pneumothorax entstand erst 60 Stunden nach der Verwundung, als der Abszeß in die Pleurahöhle durchbrach.

Die möglichen Folgen der Speiseröhrenverletzung seien vorweggenommen. Wofern der Tod nicht sehr früh (wie bei Pfl., Fall 12, sofort, und bei Rög., Fall 14, nach 7 Stunden) eintritt, muß durch Ausfließen des Speiseröhreninhalts Perikarditis oder Pleuritis entstehen. Bei Luc. (16) fand sich in der Tat (nach 26 Stunden) Perikarditis. Diese blieb bei Bet. (Fall 17, † nach 3 Tagen 15 Stunden) aus, da aller Speiseröhreninhalt durch das $1^1/_2$ cm über dem Zwerchfell gelegene Loch in die rechte Brusthöhle floß. Dies war im Falle Bet. die Todesursache, während bei den ersten 3 Fällen die anderen Verletzungen so schwer waren, daß ihnen gegenüber die Speiseröhrenverletzung nur als ein Nebenbefund zu bewerten ist. Madelungs Fall hätte ohne die Blutung vielleicht ausheilen können. In Bergers Fall trat der Tod durch eine Reihe von Schädlichkeiten, besonders die eitrige Pleuritis, ein.

BB. Die Schußverletzung als Ganzes.

1. Pseudobrustschüsse.

Wie bei den Bauchschüssen, so laufen auch unter dem Namen: Brustschüsse eine große Zahl von Verletzungen, bei denen kein wichtiges Organ in Mitleidenschaft gezogen ist.

Oberflächliche Steckschüsse, besonders kleinerer Granatsplitter, oberflächliche Durchschüsse bedürfen keiner besonderen Besprechung.

Ganz besonders im Gebiet der dicken Schultermuskulatur, in zweiter Linie im Gebiet der Rückenmuskulatur erlebt man häufig, daß ein Fall als eigentlicher Brustschuß imponiert, aber ein ganz harmloser Muskelschuß ist. Vgl. hierüber das unter „Geschosse" Gesagte, Seite 479.

Hier ist nun aber zu beachten, daß sehr schwere Verletzungen vorliegen können, auch wenn die Schußrichtung es gewiß macht, daß das Geschoß nicht in den Thorax eingedrungen ist (s. b. Tangentialschüssen).

2. Allgemeines über gleichzeitige Verletzung mehrerer Organe.

Entsprechend ihrem großen Volumen findet sich bei der überwiegenden Mehrzahl der eigentlichen Brustschüsse eine der beiden Lungen getroffen und damit eine der beiden Brusthöhlen eröffnet.

Doppelseitige Lungenschüsse sind seltener Gegenstand der Beobachtung; es sind sehr viel schwerere Verletzungen, da ja infolge des Eintritts von Luft und Blut in die Brusthöhle häufig die mechanische Funktion beider Lungen gestört ist. Auch sind diese Fälle vielfach durch andere Verletzungen, z. B. solche des Rückenmarks, kompliziert.

Wir glauben, daß alle Verwundeten sterben, bei denen beide Lungen einen nennenswerten Durchschuß aufweisen. Dagegen sind solche Fälle harmloser, bei denen von einer Lunge eben nur der Rand durchschossen wurde oder bei denen eine Lunge mehr tangential getroffen war, während die andere einen regelrechten schweren Durchschuß erhalten hat. Hier kann ein doppelseitiger Erguß auftreten. Sein Vorhandensein beweist aber nicht, daß die Verletzung beiderseitig eine schwere war. (Vgl. S. 552.)

Verletzungen des Herzens, der großen Gefäße, der Speiseröhre sind fast immer mit Lungenverletzungen kombiniert. Noch am häufigsten fehlen Lungenverletzungen bei Herzschüssen. Kleine Granatsplitter, von vorne eingedrungen, bleiben stecken, ehe sie eine Lunge erreicht haben.

Bei Schüssen des Komplementärraums, die weiterhin in die Bauchhöhle sich fortsetzen, bleibt die Lunge unverletzt.

Unter 146 Fällen von autoptisch verifizierten Bauchschußverletzungen fanden wir 17 mal nur den Komplementärraum, nicht die Lunge verletzt[1]).

3. Die Tangentialschüsse des Thorax und die durch sie erzeugten Organveränderungen.

Den Tangentialschüssen des Thorax sind wir schon wiederholt begegnet. Was darunter zu verstehen ist, wurde unter „Thorax" gesagt. (Vgl. S. 479.) Diese Art von Verletzungen, auf die wir zuerst in unserer Arbeit über „die Tangentialschüsse usw." seiner Zeit aufmerksam gemacht haben, ist hier als etwas Typisches im Zusammenhang zu besprechen.

Wir haben in unserer Publikation ausdrücklich hervorgehoben, daß wir nicht zwei im einzelnen Fall scharf zu sondernde Formen: tangentiale und durchlaufende Schüsse aufzustellen beabsichtigen, sondern nur auf zwei prinzipielle Gegensätze hinweisen wollten. Die Tangentialschüsse zeigen aber pathologisch-anatomisch wie auch klinisch gewisse prägnante Eigenheiten, die man in dem Maße auch bei den durchlaufenden Schüssen verwirklicht finden wird, als diese sich anatomisch den Tangentialschüssen nähern.

[1]) Vgl. unsere Arbeit über Bauchschüsse s. Literaturverzeichnis.

Wir geben hier ein Beispiel eines solchen Falles:

Fall 20. Sar. verwundet 4. 7. 16 durch I.-G. Gestorben $7^1/_2$ Stunden später. *: Einschuß am rechten Humeruskopf. Geschoß außen am Thorax entlang neben den M. pectoralis gefahren, dann in jenen hinein unter Frakturierung der 4.—6. Rippe (hint. Axillarl.), hat den Mittel- und Unterlappen der rechten Lunge in 12 cm Länge aufgerissen, hat den Thorax im Bereich der 11. und 12. Rippe, diese frakturierend, verlassen. Ausschuß rechts neben der Wirbelsäule. Besonders im Unterlappen große zerfetzte Höhle, in deren Tiefe Knochensplitter liegen und Gefäßstümpfe sichtbar sind. Tod an Verblutung.

Hier liegt also eine Verletzung nach dem Typus D_1 D_2 der Abb. 3a vor, die anatomisch als durchlaufender Schuß zu bezeichnen ist, aber klinisch wegen der großen Zahl der Rippenfrakturen mehr den Charakter des Tangentialschusses hat. An Stelle der Kontusion der Lunge tritt hier aber die noch üblere Aufreißung.

Die Richtung, in der die Rippen getroffen werden, hat zur Folge, daß große Löcher in die Thoraxwand gerissen werden, daher häufig äußerer Pneumothorax bei Tangentialschüssen.

Die Fraktur einer ganzen Reihe von Rippen (bis zu sieben beim Fall 37. Bla.) hat einen besonders ungünstigen Einfluß auf die Atmung. Die Abbildung eines Tangentialschusses des Thorax, die nach einer Zeichnung eines unserer Präparate angefertigt ist (Abb. 7), zeigt bei genauerer Beobachtung sehr schön, wie die zusammengehörigen Rippenfragmente nicht mehr in einer Linie liegen. Vielmehr ist die ganze Fragmentreihe der einen Seite gegen die der anderen Seite verschoben. Bei zahlreichen Rippenfrakturen kann also die Kontinuität der Thoraxwand in großer Ausdehnung unterbrochen sein. Für die Atemtätigkeit fällt dann eine Hälfte des Brustkorbs so gut wie vollständig weg.

Rippensplitter werden gerade bei den Tangentialschüssen besonders weit in die Lungen, die Brusthöhle, die Leber, die Nieren hineingeschleudert.

Es entstehen bei Tangentialschüssen schwere Kontusionen von Brustorganen, über die sofort noch gesprochen werden soll.

In erster Linie kommt also bei Tangentialschüssen die Schädigung der Atmung vor infolge Unterbrechung der Kontinuität der Brustwand, der Lungenkontusion, des äußeren Pneumothorax. Die spätere Gefahr, auf die wir unten zurückkommen, ist die des Empyems, das bei äußerem Pneumothorax so gut wie nie ausbleibt, wenn nicht eingegriffen wird, und weiter die Vereiterung der Rippenfragmente. Letztere wird um so bedeutungsvoller, je ausgedehnter die Rippenfrakturen sind.

Ein besonderes Interesse bieten die bei Tangentialschüssen des Thorax vorkommenden Organverletzungen.

Die Veränderungen der Lunge (blutige Infarzierung bis zu $^3/_4$ einer Lunge, Höhlenbildung) haben wir schon besprochen. (S. 494.) Wir haben auch gesehen, daß die Pleura trotz schwerer Lungenkontusion unverletzt sein kann. Ein mit rasender Geschwindigkeit den Thorax in der Tangente treffendes Geschoß versetzt mittels der Rippen der unterliegenden Lunge einen solchen Schlag, daß die Wirkung dieselbe ist, wie wenn der Thorax einen Keulenschlag erhielte. Vgl. hiezu die Versuche von Külbs.

Solche Lungenkontusionsherde können vereitern (s. u.).

Außer der Lunge fanden wir gelegentlich die Leber in Mitleidenschaft gezogen, freilich waren die Leberveränderungen meist nicht die Todesursache. Es entstehen bei Tangentialschüssen des Rippenbogens breite, flache Kontusions-

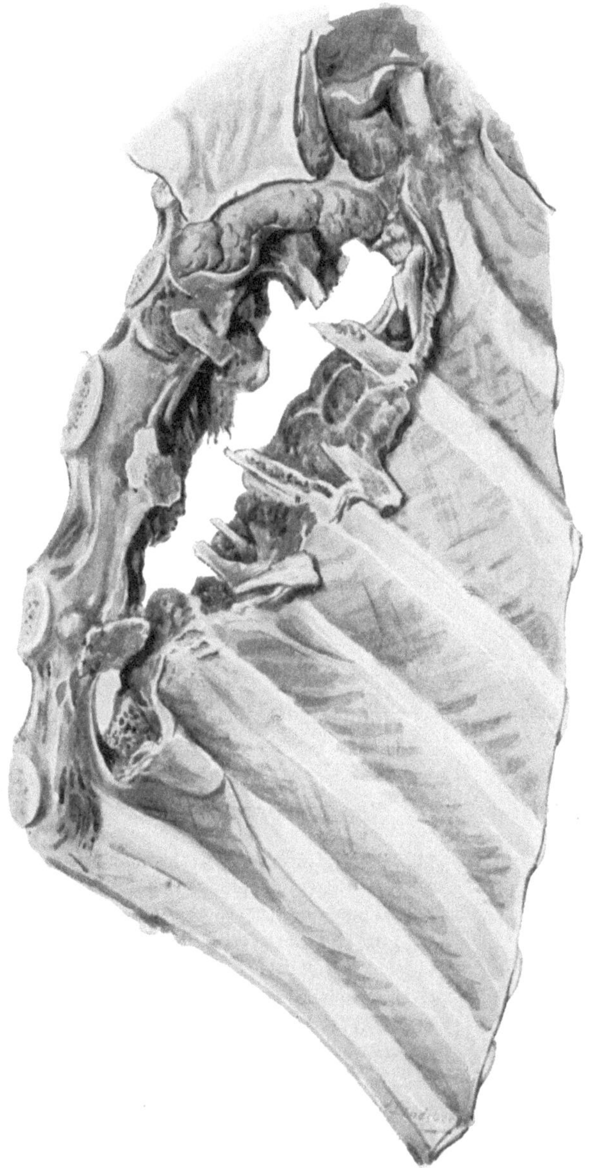

Abb. 7. Tangentialschuß des Thorax.

herde. Sie sind rot und gelb (durch Blutaustritt und Färbung der Nekroseherde durch Galle) gesprenkelt, entsprechen in ihrer Ausdehnung der Anlagerungsfläche der Leber an die vom Schuß in Mitleidenschaft gezogene Partie des Thorax.

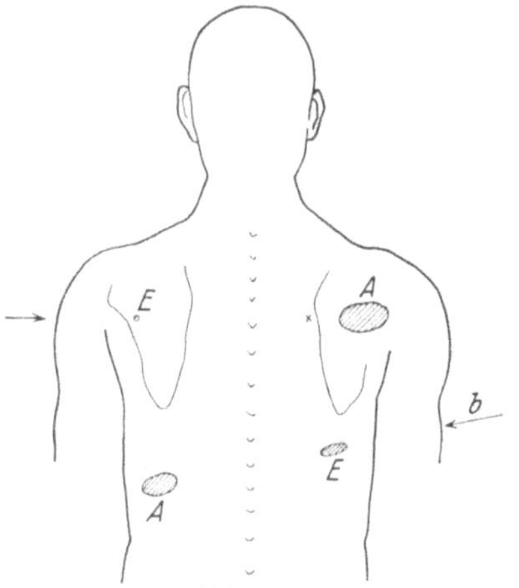

Abb. 8. 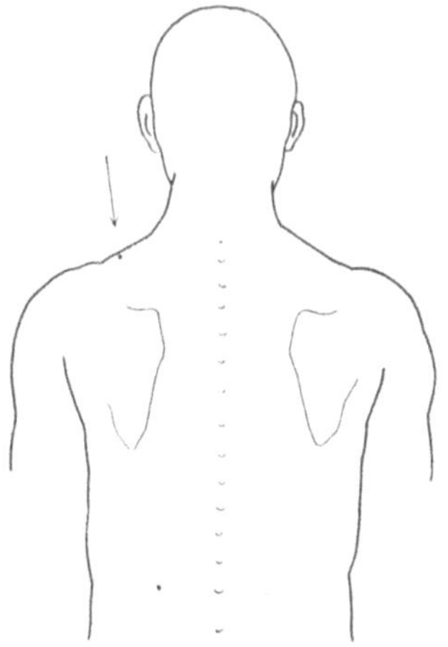 Abb. 9. 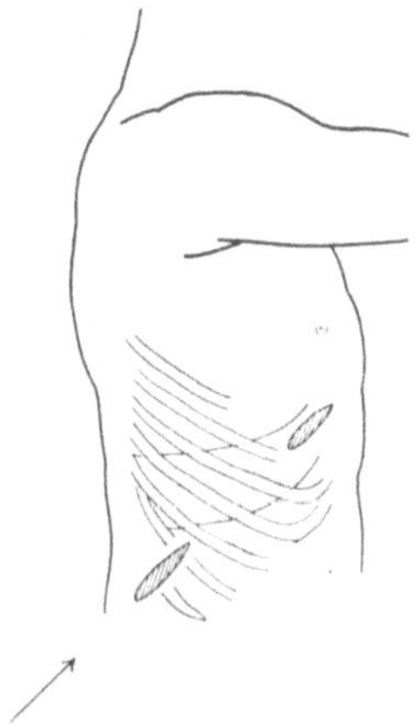 Abb. 12.

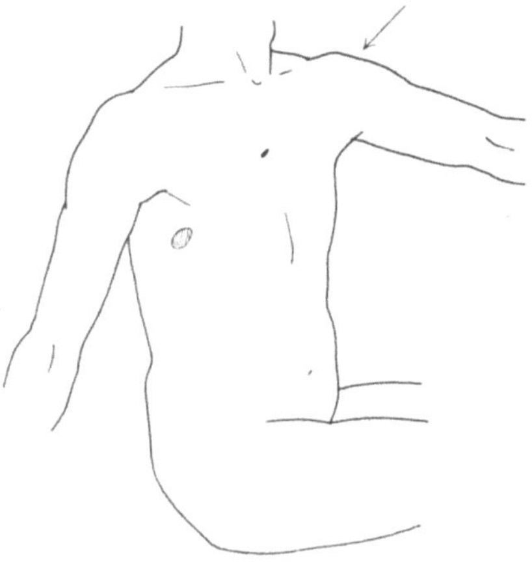

Abb. 10. 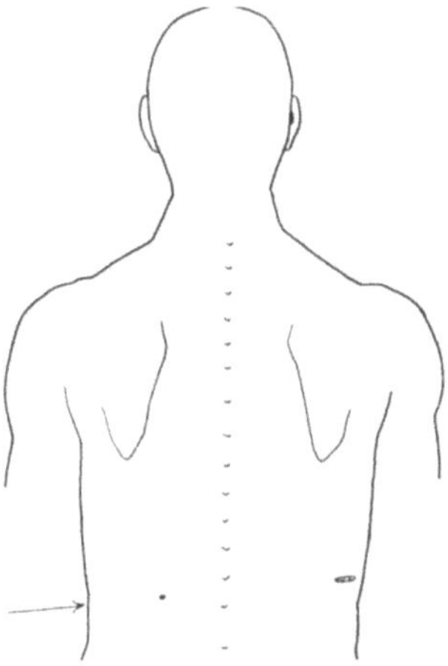 Abb. 11. 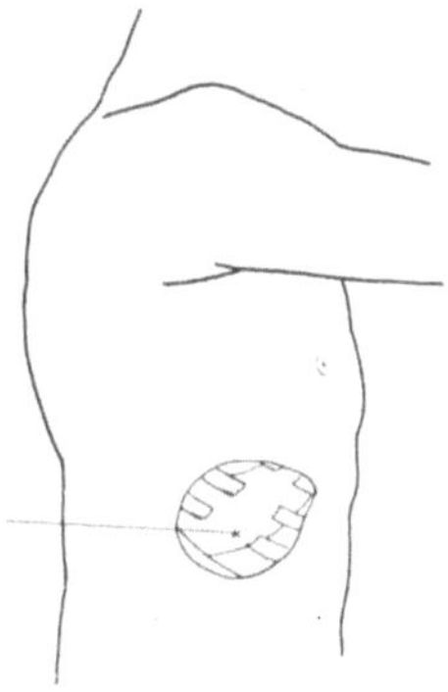 Abb. 13.

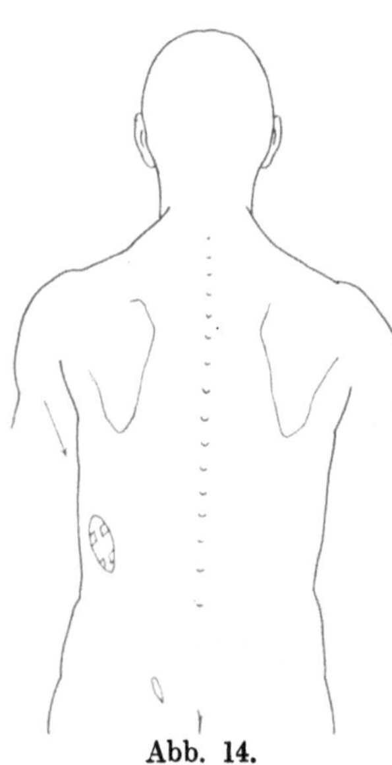

Abb. 14.

Abb. 8. Hintere Horizontalschüsse. (Fall 22a Mee.) bei × unter der Haut Fraktur der 4. Rippe und Loch im Thorax. Autopsie. b)(Fall Kn.) doppelseitiges Exsudat. Bei A offener Pneumothorax.

Abb. 9. Hinterer Vertikalschuß. Ob bei einer Lage des Ein- und Ausschusses, wie sie hier skizziert ist, der Thorax selber verletzt ist, ergibt sich mit Sicherheit erst aus den klinischen Erscheinungen.

Abb. 10. Vorderer Tangentialschuß. E.: ca. 2. I.K.R.; A.: 5. R. Fraktur der 3.—5. R. Fall 65. R. Th. operiert geheilt (vgl. Abb. 47).

Abb. 11. Fraktur der rechten 11. und 12. Rippe, Zertrümmerung der rechten Niere (Autopsie).

Abb. 12. Schrägschuß der Brust-Bauchgegend. Fraktur zweier Rippen. Eröffnung beider Höhlen. Peritonitis und Pleuritis. Leberkontusion (Fall R. St.) (Autopsie).

Abb. 13. Aufreißung der Brust- und Bauchhöhle durch großen Granatsplitter. Fraktur dreier Rippen. (Autopsie).

Abb. 14. Fall 23. Shö: Fraktur der 10. und 11. Rippe. Eröffnung beider Höhlen (Autopsie).

Skizzen zu verschiedenen Formen

Bei Abb. 8, 9, 11, 12, 13, 14, 16 sind die Befunde in Schemata Skizzen nach

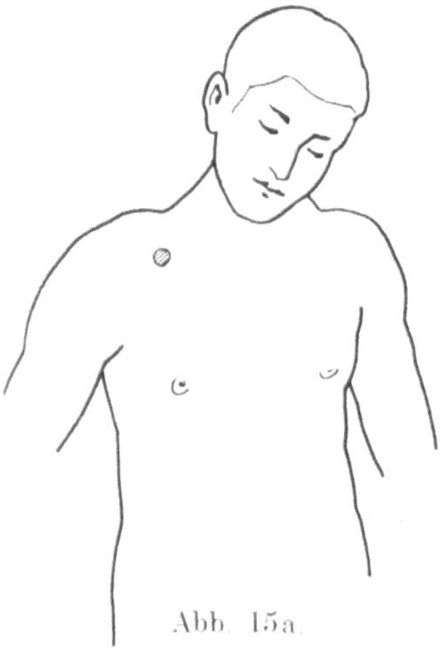

Abb. 15a.

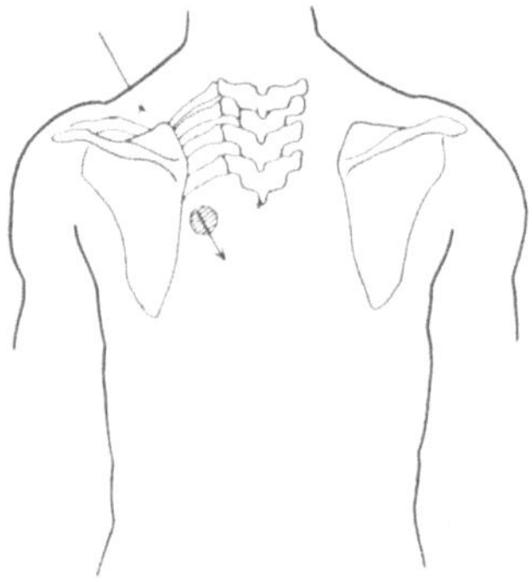

Abb. 16.

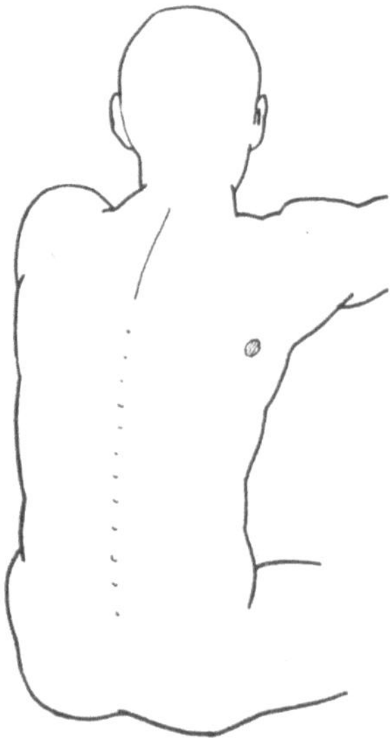

Abb. 15b.

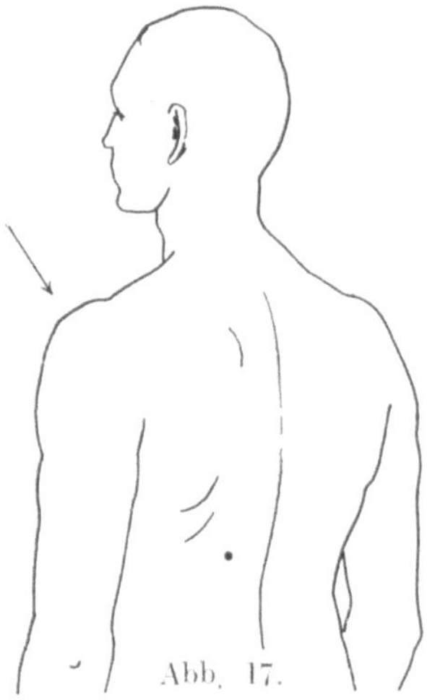

Abb. 17.

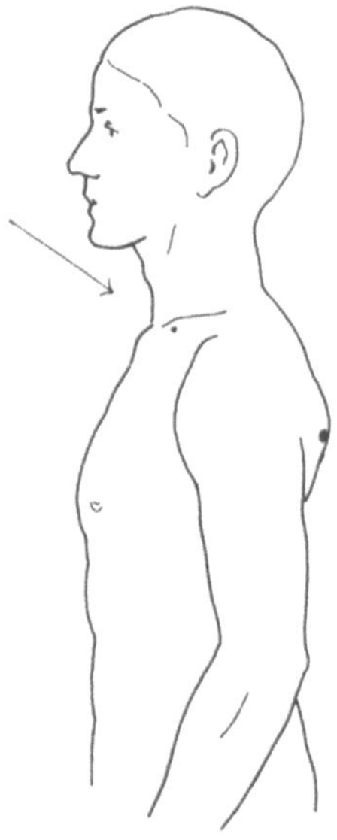

Abb. 18a.

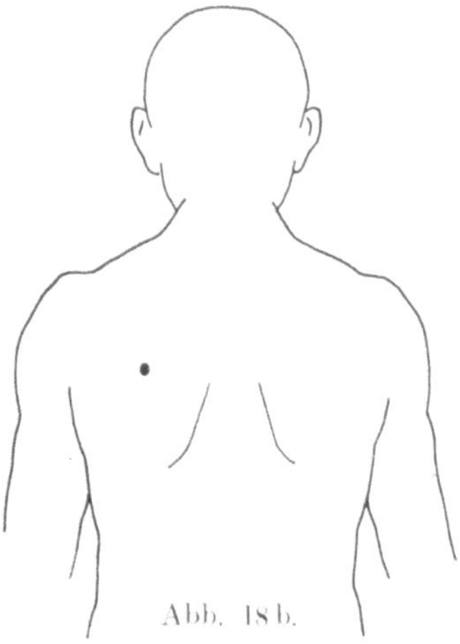

Abb. 18b.

Abb. 15a und 15b. Tangentialschuß des oberen Thorax mit starker Lungenkontusion ohne Pleuraverletzung. (Fall 24 Her.). (Autopsie.)

Abb. 16. Tangentialschuß des oberen Thoraxendes. E. vorne fingerbreit hinter bzw. über dem Schlüsselbein, auf die Ansicht von hinten an die Stelle bei × projiziert. Fraktur der 2.—4. Rippe. (Autopsie.)

Abb. 17. Fraktur der 5.—9. Rippe. E.: dicht vor und unterhalb Akromion. A.: 9. I.K.R. Pneumothorax. Autopsie.

Abb. 18a und 18b. Fraktur des Schlüsselbeins. Pneumothorax ohne Lungenverletzung. Naht. Heilung.

Abb. 19. Fall 37. Bla.: Fraktur von 7 Rippen.

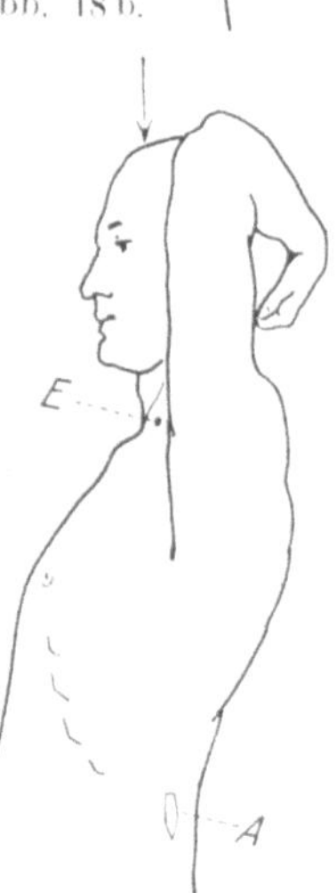

Abb. 19.

von Tangentialschüssen des Thorax.

nach Corning eingetragen. Die übrigen Abbildungen stammen von dem Lebenden.

Bei der Niere, die weniger als die Leber ausweichen kann und noch mehr als diese zum Platzen neigt, entstehen richtige Zertrümmerungen mit schweren Blutungen.

Einmal sahen wir eine blutige Infarzierung der rechten Nebenniere.

Da der Befund in mehrfacher Hinsicht sehr typisch ist, geben wir ihn etwas genauer.

Fall 21. Schu. 9. 3. 17 durch Granatsplitter verwundet. 10. 3. eingeliefert. Einschuß 2 cm lang, schlitzförmig, etwas nach lateral und unten vom rechten unteren Schulterblattwinkel, mit der Längsachse nach dem 2. B.-D. hinweisend. Der Schußkanal verläuft schräg nach oben. — Röntgenbild: mehrere Rippenfrakturen übereinander. — Durch die Schußöffnung pfeift Luft. Über der ganzen rechten hinteren Thoraxhälfte Schachtelton. Hinten hört man rechts amphorisches Atmen, vorne gar nichts. Blutiger Auswurf.

Operation (Burckhardt): Umschneidung von Haut und Muskeln in Lokalanästhesie (die Rippenfrakturen nach oben werden nicht weiter verfolgt). Naht.

13. 3. Nach anfänglicher entschiedener Besserung hat Patient die letzten Tage qualvolles Aufschlucken gehabt, verfällt zusehends. Hinten rechts jetzt Dämpfung. 500 ccm trübe gelblichrote Flüssigkeit werden abgelassen. 16. 3. †.

*: 5—8. Rippe in der Skapularlinie gebrochen, das Schulterblatt zersplittert. Interkostalmuskulatur schmierig-eitrig zerfallen. Die Sprünge in den Rippen gehen bis an die Wirbelsäule heran. Der Querfortsatz des 5. und 6. Brustwirbels ist abgebrochen. Geschoß nicht zu finden, wahrscheinlich früher herausgefallen. Die Lunge ist an der Frakturstelle fest verwachsen. An der Hinterfläche der rechten Lunge ist eine zerfetzte apfelgroße Partie von grauroter Farbe mit Stich ins Gelbliche. Die rechte Nebenniere ist in ein Hämatom eingebettet, das bis an die Zwerchfellkuppe heranreicht. Die Nebenniere selber ist vollkommen blutig infarziert. Die Blutung geht gleichmäßig durch alle Schichten des Organs hindurch, läßt aber die Zeichnung von Rinde und Mark noch deutlich erkennen. Größe der Nebenniere 8 × 7 × 1. Rechte Niere intakt.

In der Milz können Blutungen auftreten.

Am Herzen haben wir gelegentlich kleine Blutungen unter das Epikard aus den oberflächlichen Schichten des Herzmuskels bei Tangentialschüssen, die eben noch von der Seite her die Herzgegend erwischt hatten, beobachtet. Nach Analogie der Wirkung der Tangentialschüsse auf andere Organe dürfen wir wohl annehmen, daß gelegentlich durch solche Verletzungen schwere Herzkontusionen, vielleicht sogar Rupturen auf indirektem Wege entstehen.

Vielfach ist die Pleura fibrinös oder blutig-fibrinös belegt, auch wenn sie kein oder nur ein minimales Loch hat.

Von der Brusthöhle aus sieht man gelegentlich starke Hämatome in der Interkostalmuskulatur und unter der Pleura.

Fall 22. Ni. K., verwundet durch I.-G. 9. 5. 16. † 13. 5. Einschuß hintere Axillarlinie, 10. Rippe. Ausschuß rechte Skapularlinie 4. Brustdorn. Paraplegie. *: Beide Brusthöhlen, besonders die linke, mit flüssigem Blut gefüllt. Verlauf des Schußkanals: l. h. Axillarl. 10. Rippe (Fraktur), durch den l. U.-L., 10. Rippe nahe dem Ursprung, Wirbelkörper (Dura uneröffnet, Rückenmark 2—3 cm blutig gefärbt), weiterhin nach außen von der rechten Thoraxseite zum Ausschuß. Fibrinöse Beläge auf der rechten Pleura, die stark blutig gefärbt ist, in der Nachbarschaft des außerhalb der Pleura gelegenen Schußkanals; Pleura unverletzt. Der 5. und 6. I.K.R. wölben sich durch Blutung zwischen die Muskeln polsterförmig in Ausdehnung von 10 cm in die Brusthöhle vor.

Die Topographie der Tangentialschüsse ist ein sehr interessantes und wichtiges Kapitel. Wir wollen sie an der Hand einiger nach unsern Fällen gemachten Skizzen erläutern. Abb. 8—19 Seite 508 und 509.

Zunächst die einfachen leicht zu überschauenden Lokalisationen. Das sind horizontale, vertikal oder schräg hinziehende Schüsse, die hinten oder seitlich, selten vorne, im wesentlichen oberhalb des Komplementärraums verlaufen. Vgl. Abbildungen 8—10.

Bei Horizontalschüssen können beide Brustseiten betroffen sein, die eine in der Regel stärker als die andere. Die Rippenfrakturstellen mit dem Thoraxdefekt können weit von dem Loch in der Haut entfernt sein. Folgender Fall illustriert dies besonders schön (Abb. 8a).

Fall 22a. Mee. verwundet den 3. 3. 16. † im Lauf der Nacht. *: Einschuß 3 cm einwärts der linken hinteren Achselfalte. Ausschuß 3 cm einwärts der rechten hinteren Achselfalte, markstückgroß mit Muskelprolaps. Luft streicht durch. In der rechten Brusthöhle Blut. Die rechte 4. Rippe hat etwa in der Skapularlinie an der Stelle der stärksten Prominenz einen großen Defekt. Die Pleura hat ein kleines Loch. Der Oberlappen ist weit hinein bis in den Hilus blutig infarziert. Im Innern der Lunge sind kleine blutgefüllte Höhlen. Das rechte Schulterblatt ist zerschmettert, die Wirbelsäule ist nur gestreift. Das Loch im Thorax liegt ein gut Stück medial vom Ausschuß.

Die Vertikalschüsse, die hinten, nahe dem Ursprung der Rippen, verlaufen, sind schwerere Verletzungen als solche, die mehr lateral oder gar vorne verlaufen. Je näher am Ursprung der Rippe die Unterbrechung erfolgt, ein um so größeres Stück der Rippe verliert seinen sicheren Zusammenhalt mit der Wirbelsäule! (Abb. 9.)

Eine zweite Gruppe sind die Tangentialschüsse des unteren Thoraxendes (vgl. Abb. 11—14). Hier ist zunächst an die Beteiligung der Leber und der Niere zu denken (Abb. 12 und 11).

Besonders wichtig sind hier aber die Beziehungen zwischen Brust- und Bauchhöhle. Häufig ist bei Gewehrschuß nur die Brusthöhle eröffnet, oft nur in Form eines winzigen Lochs. (Vereitert nachträglich die Wunde, so ist Empyem die Folge!) Die Bauchhöhle kann uneröffnet geblieben sein, trotzdem die Leber eine Kontusionszone zeigt.

Oder es können (bei Gewehrschuß) beide Höhlen eröffnet sein. Wieder ist die Leber in Mitleidenschaft gezogen. (Eine sich anschließende Infektion hat Pleuritis und Peritonitis zur Folge (Fall R. St. Abb. 12). Meist verläuft in solchen Fällen der Schußkanal schräg oder horizontal.

Einmal beobachteten wir Eröffnung beider Höhlen auch bei vertikalem Verlauf (Skizze 14). Bei einem (annähernden) Tangentialschuß ist dies nur möglich, wenn der Oberkörper stark nach seitlich und vorne abgebogen und zugleich rotiert ist.

Fall 23. Shö. Hier hatte das Geschoß bei seinem Eindringen in den Körper die linke 10. und 11. Rippe annähernd tangential getroffen und hierdurch die Pleura eröffnet, war dann in die Bauchhöhle eingedrungen, hatte diese sofort wieder verlassen und war endlich in der linken Spina post. inf. stecken geblieben. Der Darm war nicht verletzt. Bei der wegen Empyems 13 Tage nach Verwundung vorgenommenen Rippenresektion löste sich die Verklebung gegen die Bauchhöhle. Diese wurde mit infektiösem Exsudat überschwemmt. Sofort fulminante Peritonitis. Tod. *: Erst durch die Untersuchung post mortem wurde der Sachverhalt, so wie geschildert, klargestellt. Keine Darmperforation.

Ferner kommen sehr üble Fälle vor, bei denen — meist durch große Granatsplitter, gelegentlich auch durch Infanteriegewehr-Nahschüsse — eine Flanke ganz aufgerissen ist, und zwar so, daß gleichzeitig der Komplementärraum und die Bauchhöhle eröffnet sind. Galle kann in die Brusthöhle laufen. In schweren Fällen prolabieren aus dem Loch Fetzen von Leber, Kolon, Magen, Milz, Dünndarm. Die Lunge ist natürlich retrahiert. (Abb. 13.)

Eine dritte Gruppe ist die der „latenten" Tangentialschüsse, wenn wir diesen Ausdruck gebrauchen dürfen. Wer überhaupt daran denkt, daß im einzelnen Fall ein Tangentialschuß vorliegen könne, wird nach der Lage von Einschuß und Ausschuß in den bisher skizzierten Fällen ohne weiteres mit der Möglichkeit rechnen. In den jetzt zu besprechenden Fällen führt aber erst eine genaue Vergegenwärtigung der anatomischen Verhältnisse zu dem Ergebnis, daß ein Tangentialschuß vorliegt oder vorliegen kann. Immer wieder sind wir selber bei Autopsien von dieser Tatsache völlig überrascht worden, fanden aber dann in ihr die Erklärung für manche bisher rätselhaften Symptome (z. B. schwere Lungenerscheinungen ohne Erguß usw.). Die Kenntnis solcher Vorkommnisse ist daher wünschenswert.

Es handelt sich besonders um die Schultergegend. Hier verjüngt sich der Thorax nach oben außerordentlich, ist kegelförmig. Bei Bewegungen des Armes kann der Schußkanal außerdem seine Lage ändern. Wir geben in den Abb. 15—19 einige Skizzen solcher Fälle. Bei Einschuß Mitte des Schlüsselbeins, Ausschuß im Bereich des Schulterblatts ist stets die Frage aufzuwerfen, ob ein Tangentialschuß vorliegt. Ein Blick in einen topographischen Atlas klärt die Sache auf. Ein besonders instruktiver Fall ist folgender (Abb. 15a und 15b):

Fall 24. Her., verwundet 16. 8. 16. † 28. 8. Einschuß vorne rechts im Bereich des Schlüsselbeins stark blutend. Hinten rechts etwas oberhalb des Schulterblattwinkels steckt unter der Haut ein großer Granatsplitter (wird anderntags entfernt). Puls sehr elend, Tamponade vorne. Patient erholt sich allmählich. Anfänglich fieberfrei. 23. 8. wegen beginnenden Fiebers Punktion, ist ergebnislos. Es werden 100 ccm Luft eingeblasen. Darauf allmählicher Temperaturabfall. 27. 8. plötzlich heftige Blutung aus dem Einschuß. Operation (Burckhardt). Unterbindung der verletzten in Schwielen eingebetteten A. und V. subclavia. Patient stirbt anderntags. *: Keine Luftembolie. Der Schuß hat die Pleura nicht verletzt. Rippenfrakturen. Ein großer Teil des rechten Oberlappens ist blutig infarziert und zeigt auf dem Durchschnitt bis erbsengroße mit Blutgerinnseln gefüllte Höhlen. Beginnende Pleuritis.

Epikrise: Der von Anfang an außerordentlich schwere Zustand des Patienten trotz fehlenden Blutergusses in der Brusthöhle, die Widerstandslosigkeit des Patienten gegenüber der Operation erklärt sich durch die schwere Lungenveränderung.

In einem andern Fall (Mü.) mit ähnlichem Geschoßverlauf (s. Abb. 18a und 18b) blieb es lange unerklärlich, warum bei der Operation wegen Pneumothorax zwar die Pleura eröffnet war, aber kein Loch in der Lunge gefunden wurde. Später erst erkannten wir, daß auch hier ein tangentialer Schuß die Pleura aufgerissen hatte. Eine Lungenkontusion war hier nicht entstanden.

Alles Übrige geht aus den Skizzen hervor.

Es ergibt sich aus diesen auch, daß klinisch bedeutungsvolle Tangentialschüsse der vorderen Thoraxfläche sehr selten sind (nur Abb. 10). Gewiß haben wir solche Lokalisationen öfter gesehen. Allein die Verletzungen sind fast alle gutartig verlaufen. Bezüglich etwa vorkommender schwerer Herzschädigungen sei auf das oben (Seite 497) Gesagte verwiesen.

4. Thoraxbauchschüsse.

Gleichzeitige Verletzung beider Körperhöhlen, der Brust- und der Bauchhöhle, bedeuten natürlich stets eine Erschwerung des Falles. Bald stehen die Verletzungen von Organen der Brusthöhle, bald der Bauchhöhle im Vordergrund. So kann eine schwere Brustverletzung vorliegen, das Bauchfell aber nur eben eröffnet sein. Solche Fälle sind recht selten. Sie sind praktisch meist bedeutungslos.

Sind Brust- und Bauchorgane schwer verletzt, z. B. Schuß durch eine Lunge, Magen und Darm, so steht zuerst die Lungenverletzung, binnen kurzem die Bauchverletzung im Vordergrund. Etwas sehr häufiges ist eine gleichzeitige Verletzung einer Lunge (oder des Herzens s. o.) und der Leber als einzigen Organs der Bauchhöhle. Hier wird das ganze Bild durch die Blutung beherrscht. Sie erfolgt, wie oben ausgeführt, fast ausschließlich in die Bauchhöhle.

Endlich gibt es Fälle, die den Bauchschüssen zuzuzählen sind, bei denen die Brustverletzung gewissermaßen ein Nebenbefund ist, wenn auch häufig kein ganz belangloser. Das sind die Verletzungen, bei denen gleichzeitig der Komplementärraum betroffen ist; sie sind oben bereits erörtert. Ob der untere Lungenrand etwas abbekommen hat, ist klinisch ziemlich gleichgültig. Bedeutungsvoll ist nur die Tatsache, daß die Brusthöhle ebenfalls eröffnet ist. Wir haben gesehen, daß es reine Leberverletzungen gibt, welche vom Komplementärraum her erfolgt sind und den unter der Leber gelegenen Teil der Bauchhöhle praktisch ganz intakt lassen. Bei Operationen kann ferner durch das Loch im Komplementärraum nach Eintritt von Luft in die Brusthöhle eine Infektion der Pleura durch die Peritonitis erfolgen, die ja selbst bei Ausheilung eines operierten Bauchschusses stets auftritt. Heilt der Bauch aus, so kann in der Folge das Empyem in den Vordergrund treten. Im übrigen aber hat die Verletzung des Komplementärraums an sich gegenüber der Bauchverletzung eine überaus geringe Bedeutung.

Die Tangentialschüsse des Komplementärraums mit gleichzeitiger Eröffnung der Brusthöhle sind im vorhergehenden Kapitel behandelt worden.

Zum Schluß geben wir ein Beispiel der zahlreichen in unendlicher Variation vorkommenden Fälle von Brustbauchschüssen, bei denen das Geschoß auf einem weiten Weg durch den Körper die verschiedenartigsten Verletzungen macht. Vgl. auch Fall 56. J. Sch. S. 569.

Fall 25. A. verw. 8. 7. 16. † am selben Tage. Schrägschuß (I.-G.) durch den Körper von oben rechts nach unten links. Einschuß rechter Oberarm ganz oben, dann 7. und 8. Rippe aufgepflügt. Mittellappen eben noch leicht gestreift. Fünfmarkstückgroßes Loch im Zwerchfell. Rechter Leberlappen oben geprellt, unten an der Kante durchschossen. Mehrere Dünndarmverletzungen. Kleines Loch in der linken V. femoralis (Hämatom). In Brust- und Bauchhöhle zersetztes Blut. Frische rechtsseitige Pleuritis, frische Peritonitis.

5. Prolaps von Baucheingeweiden in die Brusthöhle durch zentrale Zwerchfelllöcher.

Ein solcher kann eintreten, wenn große Löcher im Zwerchfell entstanden sind. Solche Verletzungen zeigen einen überaus eigenartigen und interessanten Befund. Die Zwerchfelllöcher sind dabei fast immer durch Infanteriegeschosse verursacht. Denn große Granatsplitter machen so große Defekte, daß Prolapse nach außen entstehen. Hierdurch wird das Charakteristische des Bildes zerstört, das eben darin besteht, daß man dem Fall von außen die Schwere der inneren Zerstörung nicht ansieht.

Die Schußrichtung ist meist annähernd horizontal. Das Geschoß hat die Zwerchfellkuppel etwa tangential getroffen, jedenfalls so, daß ein großes Loch oder ein Schlitz im Zwerchfell entstanden ist.

In einem der unten erwähnten Fälle von v. Bonin verlief der Schuß von hinten unten nach vorne oben, also schräg.

Die Stelle, an der das Loch liegt, wechselt natürlich, je nach Schußrichtung und Zwerchfellstand im Momente der Verwundung. Meist liegt das Loch im hinteren Abschnitt der Zwerchfellkuppel, aber immer noch im Bereich des Zentrums, seltener hinten, wie in den Befunden von v. Bonin, dem Arcus lumbocostalis aufsitzend. Die charakteristischen Fälle sind ganz überwiegend linksseitig. Durch das Zwerchfellloch, das zweimarkstückgroß oder größer sein kann, prolabieren Netz, Magen, die Milz, ja ein Teil des Querkolons in die Brusthöhle. Zugleich mit der Zwerchfellkuppel ist meist der ihr unten anliegende Magen tangential getroffen und die Milz. Mageninhalt und Milzblut ergießen sich in die Brusthöhle.

Solche Fälle sind wohl immer verloren. Es kann aber auch sein, daß der Magen unverletzt bleibt, dann tritt die tödliche Pleuritis nicht ein (s. die unten angegebenen Fälle der Literatur). Hierzu scheinen bei mehr hinten gelegenen Löchern die anatomischen Verhältnisse günstiger zu sein. Nun kann aber weiterhin durch Abknickung des Magens nicht bloß Ileus entstehen; durch Verschluß der Koronargefäße können nach Knaggs (bei Bonin) Nekrosen der Magenwand auftreten. Bleibt das alles aus, so ist der Prolaps in die Brusthöhle mit dem Leben vereinbar. Es bilden sich Adhäsionen in der Brusthöhle, Schrumpfungen im Lungengewebe, infolgedessen Hochstand des Zwerchfells mit völliger Inaktivität (v. Bonin). Beschwerden von seiten des Magens indizieren meist eine Operation (v. Bonin, Wieting). (Vgl. S. 607.)

Beim Eröffnen der Bauchhöhle findet man diese zunächst scheinbar ganz intakt. Wir haben 4 solche Fälle gesehen, die alle sich in den wesentlichen Punkten gleichen. Sie sind in unserer Arbeit über Bauchschüsse beschrieben.

Über Fall 57. Grie. ist im klinischen Teil (S. 570) nochmals ausführlicher berichtet. Das Präparat dieses Falles ist in einer Zeichnung wiedergegeben durch Abb. 20. Aus der Literatur führen wir noch folgendes Hierhergehörige an:

Most, Fall 57: Vorfall des Lig. gastrocolicum durch Zwerchfellloch. Trotz dieser „Tamponade" wurde vom Thorax her die Bauchhöhle infiziert. Keine Darmverletzung. Tod an Peritonitis.

Lange: Der halbe Magen durch ein fingergroßes Loch in die Brusthöhle getreten.

Wieting, 2 Fälle operiert, darnach gestorben. Fall 1: Netz und Kolon vorgefallen.

Fall 2: Der ganze Magen. Verwundet 15. I. Einschuß links mittl. Axillarl. Geschoß steckt in Höhe des 8. B.W. links dicht neben der Dornfortsatzreihe. 5. VII. nach Diätfehler Ileussymptome. Laparotomie. Der ganze Magen ausschließlich Pylorus ist durch ein Zwerchfellloch in die Brusthöhle getreten, reicht bis an die Pleurakuppel. Herabziehen des Magens unmöglich. Tod. *: ergibt völligen Kollaps der linken Lunge. Magen hat eine nekrotische Stelle, noch nicht perforiert.

Freund und Schwaer berichten über einen Fall von Pyopneumothorax nach Lungenschuß, bei dem sich röntgenologisch mit Sicherheit Vorfall des Magens und Kolons durchs Zwerchfell feststellen ließ. Von der Empyemhöhle aus war es unmöglich gewesen, den Vorfall als solchen zu erkennen.

v. Bonin: Fall 1: verwundet 10. 8. 15. Op. (Hotz) 5. 2. 16, geheilt. Einschuß handbreit links der Wirbelsäule, 11. I.K.R. Ausschuß links neben Sternum, 2. I.K.R. Bei der Operation erwies sich der Magenfundus in Größe einer Kokosnuß, die Milz und Teile des Netzes prolabiert.

Fall 2. Verwundet 13. 2. 15. Operiert (Hotz) 14. 2. 16, geheilt. Einschuß linke hintere Axillarlinie, 9. Rippe. Ausschuß zwischen Nabel und Schwertfortsatz. Magenfundus und Netz vorgefallen.

Wir glaubten früher, daß eine Analogie rechts unmöglich sei, da die große Leber nicht in die Brusthöhle vorfallen könne. Inzwischen wurden wir eines anderen belehrt.

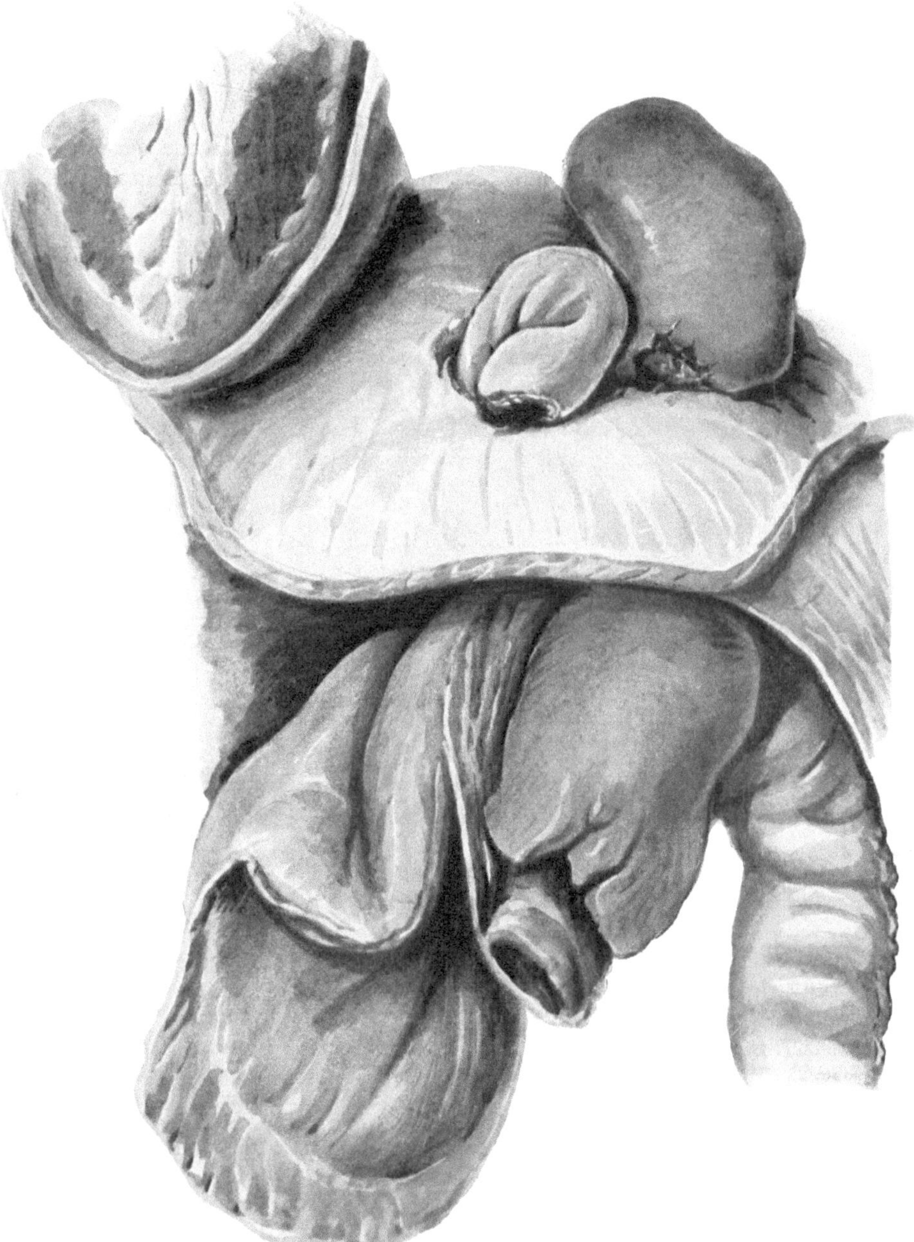

Abb. 20. Prolaps von durchschossenem Magen und Milz durch ein Zwerchfellloch in die Brusthöhle. Fall 57. Grie. S. 514.

Fall 26. Klä. Verwundet 14. 8. 16. † nach 45 Stunden. Einschuß rechte vordere Axillarlinie. 6. I.K.R. Ausschuß 3 cm rechts der Mittellinie hinten dicht unterhalb des Ursprungs der 12. Rippe. *: In der rechten Brusthöhle 250 ccm Blut. An der Unterfläche des Unterlappens ist eine Schußrinne, die vom 6. I.K.R. und einer Frakturstelle der 6. Rippe in der vorderen

Axillarlinie zu einer Frakturstelle der 12. Rippe 3 cm lateral von ihrem Ursprung führt. Das Zwerchfell ist in 10 cm Länge aufgeschlitzt. Durch das Loch wölbt sich die Leberkuppe halbkugelig vor. Der Rand des Zwerchfellloches umgibt als schnürender Ring den Leberprolaps. Der prolabierte Teil der Leber trägt an seiner Kuppe einen fünfmarkstückgroßen Riß. Bauchhöhle frei von Blut. Auch nachdem die Leber herausgezogen war, hebt sich der prolabierte Teil scharf von der übrigen Leber ab.

Abb. 21 gibt eine Photographie des Situs nach Herausnahme der Lunge wieder. Man sieht in der eröffneten rechten Brusthöhle das Zwerchfell, nach oben davon den durch den Zwerchfellschlitz prolabierten Teil der Leber. Abb. 22 zeigt dasselbe Präparat: Leber und Zwerchfell herausgenommen. Das Präparat ist jetzt der K.-W.-A. überwiesen.

In der Sammlung der Kaiser Wilhelms-Akademie findet sich ein ähnliches Präparat, von Aschoff geliefert. Nur daß der Leberprolaps hier sehr viel kleiner ist.

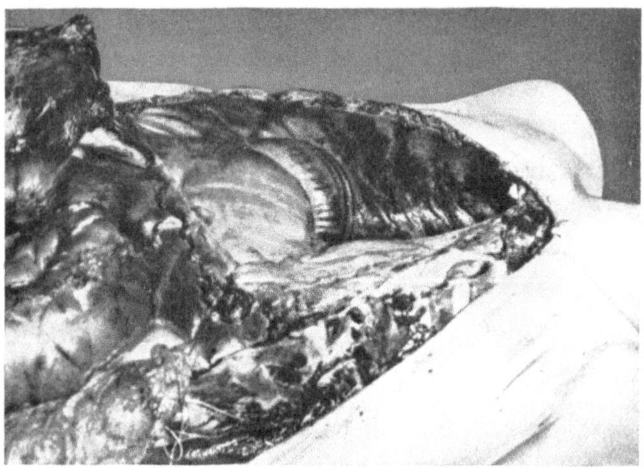

Abb. 21. Prolaps der vorquellenden Leber in die Brusthöhle. Fall 26. Klä.: Lunge entfernt. Man sieht das Zwerchfell und durch dieses die Leber prolabiert (vgl. Abb. 22).

Daß bei solchen Fällen ganz besondere anatomische Verhältnisse vorliegen, ergibt sich aus dem Vergleich mit folgendem Fall, wo ebenfalls ein großes Zwerchfellloch vorhanden, aber die Leber nicht prolabiert war.

Fall 27. Sch., verwundet 5. 11. 15. † 5 Stunden später. Einschuß rechte vordere Axillarlinie, 6. I.K.R. *: Rechte Brusthöhle ganz mit Blut gefüllt, auf dem die Lunge schwimmt. Im Mittel- und Unterlappen je eine große blutige Infarzierung mit kleinen Blutungshöhlen im Gewebe. Im Zwerchfell riesiges Loch über der Kuppe des rechten Leberlappens. Letzterer zerrissen. Granatsplitter steckt unter der Kapsel des linken Leberlappens. Bauchhöhle ohne Blut, intakt. Leber nicht prolabiert.

6. Periphere Zwerchfelllöcher.

Der soeben behandelte Prolaps der Baucheingeweide in die Brusthöhle verdankt seine Entstehung Schüssen, welche mehr oder weniger horizontal, höchstens etwas schräg, verlaufen und die Kuppe der Zwerchfellkuppel tangential treffen. Die peripheren Teile der Zwerchfellkuppeln verlaufen nun aber vertikal. Bei Thoraxtangentialschüssen des Komplementärraums können daher die peripheren Portionen des Zwerchfells ebenfalls tangential getroffen werden. Das gibt andere anatomische und klinische Bilder. Der Grad der Verletzung des Zwerch-

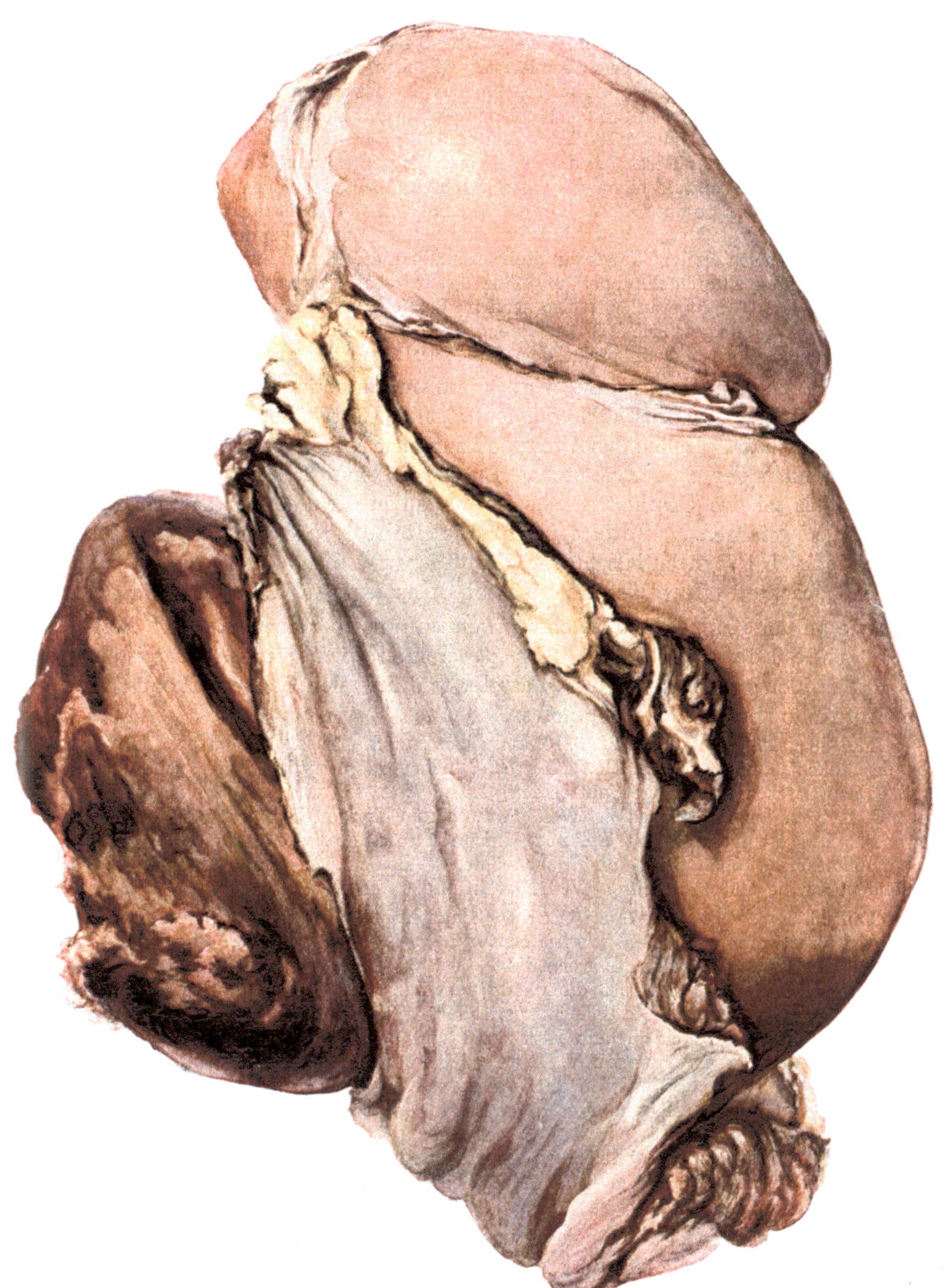

Abb. 22. Prolaps eines vorquellenden Teils der Leber durch ein Zwerchfellloch in die Brusthöhle. Fall 26 Klä. Man sieht oben den teilweise zertrümmerten vorgefallenen Teil der Leber, der von dem Zwerchfellloch umschnürt wird, darunter die eine Hälfte des Zwerchfells, darunter den Rest des rechten und den linken Lappen der Leber.

fells kann ganz verschieden sein. Zunächst leichte Verletzungen des Zwerchfells:

Fall 28. Im., verwundet durch Granatsplitter 22. 9. 15. † 23. 9. Äußerst mühsame Atmung, Patient liegt auf dem Bauch, kann kaum sprechen, ist leicht zyanotisch, hat eine 10 cm lange, 5 cm breite, von oben medial nach unten lateral verlaufende Wunde der rechten hinteren Thoraxseite, in der die 10. Rippe bloß liegt. Luft pfeift ein und aus. Es ist ungewiß, ob nur ein Tangentialschuß vorliegt oder das Geschoß eingedrungen ist. Operation (Burckhardt): Resektion der 10. Rippe. Brusthöhle voll Blut. Das Zwerchfell hat nahe der Wirbelsäule einen oberflächlichen Riß, der gegen die Wirbelsäule hin verläuft. Der hintere untere Lungenrand ist defekt, in der Richtung von der Wunde nach der Zwerchfellverletzung. Verschluß des Lungenrisses, Einnähung der Lunge. *: Die linke Lunge ist seitlich an der Thoraxwand teilweise adhärent. An der hinteren medialen Fläche der rechten Zwerchfellkuppel, ungefähr da, wo bei Exspiration das Zwerchfell dem Ursprung der 10. Rippe anliegt, also noch im Bereich der Thoraxwunde, ist der bei der Operation bereits gesehene Riß im Zwerchfell. Dieser Riß geht nicht in die Tiefe. Der abgerissene Lungenrand entspricht dem Tangentialschuß des Thorax.

Hier ist zu bemerken, worauf wir schon oben aufmerksam gemacht haben, daß mit Eröffnung der Brusthöhle die spaltförmige Gestalt des Komplementärraums verschwindet. Indem das Zwerchfell zurückgesunken war, lag die Schußrinne nicht mehr der Thoraxverletzung an. Man bekam fälschlicherweise den Eindruck, als sei das Geschoß durchs Zwerchfell in die Leber oder nach der Wirbelsäule gefahren. Solche oberflächlichen Streifschüsse des Zwerchfells bei Tangentialschüssen des Thorax haben wir seitdem noch weitere beobachtet. Ihre Kenntnis ist bei Operationen u. U. erwünscht.

Wie an der Kuppe des Zwerchfells können nun aber auch in seiner Peripherie große Löcher entstehen. Das Zwerchfell wird förmlich abgerissen. Das Prinzip der großen Defekte ist dasselbe wie bei allen Tangentialschüssen. Die Protokolle sprechen für sich selber.

Fall 28 a. Ha., verwundet 22. 6. 16, am selben Tag †. Einschuß 3 cm nach medial von der linken Mamillarlinie, 3. I.K.R. Ausschuß linke vordere Axillarl. 11. R., handtellergroß. Darin stecken eine Menge Splitter eines I.-G. *: 4., 11. und 12. Rippe gebrochen. Im l. U.-L. 2 cm langer Streifschuß. Weit darum herum blutige Infarzierung des Lungengewebes. Das Zwerchfell ist an der linken Thoraxseite abgerissen. Weite Kommunikation zwischen Brust- und Bauchhöhle. 4 kleine Löcher im Querkolon. Beginnende Pleuritis und Peritonitis. Viel Blut in Brust und Bauch.

Fall 29. Ew., verwundet 7. 5. 16, stirbt 9 Stunden später. Einschuß 2 cm unterhalb der linken Brustwarze. Ausschuß markstückgroß l. vord. Axl., 8. I.-K.-R. Es prolabiert. Netz. *: Viel Blut im Bauch. Gebrochen ist die l. 6.—10. Rippe. Die rechte Brusthöhle ist frei von Blut. Indes ist die rechte Lunge zum großen Teil durch leichtlösliche Verwachsungen fixiert. Die linke Lunge ist fast vollkommen verwachsen, besonders die Fläche nach dem Zwerchfell, dem Herzbeutel und der äußeren Brustwand. Diese Adhäsionen sind von ergossenem Blut erfüllt und zu einer Dicke von 3—5 cm aufgetrieben. Viel weniger stark ist die Blutung in die Lungensubstanz, die vom Schuß selbst nicht getroffen ist. Im Zwerchfellrand ein handtellergroßes Loch. Absteigendes Kolon hat unterhalb der Milzflexur zwei Löcher. Milz vollkommen zerrissen. In der Substanz der Rißflächen stecken dicke Blutgerinnsel. Epikrise: Der Schuß muß den Mann in einer Haltung getroffen haben, bei der der Oberkörper sehr stark nach rechts abgebogen war. Sonst hätte das Geschoß den Körper nicht wieder verlassen können.

In der Literatur ist über solche Zwerchfellverletzungen wenig berichtet.

Spoerl macht auf die Risse des Zwerchfells aufmerksam, welche bei mehrfachen Rippenbrüchen (Tangentialschüssen?) entstehen können, die die Gegend des Komplementärraumwinkels betreffen. Die Pleura diaphragmatica kann abreißen. Der Riß braucht sich nicht in die Bauchhöhle fortzusetzen, sondern in die Muskelansätze des Zwerchfells. Hierdurch kommt ein Flattern des haltlos gewordenen Zwerchfells zustande.

Kroh teilt folgende Beobachtung mit: Einschuß dicht oberhalb der linken Spina a. s. Ausschuß linke Mamille nach Zerschmetterung der 5. und 6. Rippe. 4 cm langer Zwerchfellriß. Lunge kollabiert. Zwerchfellnaht. Klemmdrain. Heilung.

Hesse erwähnt einen Fall von traumatischer Zwerchfellhernie nach stumpfer Verletzung. Ein Stück Netz war durchs Zwerchfell und durch die Frakturen der 8. und 9. Rippe (l. v. Mamillarl.) unter die Haut getreten. Heilung durch Operation.

7. Brusthalsschüsse.

Manchmal will es der Zufall, daß ein Geschoß in der Höhe der Mitte des Halses in den Körper eindringt und nach unten in den Thorax fährt. Am Halse kann die Speiseröhre, eine Arterie (Carotis, Subclavia), der Plexus oder die Luftröhre verletzt sein, während die Verletzung im Thoraxinnern relativ geringfügig ist. Meist besteht bei Brusthalsschüssen das umgekehrte Verhältnis, daß die Halsverletzung vollständig hinter der Verletzung der Brustorgane zurücktritt.

(Beispiel für Brusthalsschuß: Fall 56. J. Sch. S. 569.)

8. Gleichzeitige Verletzung von Wirbelsäule und Rückenmark.

In unzähligen Fällen bleibt das Geschoß, welches einen Lungenschuß verursacht hat, in der Wirbelsäule stecken. Meist ist es dort gut aufgehoben und macht keinerlei Beschwerden. In einem unserer Fälle allerdings bildete sich um einen Granatsplitter ein Abszeß, der nachher in die Brusthöhle durchbrach (s. u. bei Fall 38. Pro. S. 542).

Sehr häufig sind gleichzeitige Verletzungen von Brustorganen, besonders der Lungen und des Rückenmarkes. Natürlich kann eine solche Kombination durch Schüsse in den verschiedensten Richtungen erfolgen.

Hingewiesen sei nur auf solche, die in einer Frontalebene, welche durch die Wirbelsäule geht, verlaufen, dabei den Thorax beinahe tangential treffen, jedenfalls beide Lungen in Mitleidenschaft ziehen (vgl. Abb. 3b, EA.).

IV. Die weiteren Folgen der Verletzung.

1. Traumatisches Emphysem.

In vielen Fällen tritt nach Brustverletzungen sehr bald in der Umgebung eines Thoraxloches Hautemphysem auf. In der Mehrzahl der Fälle bleibt es lokal und verschwindet bald, in der Minderzahl wird es progredient. Über die Art der Ausbreitung des Emphysems unter der Haut sowie über die Häufigkeit seines Auftretens siehe klinischen Teil S. 547.

Beim viel selteneren Mediastinalemphysem findet man, wie bekannt, die Maschen des mediastinalen Zellgewebes besonders um den Herzbeutel und die großen Gefäße mit Luft gefüllt. Das Gewebe hat ein schwammig-blasiges Aussehen.

Zellgewebsemphysem tritt auf, wenn entweder die Lunge mit den kleineren Bronchien verletzt ist oder die Luftwege (unterer Teil des Kehlkopfs, Luftröhre, größere Bronchien). Man sieht fast nie Emphysem um das Loch eines äußeren Pneumothorax auch bei gleichzeitiger Lungenverletzung. Nur wenn die Kommunikation zwischen dem Inneren der Brusthöhle und der Außenwelt zeitweise unterbrochen ist, wenn z. B. die Hautmuskelbedeckung das Thoraxloch deckt und über ihm auf und nieder flattert. Für ein vom Thorax ausgehendes Emphysem ist im allgemeinen Vorbedingung ein Loch in der Lunge oder den intrathorakalen Luftwegen und ein Loch im Thorax. Dagegen kann die Haut unversehrt sein. Wir sahen das zweimal, einmal im Fall 2, identisch mit Fall 49 (P. G.) (Thoraxquetschung mit Rippenfrakturen und tiefem Lungenriß durch Ausbläser [†]) und einmal nach Verschüttung (geheilt). Für ein Emphysem, das vom Thorax ausgeht, ist notwendig, daß die Zellgewebsspalten des Muskelbindegewebes und der Unterhaut eröffnet sind. Näht man Muskeln und Haut über dem Thoraxloch exakt zu, so entsteht, wenigstens bei kleinen Löchern, kein Emphysem. (Vielleicht ist hierdurch ein Wink für die Therapie des Emphysems gegeben, wo eine solche nötig wäre: Freilegung und Naht. Man müßte aber im Auge behalten, daß man sich dadurch der Vorteile des Sicherheitsventils gegen Spannungspneumothorax unter Umständen begibt.)

Das vom Thorax ausgehende Emphysem beginnt natürlich stets in der Umgebung des Schußkanals bzw. der Rippenfrakturen; bei großkalibrigen Schußkanälen tritt es nur an Stellen auf, wo der Thorax durch große Weichteilmassen bedeckt ist (Schulter). Von hier verbreitet es sich allmählich unter der Haut weiter.

Von den eben genannten Quetschungen abgesehen fand sich in den Fällen unseres Materials Emphysem fast ausschließlich bei solchen durchlaufenden Thoraxschüssen, bei denen der Schußkanal die zentralen Partien der Lunge durchzog, bei Schüssen, welche sich Tangentialschüssen näherten, nur dann, wenn große Lungenrisse zustande gekommen waren. Wahrscheinlich ist also Vorbedingung für ein vom Thoraxloch ausgehendes Emphysem, insbesondere wenn es progredient ist, daß größere Bronchialäste bei der Lungenverletzung miteröffnet sind.

Ein Hautemphysem scheint vom Thoraxloch nicht auszugehen, wenn nur Alveolen und kleinste Bronchien eröffnet sind, weil hier eben ein nennenswerter Pneumothorax nicht auftritt.

Dagegen ist es sicher nicht unbedingt nötig, daß die Lunge verletzt sei, damit Emphysem entsteht; hat der Thorax ein Loch, außerdem der intrathorakale Teil der Trachea oder ein Bronchus, so kann Emphysem durchs Thoraxloch entstehen, wenn das Loch in Trachea oder Bronchus direkt mit der Brusthöhle in Verbindung steht. Auch beobachtet man bekanntlich manchmal beim künstlichen Pneumothorax ein von der Stichstelle ausgehendes Hautemphysem, und hier liegt ein einfacher Pneumothorax vor.

Breitet sich das Emphysem nun vom Thoraxloch allmählich immer weiter unter der Haut aus, so kann es schließlich — so wird behauptet und es liegt kein Grund vor, die Möglichkeit in Abrede zu stellen — durch die obere Thoraxöffnung ins Mediastinum hineinkriechen. Durch Kompression und Verdrängung der großen Gefäße soll es dann zur Todesursache werden können. Im Felde wird es wohl kaum je in diesem Falle die einzige Todesursache sein, da die zugrunde liegende Verletzung selbst viel mehr ins Gewicht fällt.

Verletzung des Kehlkopfes und der Luftröhre, außerhalb des Thorax, am Halse führt zu Emphysem am Halse. Dies kann ebenfalls nach dem Mittelfellraum sich ausbreiten.

Mediastinalemphysem kann nun aber auch direkt vom Innern des Thorax aus entstehen und das sind wahrscheinlich die viel bedenklicheren Fälle von Mediastinalemphysem.

Coenen fand bei Sektionen von schnell tödlich verlaufenden Brustschüssen mehrfach Mediastinalemphysem. Dabei konnte eine Luftanhäufung unter der äußeren Haut ganz fehlen. Das Emphysem stieg aus dem Mediastinum am Hals in die Höhe.

In der Literatur wird unseres Erachtens nicht scharf genug getrennt zwischen direkter und indirekter (vom Jugulum nach unten erfolgender) Entstehung des Mediastinalemphysems. Vielleicht ist es zweckmäßig zu unterscheiden zwischen aufsteigendem und absteigendem Mediastinalemphysem.

Bei Verletzung der intrathorakalen Luftwege (Trachea und Bronchien) kann das Loch in diesen mit dem Zellgewebe des Mittelfellraumes kommunizieren. Vorbedingung für das Entstehen von Mediastinalemphysem auf direktem Weg ist dann aber, daß die Luft nicht in die Brusthöhle entweichen kann. Ob von einer anderen Stelle des Schußkanals zugleich ein Pneumothorax entsteht oder ob ein solcher nicht zustande kommt, ist gleichgültig. Jedenfalls ist schwer vorzustellen, wie von einem Pneumothorax aus direkt ein Mediastinalemphysem entstehen soll. Denn wenn die Pneumothoraxluft unter Druck steht, so stehen es die Zellgewebsspalten des Mittelfellraums im selben Maße. Immerhin mögen besondere anatomische Verhältnisse auch einmal ein solches Vorkommnis ermöglichen.

Dagegen hat Gosselin (nach H. Fischer) nachgewiesen, daß nach Lungenkontusion und Platzen intrapulmonaler Alveolen die Luft durch die kleinen Läsionen der Alveolar- und Bronchiolenwände ins Lungenzwischengewebe eindringen, den Bronchien entlang ins Mittelfell kriechen und am Jugulum unter der Haut zum Vorschein kommen kann. Starke Kompression der Lungen unter gleichzeitiger Behinderung des Luftaustritts durch eine verengerte oder geschlossene Trachea erzeugt (H. Fischer) in derselben Weise durch Platzen von Alveolen traumatisches Emphysem wie im Falle der Lungenkontusion (Luftkropf bei schwer Gebärenden). Ähnlich ist der Vorgang nach Zarfl gelegentlich bei diffuser Bronchitis, bei der auch Emphysem am Jugulum erscheinen kann. Diese beiden nicht kriegschirurgischen Vorkommnisse führen wir hier an, um einen Überblick über die Möglichkeit der Entstehung des primären Mediastinalemphysems zu gewinnen.

Um die verschiedenen Möglichkeiten der Entstehung des traumatischen Emphysems mechanisch einheitlich zu erklären, ist es nötig, sie auf denselben Vorgang zurückzuführen, den wir vor uns sehen, wenn wir mittels einer Spritze durch eine Kanüle Luft ins Gewebe hineinpressen. Die Luft strömt von Stellen höheren Drucks (in der Spritze) durch einen verbindenden Kanal (Kanüle) nach Stellen niedrigeren Drucks (Gewebsspalten). Es ist erforderlich ein starrer Behälter mit höherem Innendruck der Luft (Spritze, Thorax, Luftwege, maximal ausgedehnte Alveolen) und das nachgiebige Gewebe (Gewebsspalten der Unterhaut über dem Thorax, das Zellgewebe des Halses, des Mittelfelles, interstitielles Gewebe der Lungen). Füllt die Brusthöhle sich bei der Inspiration durch den Lungenriß oder eine direkte Verbindung mit den Luftwegen mit Luft und federt der Thorax bei der Exspiration zurück oder wird sogar forciert exspiriert, so steigt der Druck der Luft im Thorax. Dieser ist unnachgiebig. Der Schußkanal, wenn vorhanden, ist infolge Gewebsverschiebung oder schrägen Verlaufs nach außen geschlossen. Die Luft entweicht durch das Loch ins nachgiebige Unterhautzellgewebe. Hört bei erneuter Inspiration der Nachschub von

Luft in den Thorax durch Verschluß der Lungenwunde usw. auf, so bleibt das Emphysem gering und verschwindet bald. Besteht aber ein Ventilpneumothorax bei großen Lungenrissen, die nicht gleich wieder verkleben oder bei Verletzung der Luftwege, so wird immer von neuem Luft nachgepumpt, bis schließlich ein universelles Emphysem entsteht.

Ebenso entsteht das Emphysem am Halse. Bei kräftiger Exspiration, besonders bei Hustenstößen, steigt der Druck in der Luftröhre über den Atmosphärendruck. Da die Luftröhre ebenso wie der Thorax (und die supponierte Spritze) unnachgiebig ist, muß die Luft in das Zellgewebe des Halses entweichen.

Beim Eintritt der Luft in das Zellgewebe des Mittelfellraumes — sei es indirekt durch die obere Öffnung des Thorax oder auch direkt bei Kommunikation einer Verletzungsstelle der oberen Luftwege mit dem Zellgewebe des Mittelfellraums — entsteht die notwendige Druckdifferenz bei der Inspiration. Soweit nämlich bei der Inspiration der Druck im Thorax unter dem Atmosphärendruck heruntergeht, sind die Bedingungen für das Entstehen des Mediastinalemphysems gegeben. Sowohl die Luft des Hautemphysems über der oberen Thoraxöffnung als die Luft in Luftröhre und Bronchus steht unter Atmosphärendruck. Beginnt die Inspiration, so hat die Ausdehnung des Thorax zur Folge, daß der Druck im Zellgewebe des Mittelfellraums und der Lungeninterstitien heruntergeht. Die Luft strömt in die Maschen dieses Zellgewebes ein. Bei der Exspiration, zumal bei Hustenstößen, wird sie dann im interstitiellen Gewebe weitergepreßt.

Vom Thorax ausgehendes Emphysem wird beim Vorhandensein jeglicher Art vom Pneumothorax eintreten können, wofern ein Loch im Thorax ist und sonst die mechanischen Vorbedingungen in der Nachbarschaft des Thoraxlochs gegeben sind, also auch z. B. nach bakteriellem Pneumothorax. Bei fortschreitendem Emphysem wird immer die Vorbedingung sein, daß die Luft oder Gaszufuhr in die Brusthöhle fortbesteht. Bei fortschreitendem Emphysem nach traumatischem Pneumothorax wird also wohl immer ein Ventilpneumothorax vorhanden sein. Wir verweisen zugleich auf das, was wir bei der Besprechung des Ventilpneumothorax gesagt haben. (Vgl. S. 486.)

Coenen berichtet über einen Verwundeten mit Lungenschuß, der 8 Tage nach der Verwundung starb. Mehrfache Luftabsaugung brachte vorübergehende Erleichterung (Spannungspneumothorax). Rippenresektion. Das Emphysem wuchs weiter. Nach dem Tode wurde ein Durchschuß des linken Oberlappens festgestellt. Einschuß links neben 8. B.D. Ausschuß linke Mohrenheimsche Grube. Einschuß im hinteren Lungenrand dicht hinter dem Hauptbronchus. Ausschuß vorne lateral linker Oberlappen. Im Wundkanal in nächster Nähe des Hauptbronchus ein bleistiftdicker Bronchus erster Ordnung verletzt. Im Brustfellraum flüssiges Blut.

H. Fischer erwähnt ein einzigartiges Vorkommnis, einen Fall von Thoraxhautemphysem ohne Pneumothorax. Ein Rippenstück hatte die Lunge angespießt und beim Zurückschnellen in die Wunde gerissen. Auf diese Weise gelangte die Luft aus der Lunge direkt ins Unterhautzellgewebe.

Wir selber verfügen über folgende sehr lehrreiche Beobachtung.

Fall 29 a. (Hol.) (starker Trinker). Verwundet 31. 5. 17 durch Granatsplitter, aufgenommen 2. 6. Einschuß vorne links, etwas einwärts der Mamillarlinie, dreifingerbreit unterbalb Schlüsselbein. Ausschuß 2 cm links vom 6. Brustdorn. Hautemphysem, das sich allmählich über den Hals. die rechte Gesichtshälfte fast den ganzen Rumpf und beide Oberarme ausbreitet. Sofort nach der Aufnahme wird in der Meinung, ein Spannungspneumothorax liege vor, punktiert. Es entleert sich Flüssigkeit — beim Exspirium im Strahl. Wie die Flüssigkeit anfängt langsamer sich zu entleeren, wird über der Flamme sterilisierte Luft eingespritzt, nach und nach 700 ccm. Trotzdem dringt gegen das Ende des Abfließens beim Inspirium Luft von selber durch die Kanüle ein. Im ganzen werden 1350 ccm blutig-seröses Exsudat abgelassen. Nachdem Patient sich von der Prozedur erholt hat, fühlt er sich bedeutend leichter. Im Laufe des 5. stellen sich aber Zeichen ernstester Infektion ein. Tod andern Tags früh.

*: Um die Einschußöffnung (durch die 2. Rippe 2 cm lateral von der Sternoklavikularlinie) subpektorale Phlegmone. Ausschuß l. 5. I.-K.-R. an der am weitesten zurückspringenden Stelle des Rippenkorbs. Eitrig-fibrinöse Pleuritis links, 400 ccm stinkendes Exsudat. Einschuß in die Lunge: Mitte der Vorderfläche des O.-L. Ausschuß: oberer Teil der Hinterfläche des U.-L. Mäßiges Mediastinalemphysem vom Halse herabsteigend, besonders vor dem Herzbeutel. Es setzt sich stellenweise in Form kleiner Luftanhäufungen in die Interkostalräume unter der rechten Pleura fort. Die Lungenstiele sind beide frei.

Die Luft dringt an zwei Stellen aus der Luftröhre in den Schußkanal (Unterwasserversuch): ein stricknadeldicker Bronchus ist abgeschossen, ein Bronchus dritter Ordnung hat ein hanfkorngroßes seitliches Loch.

Epikrise: Hier hat das Exsudat anfänglich unter Druck gestanden. Eine starke Gasspannung über dem Exsudat kann aber nicht vorgelegen haben. Da der linke Lungenstiel frei von Luftblasen war, muß das Mediastinalemphysem ausschließlich vom Halse herabgestiegen sein.

Emphysem entwickelt sich nach H. Fischer bisweilen sekundär, wenn sich der Blutpfropf löst, der den Lungenschußkanal verstopft hält.

Mediastinalemphysem mäßigen Grades beobachteten wir einmal bei ausgedehnten Adhäsionen der Brustwand ohne äußeres Emphysem. Bei der Inspiration dehnen sich die Gewebsspalten in den Adhäsionen aus. Es dringt nun Luft aus den luftgefüllten noch erhaltenen Partien der Brusthöhle oder aus dem Schußkanal in die Gewebsspalten ein. Bei der Exspiration kann die Luft nicht sofort entweichen. Sie wird allmählich immer weiter nach dem Mittelfellraum vorgeschoben.

Fall 30. Ba. A., verwundet 8. 10. 15. † 18. 10. 15. Einschuß 3 cm vom 6. B.D. Aus der Einschußöffnung kommt etwas Luft. Trotz späterer Rippenresektion Tod. *: Vor dem Herzbeutel ausgesprochenes Mediastinalemphysem. Über der ganzen rechten Lunge ausgedehnte, größtenteils strangförmige Verwachsungen. Bei der Rippenresektion waren diese teilweise gelöst worden, weil die Lunge sich in frontaler Richtung ausgespannt und die Brusthöhle geteilt hatte. Die Pleura parietalis ist stellenweise $1^1/_2$ cm dick. Schußkanal führt durch Unter- und Oberlappen nach dem Brustbein hin. Hier hört er auf. Der Granatsplitter muß in die Brusthöhle zurückgefallen und verloren gegangen sein. Beide Lungenspitzen induriert. In der rechten Lungenspitze und der ganzen linken Lunge Bronchopneumonie nichtspezifischer Natur. Indessen scheint eine alte ausgeheilte Tuberkulose vorzuliegen.

Einen ähnlichen Fall von Mediastinalemphysem bei Lungenadhäsionen beschreibt Kroh.

Schußverletzung des rechten Oberlappens. Geschoß im 3. Brustwirbelkörper. Ganzer Ober- und Mittellappen fest mit Brustrand verwachsen. Von der Ausschußöffnung der Lunge aus — dieselbe war bei Inspektion durch Thrombus (?) fest verschlossen — war das vordere Mediastinum derart aufgebläht, daß man an eine Kompression der mediastinalen Hohlorgane direkt denken mußte. Das Emphysem schnitt zweifingerbreit oberhalb des Jugulums scharf gegen die vordere und seitliche Halsregion ab.

2. Schicksal des Hämothorax, Erguß.

Schon sehr kurze Zeit nach der Verletzung beginnt der Hämothorax bzw. der Hämopneumothorax sich zu verändern: die Luft wird, wenn keine weitere Zufuhr erfolgt, je nach der Menge bald schneller, bald langsamer im Laufe von Tagen resorbiert. Das in die Brusthöhle ergossene Blut erfährt Veränderungen in seiner Zusammensetzung durch resorptive Vorgänge, neben denen stets auch exsudative einhergehen. Vgl. hierüber den klinischen Teil.

Bei einem Teil der Lungenschußverletzungen wird das ergossene Blut in den ersten 2 Wochen (Gerhardt) nach der Verwundung resorbiert.

Von Pleuritis dürfen wir reden, wenn die exsudativen über die resorptiven Vorgänge überwiegen, wenn also der Erguß zu einer Zeit, wo man Stillstand der Blutung annehmen darf, zunimmt.

Beruht nun diese Pleuritis immer auf Infektion? Die Ansichten sind darüber geteilt. Sauerbruch z. B. glaubt, daß eine posttraumatische Pleuritis allein durch mechanische oder chemische Reizungen der Pleura ohne Mitwirkung von Bakterien möglich sei. Gerhardt meint, daß eine Reizung der Pleura vielleicht von der Verwundungsstelle oder von geringfügigen Nekrosen am Schußkanal ausgeht.

Demgegenüber weisen Korach und Moritz auf die alten Versuche von Trousseau hin, nach denen Blut in die Brusthöhle gebracht, rasch resorbiert wird. Moritz selber hat bis zu 350 g Blut (etwa $^1/_3$ der Gesamtblutmenge) in die Brusthöhle von Hunden gebracht und gefunden, daß es in 10,8, ja 3 Tagen fast völlig verschwunden war. Nach Moritz ist für das Auftreten einer Pleuritis infolge eines Lungenschusses stets eine Infektion verantwortlich zu machen.

Wir neigen entschieden der Ansicht von Moritz zu. Uns hat so oft bei Autopsien die Tatsache zu denken gegeben, daß beim klarsten, vorher durch Punktion entleerten Erguß die Pleura mit eitrig-fibrinösen Massen von zuweilen erstaunlicher Mächtigkeit bedeckt war. Wie oft mußten wir ferner unter der Haut in einem Abszeß liegende Geschosse entfernen, nach deren Sitz der Schußkanal direkt aus der Tiefe der Brusthöhle herzog. Ja man findet gelegentlich Phlegmonen in der Umgebung des Ein- oder Ausschusses und doch tritt keine Eiterung des Pleuraergusses ein. Wenn Reiche hieraus schließt, die Pleura sei dabei uninfiziert geblieben und sich darüber wundert, so möchten wir die Sache umdrehen. Der Abszeß beweist, daß eine Infektion vorliegt, auch in der Pleura. Nur reagiert die Pleura in vielen Fällen auf Infektion nicht mit der Bildung eines eitrigen Ergusses.

Daß sich die Infektionserreger im Erguß nicht immer nachweisen lassen, spricht nicht gegen die infektiöse Genese. Das gestehen übrigens alle zu.

Der weitere Verlauf der Pleuritis ist verschieden. Der Erguß, der mit der Zeit immer heller wird, aber einen rötlichen Ton nie ganz verliert, kann im Laufe zweier oder mehrerer Wochen spontan zurückgehen. Er kann so wachsen, daß er die ganze Brusthöhle füllt und das Mittelfell verdrängt. Auf einfaches Ablassen kann der Rest verschwinden oder der Erguß von neuem sich ansammeln. 6—8, ja 10—12 Wochen können vergehen, bis der „Hämothorax" ganz resorbiert ist (Sauerbruch).

Der Erguß kann endlich in einigen Fällen sich mehr und mehr trüben, erst dünneitrig, dann dickeitrig oder jauchig werden.

In einigen zum Glück seltenen Fällen ist der Erguß schon am zweiten Tage schwer infiziert, stinkend, ist trüb, hat dabei eine dunkelrote Farbe. Unter solchen Umständen ist nicht zu erwarten, daß der Prozeß von selber zurückgeht. Vielfach tritt hier sehr bald der Tod ein. Das günstigste ist noch, wenn hier der Erguß bald eitrig wird, ein Zeichen, daß die Intensität der Entzündung nachläßt. Solche akuten Fälle fanden wir besonders nach Granatsplitterverletzungen. Meist war das Geschoß in der Brusthöhle liegen geblieben. Es sind dies die Fälle von primärem Empyem einzelner Autoren, z. B. Sauerbruchs.

Bei nach außen offenem Pneumothorax mit großen Löchern, ebenso in Fällen, bei denen durch Randnekrose der Schußöffnung sich sekundär in 1 bis 2 Tagen ein äußerer Pneumothorax bildet, tritt nach unseren Erfahrungen stets Vereiterung der Pleura ein. Die aus der Schußöffnung sich entleerende Flüssigkeit, erst reines Blut, dann die bordeaufarbene Flüssigkeit, trübt sich immer mehr und wird schließlich rein eitrig.

Nach schweren Tangentialschüssen des Thorax fanden wir einigemal eine beginnende eitrig-fibrinöse Pleuritis ohne flüssiges Exsudat — über den infarzierten Lungenpartien entstanden.

Bei leichten Fällen von Hämothorax, wahrscheinlich solchen, bei denen keine Infektion eingetreten ist, kann die Heilung ohne Adhäsionen oder unter Bildung unbedeutender Adhäsionen erfolgen.

Zweimal konnten wir die Autopsie bei früher durchgemachtem Lungenschuß machen. Das eine Mal fand sich keinerlei Abnormität mehr, das andere Mal eine breite, feste Adhäsion an der Stelle einer durch die Schußverletzung entstandenen Rippenfraktur. Beim Hundeexperiment findet man sehr häufig an der Stelle der Thorakotomiewunden später eine alte Pleuraadhäsion.

Bei länger bestehendem Erguß geschieht die Ausheilung unter Bildung von Pleuraschwarten, um so ausgedehnter, je länger der Erguß bestanden hatte. Oder richtiger: je länger der Erguß besteht, als um so hartnäckiger dokumentiert sich eben hierdurch die Pleuritis. Infolge dieser letzteren entstehen immer neue fibrinöse Beläge, die sich in bekannter Weise organisieren und schließlich zu ausgedehnten schwartigen Verwachsungen führen. Denn wahrscheinlich macht nicht der Erguß die Verwachsungen, sondern beiden liegt als gemeinsame Ursache die Entzündung der Pleura zugrunde. Dabei soll gerne zugestanden werden, daß der Erguß seinerseits, zumal wenn er groß ist, das Fortbestehen der Pleuritis begünstigt.

Die Schrumpfung der Schwarten führt zu allerlei dauernden Veränderungen, die im Abschnitt über Endausgänge nochmals kurz erwähnt und im klinischen Teil eingehend gewürdigt werden sollen. (Vgl. S. 575.)

Nicht oder wenig infizierte Fremdkörper (Geschosse, Knochensplitter) können in Verwachsungen der Pleura einheilen. Manchmal liegen sie noch nach vielen Wochen in einer Abszeßhöhle, von der übrigen Brusthöhle abgeschlossen (Fall 32. F. P.).

Im Verlaufe von Brustschüssen, meist solchen, die infiziert sind, kann ein sekundärer Hämothorax auftreten (s. klinischer Teil S. 558).

3. Sekundärpneumothorax, Gallige Pleuritis.

Auch sekundärer Pneumothorax kommt vor. Auf Grund klinischer Untersuchungen ist Bäumler zur Überzeugung gekommen, daß nach 8—14 Tagen, ja länger, plötzlich ein Pneumothorax noch auftreten kann. Man muß in solchen Fällen annehmen, daß infolge Infektion eine Bronchialwunde sich wieder geöffnet hat. In dem oben mitgeteilten Bergerschen Falle (Seite 504) brach ein von der Speiseröhre ausgehender Abszeß in die Brusthöhle durch. Von der

Speiseröhre her drang Luft in die Brusthöhle. In einem Fall von Gerhardt trat Pneumothorax nach Durchbruch eines latenten Empyems in den Bronchialbaum ein.

Sekundärpneumothorax, meist Spannungspneumothorax, kann ferner durch Gasbildung infolge bakterieller Zersetzung auftreten.

Krause teilt einen besonders einwandfreien Fall mit, bei dem die Lunge nicht verletzt war.

In Linbergers Fall ist der Spannungspneumothorax wahrscheinlich auch durch Gasbildung entstanden.

Wir haben schon erwähnt (S. 490), daß bei Leberverletzungen Galle in die Brusthöhle eintreten kann. Da Galle nur ausnahmsweise in größeren Mengen und verhältnismäßig unvermischt bei Leberverletzungen in der Brusthöhle vorgefunden wird, muß man annehmen, daß zur Entstehung eines echten „Cholothorax“ Vorbedingung die Eröffnung eines größeren Gallengangs ist. Die Galle übt einen heftigen Reiz auf die Pleura aus, so daß man mit Recht von galliger Pleuritis spricht (v. Gaza, Kroh). Wir sind v. Gazas Ansicht, daß gallige Pleuritis eine schwere Komplikation bedeutet.

Fördert eine Punktion galliges Exsudat zutage, so braucht das keineswegs immer aus der Brusthöhle zu kommen. Es kann auch aus dem subphrenischen Raum stammen.

Bei Sektionen von Verwundeten, die gleichzeitig neben einem Zwerchfellloch eine Leberverletzung mit Eröffnung größerer Gallengänge haben, zeigt sich bei der Sektion ein höchst merkwürdiges Bild. Die Brusthöhle ist fast zur Hälfte mit einer grünlich-gelben Flüssigkeit angefüllt, auf der die Lunge schwimmt. Das Endothel der Pleura parietalis und diaphragmatica ist gelblich-grün gefärbt und mit dicken, ebenfalls leicht gelblichen Fibrinmassen besetzt. Die Hinterfläche der Lungenpleura zeigt dort, wo sie auf dem galligen Exsudat schwimmt, dieselbe Färbung. Die Bauchhöhle ist meist frei von Galle.

4. Lunge (Heilung, Nachblutungen, Infektion).

Bei der Heilung der Lungenverletzungen ist von Bedeutung, wie weit im einzelnen Falle der durch Hämo- oder Pneumothorax verursachte Lungenkollaps geht. Bei vollständigem Lungenkollaps wird (ceteris paribus) die Heilung schneller vonstatten gehen.

Beitzke konnte bei systematischer Anlegung von Schnitten noch bis zu 15 Tagen nach der Verwundung eine, wenn auch mit Blutgerinnseln ausgefüllte, Lichtung finden; „niemals waren die Wandungen fest aneinandergelegt, wie Graf und Hildebrandt es angeben“.

Wir sind der Ansicht, daß in einzelnen Fällen schon etwas früher eine Obliteration des Schußkanals erfolgt, hauptsächlich, wenn die Lunge erheblich kollabiert war. In älteren Fällen hatten wir oft die größte Schwierigkeit, den Schußkanal wieder aufzufinden. Ein unbedeutender narbiger Strang zog sich durch das meist (z. B. infolge Ergusses) kollabierte Lungengewebe hin.

Was die feineren Vorgänge bei der Heilung betrifft, so werden nach Beitzke, Borst und Henke (zit. Gerhardt) in der Mehrzahl der Fälle mit Ausnahme geringfügiger Nekrosen längs des Schußkanals in den Lungen keine entzündlichen Veränderungen gefunden.

Nach Beitzke geht das Einsprossen jungen Granulationsgewebes in die Blutmassen auffallend langsam vor sich. Die Fibroblasten wenden sich vorwiegend solchen Stellen zu, in denen Fibrin im Blutkuchen liegt. Die Granulationswucherung ging vorzugsweise von solchen Stellen der Schußkanalwand aus, wo noch durchgängige kleine Gefäße vorhanden waren. Sie war sehr gering da, wo Alveolargerüst an den Schußkanal grenzte. Kleine Nekrosen dagegen demarkieren sich rasch. In sie tritt aus dem benachbarten erhaltenen Lungengewebe ein lebhaft wachsendes Granulationsgewebe ein.

Im weiteren Verlauf der Lungenschußverletzungen können erneut Blutungen aus der Lunge auftreten. (Siehe klinischen Teil S. 558.)

Als histologische Unterlage für das Eintreten von Nachblutungen hat Beitzke nachgewiesen, daß durch den Schuß Verdünnungen der Gefäßwände entstehen. Er konnte Übergänge bis zur Ausbildung vollständiger kleiner Aneurysmen nachweisen.

Stets muß man in Fällen von Nachblutungen im Lungenschußkanal einen Gefäßstumpf als Quelle der Blutung finden. In 2 von 4 Fällen Sauerbruchs ist dies geglückt. Als Ursache der Blutung ist eine Erweichung von Thromben oder eine Usur der Aneurysmenwand infolge lokaler infektiöser Prozesse anzusehen. Die Nachblutung kann auch durch Fremdkörperarrosion verursacht sein. (Schmieden, Meinert).

Meist erfolgt die Nachblutung in die Brusthöhle. Sie kann aber auch in den Bronchialbaum geschehen. Zu diesem letzteren Vorkommnis sind Patienten disponiert, bei denen die Lunge durch alte Verwachsungen ausgespannt erhalten wird. Vgl. Lit. Paul Müller.

Wie verhält sich die Lunge nach Schußverletzungen gegenüber der Infektion?

Sauerbruch fand öfters schmierig aussehende, zerfetzte, unregelmäßige Lungenwunden, die häufig mit Abszeß- und Gangränherden durchsetzt waren, und in denen Granatsplitter, Knochenstücke und Kleiderfetzen sich fanden.

Auch Borchard betont Zerfetzung des Lungengewebes; Eiterung der Lungenwunde, Lungenabszeß, subpulmopleurale Eiterung, intralobuläres Empyem wurde beobachtet.

Kehl fand bei zwei Steckschüssen zweimal jauchigen Eiter, einmal mit Abstoßung von Fetzen, vielleicht Lungensequestern. Einmal (Schrapnellkugel) geruchlosen Eiter.

Beitzke erwähnt in einem seiner Sektionsprotokolle nebenbei: vereiterter Infarkt im rechten Unterlappen, dem Schußkanal anliegend. Im übrigen: Schußkanal durch Ober- und Unterlappen, im Oberlappen mit geronnenem Blut gefüllt, im Unterlappen offen. Kollaps der ganzen rechten Lunge. Verjauchter Bluterguß im rechten Brustfellraum. Geschoß steckt wahrscheinlich in der Wirbelsäule. † 10 Tage nach Verwundung.

Madelung hat auf 35 Lungenschüsse 2 Fälle von Lungengangrän gesehen, anschließend an offene Empyeme.

Guleke erlebte auf 150 Lungenschüsse 4 Fälle von Lungengangrän, zweimal wurden ganze Lungensequester ausgestoßen.

Dringen größere Mengen Bakterien in den Schußkanal ein, so vereitert die Innenfläche (Beitzke). Der Autor fährt fort: „Ob sich noch größere Zerstörungen anschließen können, vermag ich nicht zu sagen".

Weiß: „Lungengangrän kommt besonders bei Verletzungen von Rippen vor." Ein Fall von spontan ausgeheilter Lungengangrän wurde beobachtet.

Haim teilt 3 Fälle über Lungengangrän mit. Im ersten Fall Einschuß am linken Schulterblatt, Ausschuß am Mund. Tracheotomie. Gangrän der Spitze des Oberlappens mit Höhlenbildung. In der übrigen Lunge putride Bronchitis. Im zweiten Fall wurde am 3. Tage nach erfolgtem Lungendurchschuß ein großes Thoraxfenster gemacht. Zerfetzte gangränöse Teile der Lunge wurden abgetragen. Im 3. Fall (Einschuß rechte Axillarl. 6. I.K.R.; Ausschuß rechte Skapularlinie 2. I.K.R.) bestand anscheinend ein Tangentialschuß, Probepunktion negativ. Bei der Operation 6 Tage nach Verwundung Resektion der 10. und 11. Rippe, Entfernung zahlreicher Knochensplitter. „Man gelangt in eine Höhle, welche nach unten vom Zwerchfell, nach oben von zerfallendem, größtenteils gangränösem Lungengewebe begrenzt wird". In den zwei letzten Fällen Heilung. Betreffs des ersten Falles nimmt der Verfasser selbst an, daß die Lungengangrän durch Aspiration hervorgerufen worden sei.

Moritz hat unter 532 Lungenschüssen Abszeß nur 2 mal, Gangrän unter 615 8 mal beobachtet. Außerdem sagt Moritz: „Wir finden die Möglichkeit der Pleurainfektion, zumal als chronische Störung, in ganz anderem Umfange verwirklicht, als die einer Infektion der Lunge.

Toenniessen konnte dauernde schwere Schädigung des Lungengewebes beobachten. Nie trat Abszeß oder Gangrän ein.

Hanusa fiel ebenfalls die Seltenheit auf, mit der sich das Lungengewebe an der Infektion beteiligt.

Wir selbst haben schon auf der ersten Kriegschirurgentagung in Brüssel (vgl. Diskussion Burckhardt) auf die Seltenheit aktiver Beteiligung der Lunge an der Infektion hingewiesen.

Über den Gegenstand der Lungeninfektion nach Schußverletzungen bestehen also gewisse Verschiedenheiten der Ansichten.

Daß Lungenabszeß und Lungengangrän nicht häufig sind, ergeben die Zahlen von Moritz, ergibt ferner die Tatsache, daß Einzelfälle mitteilenswert erscheinen. 3 Fälle von Oberschenkeleiterung würde niemand publizieren!

Im übrigen ist der Gegensatz der Meinungen größtenteils durch die Verschiedenheit der Bezeichnungen bedingt. Diese kann allerdings praktische Konsequenzen haben.

Überaus auffällig ist die Tatsache, daß ein enormes Empyem nach sicheren Lungenschüssen angetroffen werden kann und daß der Lungenschußkanal derart verheilt ist, daß er nur mit der größten Mühe, wenn überhaupt, noch aufgefunden werden kann. Das haben wir sehr oft gesehen. Wir behaupten: das ist durchaus bei älteren Fällen so die Regel, das Gegenteil — die Ausnahme. (Vgl. auch die Arbeit von Hanusa.) Bei der Leber, bei der Niere, beim Gehirn, von Muskeln und äußerer Haut ganz zu schweigen, ist es anders.

Andererseits ist es sicher, daß die nekrotischen Teile eitrig einschmelzen, wenn der Schußkanal oder eine Lungenwunde sich infiziert. Auch mögen öfter kleine lokale Abszeßchen entstehen, kleine Infarkte in Eiterung übergehen. Trotzdem heilt die Lungeninfektion meist rasch aus.

Weiter ist keine Frage, daß nach Gewebsquetschungen durch die Schußverletzung die nekrotischen Lungenteile sich in die Brusthöhle abstoßen können, soweit sie nicht nach eitriger Einschmelzung ausgehustet werden. Wir selbst haben aus Empyemhöhlen auch gelegentlich nekrotische Lungenfetzen herauskommen sehen. Die Lunge ist in solchen Fällen Vermittlerin einer Infektion der Pleura. Selbst wird sie der Infektion eben darum rasch Herr, weil sie das infektiöse Material rasch aus sich herausbefördert. Ist die Gewebsquetschung und Nekrotisierung aber sehr ausgedehnt, so tritt der Tod sehr früh ein. Inwieweit eine akuteste Infektion am Tode schuld ist, inwieweit das Trauma an sich, bleibe dahingestellt. Jedenfalls bleibt hier meist gar nicht die Zeit zur Ausbildung des typischen Bildes von Lungengangrän oder -abszeß.

Daß ausgedehnte Infarkte nach Tangentialschüssen vereitern können, haben wir selbst zuerst hervorgehoben. Daß auch bei Durchschüssen Infarkte vereitern können, ist nicht zu bestreiten. Zum größten Teil fällt das unter das früher über Gewebsquetschung bei wüsten Verletzungen Gesagte. Denn sonst sind — von den Tangentialschüssen abgesehen — ausgedehnte Infarkte etwas sehr Ungewöhnliches.

All das — die vereiterten Infarkte bei Tangentialschüssen ausgenommen — würden wir aber nicht als Lungenabszeß oder Lungengangrän bezeichnen. Legt man durch die Darmwand einen Seidenfaden, so heilt dieser unter lokaler Peritonitis ein. Eine Verwachsung nach Appendizitis ist der Rest einer lokalen Peritonitis. Aber man sagt nicht, daß solche Menschen eine Peritonitis überstanden haben. Im allgemeinen — Ausnahmen mögen gewiß vorkommen — geht die Infektion der Lunge nach Schußverletzungen nicht erheblich über das Maß der primären Gewebsschädigungen hinaus. Ob man die Bezeichnung „Lungengangrän“ bei einem Patienten gebrauchen will, bei dem sich Lungensequester in eine Empyemhöhle abstoßen, ist Geschmackssache. Wir möchten die Ausdrücke Lungenabszeß und Lungengangrän als klinische Bezeichnung für solche Fälle reserviert halten, in denen die Lungeninfektion nicht bloß die natürliche Weiterentwicklung einer infizierten Lungenverletzung bis zur Reinigung und Heilung bildet, sondern eine selbständige, entweder in der Lunge abgeschlossene oder gar in dieser fortschreitende Infektion darstellt.

In diesem Sinne kommen Lungenabszesse und Lungengangrän nach Schußverletzungen gewiß vor, aber sie sind auffallend selten im Gegensatz zu den Verhältnissen bei andern Organen. In der Mehrzahl der Fälle, wo sie beobachtet werden, liegen besondere, ebenfalls selten verwirklichte Bedingungen vor, von denen wir 3 aufführen möchten, weil sie vollkommene Analogien zu den Fällen des Friedens bilden.

Von den ganz schweren, meist rasch zum Tode führenden Fällen von Lungenzerstörungen, insbesondere durch Granatsplitter, abgesehen, fanden wir Lungenabszeß bzw. -gangrän besonders unter folgenden Umständen:

1. Ein durch Tangentialschuß entstandener Lungeninfarkt kann vereitern. Die braunrote Beschaffenheit des Gewebes auf dem Durchschnitt macht einer mehr grauen, schließlich gelblichen Platz. In einem Falle fanden wir die Infektion ausgegangen von dem in der Thoraxmuskulatur liegenden, zwischen den Rippenfragmenten verlaufenden Schußkanal. Hierdurch hatte sich die Pleura, die nur ein feines Loch hatte, infiziert und von dort aus die infarzierte Partie in der Lunge. Etwas anders verlaufende, aber ähnliche Fälle haben wir noch mehr gesehen.

2. kann Lungenabszeß bzw. -gangrän in einem Schußkanal entstehen durch Aspiration von Mageninhalt in den Schußkanal. Bei einem Verwundeten (Rö.), welcher wegen eines Bauchschusses operiert wurde, ereignete sich ein Narkosenzwischenfall mit Aspiration von Mageninhalt in den Schußkanal. Der Verwundete starb an Lungenabszeß bzw. -gangrän. Ein kleiner Minensplitter hatte einen akzidentellen Lungendurchschuß gemacht. Im Schußkanal fand sich Eiter und darum beginnende Gangrän, hervorgerufen durch die Aspiration.

3. kann bei den seltenen Steckschüssen der Lunge eine Eiterung um den Fremdkörper entstehen. (Vgl. S. 591.)

Marion beobachtete in 5 Fällen einen Abszeß um Fremdkörper, Gerhardt in einem Falle. Hier trat der Abszeß sehr spät auf.

Daß die Lunge relativ so selten Sitz selbständiger und progredienter Eiterungen ist, liegt in ihrer Anatomie begründet. Einmal können sich infizierte Massen (meist durch den Schußkanal) nach außen in die Brusthöhle entleeren. Dann entsteht allerdings ein Empyem und der Verlauf des Empyems ist für das weitere Schicksal des Kranken entscheidend. Zugleich aber hat die Lunge in dem viel verzweigten Bronchialbaum ein geradezu ideales natürliches Drainagesystem, vermöge dessen eine Art „Selbstdrainage“ der Lunge erfolgt, wenn sie sich zugleich retrahieren kann. Endlich ist die Lunge das am besten mit arteriellem Blut versorgte Organ des menschlichen Körpers.

Wie steht es mit dem Auftreten von Abszessen in Lungen, die schon vor der Verwundung ausgedehnt verwachsen waren? Ein Geschoß, das nach Durchsetzung der Lunge gerade noch bis an die dem Einschuß gegenüber liegende Thoraxwand gelangt ist, kann nicht nach der Brusthöhle durchbrechen. Auch wo das Geschoß den Körper wieder verlassen hat, können infizierte Gewebsnekrosen der Lunge nicht nach der Brusthöhle sich entleeren. Die Lunge kann sich nicht retrahieren; der Schußkanal wird ausgespannt erhalten. Hier müssen wir also erwarten, daß ein Lungenabszeß entsteht, wenn Infektion eintritt. Unsere Überzeugung, daß gegebenenfalls der Verlauf so sein müßte, fand durchaus ihre Bestätigung durch einen Fall, der erst sehr spät unserem Material hinzugefügt wurde. Wir geben ihn seiner prinzipiellen Wichtigkeit wegen etwas ausführlicher wieder. Er ist auch zugleich wegen der neben den Folgen des Lungenschusses bestehenden Tuberkulose von Bedeutung.

Fall 30. Sta. verwundet durch Granatsplitter 16. 9. 16. (Von Oberstabsarzt Kötzle und Prof. Veiel, erst später von einem von uns behandelt.) † 8. 4. 17. Befund 17. 9. 16: Am rechten medialen Schulterblattwinkel pflaumengroße, schmierige Wunde. Operation (Kötzle): Wundrevision. Schußkanal führt oberhalb der Fossa supraspinata scheinbar nach dem rechten Akromion zu. Großer Knochensplitter der Skapula entfernt. 27. 9. wird Diagnose auf abgesackten Eiterherd (Empyem?) gestellt, der aber durch die Wunde Abfluß hat (Veiel). 6. 10: Inzision (Kötzle) lateral von der Skapula: starke Splitterung der Skapula. 9. 11.: Probepunktion im 7. I.-K.-R.: negativ. 12. 11.: Punktion mittl. Axillarl. 7. I.-K.-R. : stinkender Eiter. Resektion der 7. Rippe mittlere Axillarlinie (Kötzle). Kein Pleuraempyem, der Eiterherd ist in der Tiefe der Lunge. Es entleert sich $^1/_4$ l Eiter. 26. 11. wird aus der Lunge nach oben von der Resektionsstelle ein 2 cm langer, 1 cm breiter Granatsplitter entfernt. Im weiteren Verlauf reinigen sich allmählich die drei Wunden. Es stoßen sich weitere Knochensplitter ab. 21. 3. 17. Sekretion sehr gering. Von der Resektionsstelle aus kommt man mit der Kornzange nur in einen kurzen Kanal. Seit 12. 11. 17 hatte öfter remittierendes Fieber bestanden. Die Temperatur hatte sich indes die meiste Zeit zwischen 37 und 38,5 gehalten. Keine Erklärung möglich, warum Patient immer mehr verfällt. Vom 4. 4. 17 ab treten subnormale Temperaturen auf. Patient zum Skelett abgemagert. 8. 4. †.

* (Burckhardt): In der linken Brusthöhle 250 ccm klare Flüssigkeit. Die ganze rechte Lunge ist verwachsen, besonders stark an den Stellen, an denen die Öffnungen im Brustkorb sind. Der Einschuß in diesen ist zwischen Skapularlinie und hinterer Axillarlinie durch die 5. Rippe.

An diesen Stellen sind zu alten Verwachsungen ausgedehnte neue narbige dazugekommen. Beide Lungen sind durchsetzt mit haselnußgroßen Herden, die aus hirsekorngroßen, harten, makroskopisch nicht verkästen Knötchen sich zusammensetzen (mikroskopisch Tuberkel). Die Herde gruppieren sich um Bronchien.

Die Rippenresektionsstelle und die Einschußöffnung führen je in einen kurzen, blind endigenden Kanal in der Lunge. Ihre Umgebung ist narbig. Abszesse nirgends vorhanden.

Epikrise: Offenbar durch eine schon früher durchgemachte Tuberkulose waren hier ausgedehnte Verwachsungen der rechten Lunge entstanden. Darum ist auch kein Empyem, sondern ein Lungenabszeß entstanden. Die Diagnose auf primäre Verwachsungen war deshalb auch schon während des Lebens aus dem ganzen Verlauf, insbesondere der Tatsache des Bestehens einer Eiterhöhle in der Lunge von uns gestellt worden.

Eine direkte Beziehung zwischen Schußkanal und Tuberkulose kann nach dem autoptischen Befund ausgeschlossen werden. Dagegen hat wohl die Tuberkulose in dem durch die Verwundung geschwächten Körper immer weiter sich ausgebildet.

5. Herz (Heilung von Herzschüssen).

Daß Herzschüsse, selbst mit Perforation der Herzhöhlen, heilen können, dafür hat der jetzige Krieg reichliches Material gebracht. Wir bringen eine kurze Zusammenstellung der Fälle, die aus diesem Kriege stammen, soweit die äußeren Umstände uns erlaubten, die Literatur durchzustudieren.

Wo keine perikardiale Schwiele enstanden war, war es gelegentlich unmöglich, die Eintrittstelle des Geschosses bei Operation wegen Steckschusses der Herzhöhlen aufzufinden. Auch Adhäsionen des Perikards konnten fehlen.

Die Symptome, welche eine Untersuchung und in einzelnen Fällen eine Operation veranlaßten, sind im klinischen Teile angeführt. (S. 571 und 603.) Hier interessiert uns nur die anatomische Seite.

Wir beginnen mit den autoptisch verifizierten Fällen:

Freund und Caspersohn. Einschuß am rechten Rippenrande in der Mammillarlinie über der Lebergegend. Es wird aus einer Nische der rechten Herzkammer eine Schrapnellkugel operativ entfernt. Patient geheilt. Die Herzwand war unverletzt. Daher mußte die Kugel durch die Leber in die untere Hohlvene gefahren und mit dem Blutstrom in die rechte Herzkammer gelangt sein[1]).

Beaussenat hat zwei Verwundeten mit Erfolg ein Geschoß aus dem Herzen entfernt. Das eine war ein im rechten Ventrikel sitzender Granatsplitter. Das andere eine in der rechten Kammer liegende Schrapnellkugel. Im zweiten Fall enthielt (Operation 1 Jahr nach der Verwundung) der Herzbeutel blutige Flüssigkeit, keine Verwachsung.

Rusca veröffentlicht zwei operative Fälle.

1. 16. Sept. 14. verwundet. Herzklopfen, Angstzustände. 8. Nov. 15. Extraktion eines Geschosses aus der rechten Kammer. Herz nicht verwachsen. Tod an rechtsseitiger Pneumonie.

2. 21. Sept. verwundet. 30. 11. 15. wegen Herzklopfen, Atemnot usw. aufgenommen. Operation. Schrapnellkugel liegt in der Wand des Herzens an der Herzspitze. Heilung.

Einen einzigartig dastehenden Fall veröffentlicht Huismans: Einschuß fingerbreit links vom Brustbein, unterer Rand der 2. Rippe. Ausschuß dicht unter rechtem Schulterblattwinkel; Höhe des 8. B.D. Der Verwundete hatte Lungen- und zunehmende Herzsymptome, starb unter Dekompensationserscheinungen (Diagnose: Pulmonalstenose) 6 Monate nach der Verwundung. *: Verwachsung der Perikardialblätter. Einschuß ins Herz rechte Kammer unterhalb der Pulmonalklappen, von dort durch die Aorta im Bereiche der Klappen in den rechten Vorhof. Einschuß und Ausschuß des Herzens vernarbt. Innerhalb des Herzens und der Aorta freie Kommunikation durch die Löcher mit narbigen Rändern. Der Autor gibt eine sinnreiche Erklärung des durch die abnorme Kommunikation veränderten Blutlaufs.

Folgende Fälle wurden durch Röntgenbeobachtung festgestellt. Die im Herzen liegenden Geschosse sind sämtlich kleine Granatsplitter. Infanteriegeschosse liegen höchstens teilweise in der Wand des Herzens. In einzelnen Fällen scheint die Diagnose „Herzsteckschuß“ doch nicht so ganz sicher.

Glaser und Kaestle: Rechter Vorhof.

Kienböck: Rechte Kammer[2]) Fall 12.

Schütze: Geschoß in der rechten Kammer (Schwindel und Herzklopfen).

Haenisch: Linke Kammer (nicht die leisesten Beschwerden).

Finckh: Linke Kammer (leichte Erscheinungen).

Hiess: Wand der rechten Kammer.

---

[1]) Anm. Das ist fraglich. Verheilte Herzwunden sind oft kaum mehr nachweisbar.

[2]) Mediz. Klinik 1917 Nr. 43.

Finckh: Splitter in der Wand der rechten Kammer.

Niklas: An der linken Kammer (keine Beschwerden, zufällig entdeckt).

Fielitz: Herzwand (dienstfähig).

Heller: Russisches Infanteriegeschoß macht mit dem Herzen synchrone Bewegungen. (Leichte Beschwerden.)

Finckh: Der Herzwand aufsitzendes russisches Infanteriegeschoß.

Ferner teilen Freund, Reichmann, Mühsam, Bucky Steckschüsse im Bereich des Herzschattens mit.

Von klinischen Beobachtungen sei auf einen Fall von Pick (Aorteninsuffizienz) und einen von Ehret (Herzdurchschuß), besonders aber auf den Fall von Koetzle hingewiesen. Bei diesem letzteren war der Schuß offenbar mitten durchs Herz gegangen und hatte das Hissche Bündel in Mitleidenschaft gezogen, ohne den Tod herbeizuführen. (Genaueres s. klin. Teil Seite 572.)

6. Herzbeutel (Perikarditis).

Kleine Verletzungen des Perikards können ohne Adhäsionsbildung ausheilen. (Vgl. „Herz" S. 531.)

Geschosse können im Herzbeutel sich aufhalten, ohne diesen zu infizieren. Meist findet sich etwas sterile blutige Flüssigkeit im Herzbeutel.

Wie ein mit Glück von Jenckel operierter Fall zeigt, kann das Geschoß in Buchten des Herzens bzw. Herzbeutels geraten und da hängen bleiben.

Dieterich, Müller, Neumann, Finckh stellten ebenfalls Geschosse, im Herzbeutel liegend, beim Lebenden fest.

Perikarditis nach Schußverletzungen ist nicht gerade häufig. Klose berechnet für sein Material (Sanitätskompanie) 6% der Brustschußtodesfälle. Nach unsern Erfahrungen war Perikarditis, selbst wenn wir die Empyemfälle mitrechnen, erheblich seltener. Auch Flörcken schätzt ihre Häufigkeit auf 2—3% der Lungenschüsse.

Perikarditis kann entstehen durch die Anwesenheit eines Fremdkörpers im Herzbeutel.

Ritter beobachtete nach Reiche einen Fall, bei dem das Geschoß frei im Herzbeutel lag und zu eitriger Perikarditis geführt hatte.

Wir selbst machten eine sehr instruktive hieher gehörende Beobachtung, bei der besonders die Zeit, in welcher die Perikarditis sich ausbildete, und die Art, wie sie zum Tode führte, bemerkenswert sind.

Fall 30a. Li., 26. 8. 17. 12½ Uhr nachm. verwundet. † 29. 8. abends 9¾ Uhr. Einschuß: 5 cm links der Mittellinie 2. Rippe erbsengroß. Dämpfung hinten über der linken Lunge und im Traubeschen Raum. Puls wird allmählich immer schwächer. *: Linke Brusthöhle ca. 600 ccm Blut, in der rechten etwa 200 ccm gelbliches Exsudat. Der Herzbeutel ist wie ein Gummiballon prall gefüllt. Nach Inzision entleert sich aus ihm stark blutgefärbtes Exsudat. Seine Serose mit braunroten Fibrinmassen allseitig überzogen. Das Geschoß (hanfkorngroßer Granatsplitter) war vom 2. F.-K.-R. durch die Lungenspitze gefahren, dann vor dem oberen Teil des Lungenhilus entlang geglitten, durch den Herzbeutel gegangen, und saß nun, eben noch von außen sichtbar, in der Wand des linken Ventrikels in dem Winkel zwischen Vena magna cordis und Vena post. ventr. sin., nach rechts von letzterer gelegen, von beiden Gefäßen etwa ¾ cm entfernt. Der Lungenschußkanal war bereits völlig verklebt, ebenso das Loch im Herzbeutel. Nur im Bereich der Verletzungsstellen zeigte die linke Lunge leichte fibrinöse Auflagerungen.

Epikrise: Anfänglich stärkere Blutung aus der Lunge, geringe aus der Herzwand. Durch die Anwesenheit des kleinen Splitters im Herzbeutel entstand fibrinöse Perikarditis. Darauf verklebte das Loch im Herzbeutel. Es entstand Raumbeengung des Herzens durch Erguß; Stauungserguß in der rechten Brusthöhle. Tod an Herzinsuffizienz.

Selbst wenn der Verwundete nicht in einer Zeit größten Andrangs zugrunde gegangen wäre, hätte er kaum gerettet werden können, da dann bestenfalls die Diagnose auf Hämoperikard infolge Herzschusses mit komplizierendem Lungenschuß gestellt worden wäre. Eine etwaige Herzoperation bei dem elenden Verwundeten wäre aussichtslos gewesen, da selbst bei der Autopsie die Klarlegung des Sachverhalts schwierig und zeitraubend war.

Bei Kommunikation des Innern des Herzbeutels mit dem einer infizierten Brusthöhle kann von der Brusthöhle aus eine Infektion des Perikards zustande kommen. Es kann aber auch das Loch, das ja fast immer sehr klein ist, sich vorher durch Verwachsung schließen.

Durch das Loch des Schußkanals kann von einer Empyemhöhle in einen mit Eiter gefüllten Herzbeutel Luft eintreten (Pneumopyoperikard).

Von einem Loch in der Speiseröhre ausgehend, beobachteten wir (wie unter „Speiseröhre" mitgeteilt) einmal beginnende Perikarditis, die sich in sehr kurzer Zeit entwickelt hatte. (Fall 16, Luc. S. 499.)

Seltener ist ein Übergreifen der Pleuritis aufs Perikard auf dem Lymphwege.

Ehe man bei Schußverletzungen einen solchen Modus der Entstehung der Perikarditis annimmt, muß man bei gleichzeitigem Vorhandensein einer Pleuritis und Perikarditis den Beweis erbringen, daß nicht das Geschoß selbst das Perikard eröffnet hat. Besonders in Fällen von Steckschüssen gehört zu einer vollständigen Klarlegung des Zusammenhangs unbedingt, daß das Geschoß gefunden wird. Bei Durchschüssen muß der Schußkanal so verlaufen, daß der Herzbeutel mit Sicherheit unverletzt geblieben ist. Denn inmitten der dicken fibrinös-eitrigen Beläge auf Perikard und Pleura sind die ehemaligen kleinen Schußlöcher nicht mehr zu finden.

Indes ist gewiß, daß auch nach Schußverletzungen eine eitrige Pleuritis auf dem Wege der Lymphbahnen aufs Perikard übergreifen kann (Flörcken, Kohlhaas). Aber wir sahen eine Reihe von schwersten Empyemen, bei denen das nicht geschehen war. Und in den Fällen, in denen eine Perikarditis auf diesem Wege entstanden war, war meist auch in der andern Brusthöhle ein infizierter Erguß, auch fanden sich Zeichen von Allgemeininfektion an andern Stellen des Körpers.

Die Perikarditis tritt bei Schußverletzungen nur äußerst selten in den Vordergrund, da die gleichzeitigen andern Verletzungen meist vorher den Tod herbeiführen oder ihrerseits (wie eitrige Pleuritis) mindestens dieselbe Wichtigkeit haben. Nur in dem Falle von Ritter, in unserem Falle 3a und in einem Falle, den Klose mit Erfolg operiert hat, war die Perikarditis die Hauptsache.

Nach Kloses Ansicht kann eine Perikarditis auch auf die Pleura übergreifen und zu sekundärem, pleuritischem Erguß führen. A priori ist das wohl denkbar, allein ohne autoptische Befunde nicht mit Sicherheit zu behaupten.

Betreffs der anatomischen Bilder frischer und älterer Perikarditis verweisen wir auf die Lehrbücher der Pathologie.

7. Speiseröhre, Luftröhre (Mediastinalphlegmone).

In den seltenen Fällen intrathorakaler Speiseröhrenverletzung, in denen der Tod nicht sofort infolge gleichzeitiger Verletzung des Herzens oder der großen Gefäße erfolgt, drohen dem Patienten im ferneren Verlauf schwere Gefahren.

Die Infektion der Brusthöhle, des Herzbeutels haben wir schon oben im Anschluß an die Beschreibung der unmittelbaren Wirkungen der Schußverletzungen abgehandelt.

Die weitere Gefahr einer Verletzung der Speiseröhre ist die Infektion des Mittelfellraums. Meist sind indes die komplizierenden Verletzungen derart, daß der Tod eintritt, ehe sich eine tödliche Mediastinalinfektion entwickeln kann.

Intrathorakale Verletzungen der Luftröhre und der Bronchien treten wohl ebenfalls nur äußerst selten isoliert auf. Die Folgen dürften Spannungspneumothorax oder Mediastinalemphysem, Pleuritis, endlich wieder Mediastinitis sein.

Es ist hier wohl der Ort, einiges über die Infektion des Mittelfellraums, die sog. Mediastinitis, zu sagen. Man versteht darunter eine Infektion des Zellgewebes, das zwischen den Organen des Mittelfellraums liegt. In der Friedenschirurgie macht man einen Unterschied zwischen Infektion des vorderen und des hinteren Mediastinums. Für die Kriegschirurgie ist die hintere Mediastinitis ungleich wichtiger. Höchstens, daß im Bereiche des vorderen Mediastinums einmal um einen Granatsplitter ein Abszeß entstünde. Sonst hat sie wohl hier keine selbständige Bedeutung.

Die Ursache der Mediastinitis nach Kriegsverletzungen ist nur selten im Mittelfellraum selbst zu suchen. Soweit wir die Literatur durchsehen konnten, fanden wir keinen Fall, der im Anschluß an Verletzung von Speiseröhre, Luftröhre oder Bronchien innerhalb des Mittelfellraums entstanden wäre. Häufiger mögen schon stecken gebliebene Geschosse eine Infektion herbeiführen.

Guleke hat einen am 29. 8. 14 verwundeten Mann mit Einschuß am vorderen Rand des rechten Sternokleido in Höhe des Ringknorpels am 16. 9. 14 und 3. 5. 15 operiert und so den Mediastinalabszeß zur Heilung gebracht. Bei der zweiten Operation wurde das I.-G. aus Knochen und Kallusmassen in Höhe des 4. Brustwirbels entfernt.

Auch wenn Teilstrecken eines durch den Mittelfellraum zufällig ohne Nebenverletzungen hier durchgehenden Schußkanals durch liegengebliebene Keime infiziert werden, kann eine Mediastinalinfektion die Folge sein. Meist stehen aber die Komplikationen im Vordergrund.

So war in einem der Fälle von Guleke im Anschluß an eine gleichzeitige Verletzung des Herzbeutels dieser ebenfalls infiziert.

Viel häufiger kommt es vor, daß eine Infektion vom Halse her nach dem Mittelfellraum im lockeren Gewebe zwischen den vorderen Halsfaszien und der Wirbelsäule sich nach unten senkt. Stets sind dann die hinteren Partien des Mittelfellraums bevorzugt.

Die Senkung kann von jedem entsprechend gelegenen Infektionsherd am Halse ausgehen; typisch ist sie im Anschluß an Verletzungen der Speiseröhre.

Ganz allgemein lassen sich zwei Formen der Infektion des Mittelfellraums unterscheiden: das akut verlaufende infektiöse Ödem und der Abszeß.

Die erste Form, die ausnahmslos in kürzester Zeit zum Tode führt, wird am besten illustriert durch Mitteilung eines von uns beobachteten Falles. Die Ursache war eine Verletzung der Speiseröhre im Halsteil.

Fall 31. Rit., verwundet 31. 3. 16. † 2. 4. 16. Tangentialschuß an der Hinterseite des Pharynx. *: Die Pharynxverletzung mündet in eine Jauchehöhle, die um die linksseitigen großen Halsgefäße liegt. Sulzig-ödematöse Infiltration des ganzen hinteren Mittelfellraumes von grünlich-braungrauer Farbe und zwar um die Luftröhre und die großen Gefäße, die Lungenstiele, die Partien hinter dem Herzbeutel. Je weiter man nach oben kommt, um so mehr wird die Farbe durch Beimischung imbibierten Blutes verdeckt. Unterhalb des Zwerchfells normale Verhältnisse.

Die Abszesse des Mittelfellraums verlaufen viel weniger stürmisch, besonders, wenn eine Eiterung sich allmählich vom Halse her nach dem Mittelfellraum hinuntersenkt. Hierher gehören Fall 1, 2 und 4 von Guleke. In Fall 1 lag eine Verletzung des Halsteils der Speiseröhre vor; in Fall 2 ebenfalls. Bei letzterem fand sich der Granatsplitter, der die Speiseröhre perforiert hatte, in Höhe des 6. und 7. Halswirbelkörpers. Es glückte, den Abszeß durch Operation zum Stillstand und zur Abgrenzung zu bringen. Der Tod erfolgte infolge Verblutung im Anschluß an eine zweite anderweitige Verletzung. Fall 4 ist der oben bereits erwähnte.

Wieweit die Infektion nach unten vorschreitet, hängt von ihrer Intensität und unter günstigen Umständen, wie Gulekes Beobachtungen zeigen, von der geeigneten Behandlung ab. Auch die schwere Form des infektiösen Ödems macht fast immer, wie uns Prof. Hofmeister, der den von uns beobachteten Fall miterlebt hat, aus seiner Erfahrung versicherte, am Zwerchfell Halt. Ehe diese Grenze überschritten ist, tritt bei dieser Form der Tod ein. Indessen können Abszesse noch weiter nach unten sich senken, auch in die Brusthöhle perforieren, wie eine Beobachtung Madelungs beweist.

Hier ließ sich die eitrige Infiltration von der rechten Brusthöhle aus, die mit dem Mediastinum kommunizierte, bis an die Hinterseite der Fettkapsel der rechten Niere verfolgen. In der Brusthöhle 2 l eitrig-jauchiges Exsudat.

Gelingt es nicht, einen Mediastinalabszeß zeitig zu finden und zu eröffnen, so erfolgt der Tod allmählich an Allgemeininfektion, sei es durch Überschwemmung des Blutes mit Toxinen, sei es durch Bildung metastatischer Abszesse. Im 4. Fall Gulekes konnte der Verwundete durch Operation gerettet werden, noch nachdem bereits Metastasen aufgetreten waren.

8. Die eitrige Pleuritis, Empyem nach äußerem Pneumothorax, ohne solchen, ein- und mehrkammerige Empyeme.

Eine seröse Pleuritis kann wieder verschwinden, ohne in eine eitrige überzugehen; das seröse Exsudat kann allmählich eitrig werden, und endlich: die Infektion bei seröser Pleuritis kann so heftig sein, daß der Organismus keine Zeit und Fähigkeit mehr hat, Eiter zu bilden, ehe er der Infektion erliegt. Die Fälle von eitriger Pleuritis sind also in diesem Sinne als mittelschwere Fälle zu bezeichnen.

Sauerbruch und Hartert unterscheiden Früh- und Spätempyeme. Das Frühempyem verdankt nach Sauerbruch seine Entstehung Fremdkörpern (Geschoß, Kleiderfetzen), das Spätempyem dem Durchbruch von Eiterherden in der Lunge, besonders um Fremdkörper.

Aus praktischen Gründen verstehen wir unter eitriger Pleuritis eine Entzündung der Pleura, welche ein deutlich eitriges Exsudat liefert. Nur ein kleiner Teil der Fälle, in denen sehr frühzeitig Zeichen einer schweren Infektion auftreten und die in der Regel hochvirulenten, in der Brusthöhle liegenden Granatsplittern ihre Infektion verdanken, gehen in eitrige Pleuritis über, weil die meisten vorher sterben. Es sind dies eben die als Frühempyeme bezeichneten

Fälle. Wir haben es hier vorwiegend mit solchen Empyemen zu tun, die sich allmählich aus einem während längerer Zeit nicht eitrigen Erguß entwickeln. Eine scharfe Grenze, an der die seröse in die eitrige Pleuritis überginge, existiert nicht. Bei Pleuritiden nach Schußverletzungen mit rein blutig-serösem Exsudat sind die Pleuren, wie erwähnt, bereits mit dicken eitrig-fibrinösen Massen bedeckt. Vielfach findet man auch, daß ein Teil des Exsudats einen blutig-serösen Charakter hat, ein Teil, besonders der bei einer Punktion zuletzt abgelassene Rest, bereits eitrig getrübt ist.

Die Eigenart des Verlaufs der eitrigen Pleuritis ist bedingt durch die anatomischen und physiologisch-mechanischen Verhältnisse der Brusthöhle und der Lungen. Hierdurch lassen sich sofort unter den Schußverletzungen zwei Gruppen unterscheiden: 1. Die Vereiterung der Pleura bei nach außen offenem Pneumothorax, 2. die Vereiterung eines abgeschlossenen pleuritischen Exsudats.

Bei längerer Zeit nach außen offenem Pneumothorax tritt stets eine Vereiterung der Pleura ein. Natürlich vereitert hier auch der in der Brusthöhle enthaltene Erguß, dessen ursprünglicher Bestandteil das bei der Verwundung ergossene Blut ist. Aber auch wo dieser durch das Pneumothoraxloch vollständig abgeflossen war, tritt die Vereiterung der Pleura ein. Beim offenen Pneumothorax ist also jedenfalls der Erguß nicht die Grundlage der Vereiterung. Hier kommt die Infektion der Pleura von außen, es sei denn, daß ein hochvirulenter Fremdkörper in der Brusthöhle sich befindet.

Beim weit offenen Pneumothorax liegt die Lunge, wenn ohne Adhäsionen, vollkommen kollabiert der medialen und einem Teil der hinteren und unteren Brusthöhlenwand an und verklebt mit den korrespondierenden Stellen der Pleura parietalis, also der mediastinalis, einem Teil der costalis und diaphragmatica. Die übrige Pleura, sowohl pulmonalis als insbesondere parietalis, bedeckt sich allmählich mit jenen mehrfach erwähnten eitrig-fibrinösen Membranen, die immer dicker werden, sich teilweise in großen Fetzen ablösen. Allmählich entsteht eine große, nach Entfernung der Membranen glatte Höhle, deren Wand teilweise die Lunge ist. Die Grenze, an der die Lunge aufhört, die ursprüngliche Brustwand anfängt, ist durch die Fibrinmassen, die sich zu organisieren beginnen, verwischt und wird um so schwerer feststellbar, je älter der Prozeß ist. Zuerst werden die untersten Schichten der fibrinösen Massen organisiert. Die Organisation schreitet allmählich auf die oberflächlicheren fort. Es können nun neue Fibrinschichten abgelagert werden. Auch diese werden mit der Zeit von gefäßhaltigem Gewebe durchwachsen und organisiert. So bilden sich dicke Schwarten über der Pleura. Die Lunge wird vollkommen in ihr Bett festgelötet. Sie wird zugleich mit einem starren Mantel umgeben. Allmählich, allerdings erst spät zu Bedeutung gelangend, gehen auch im Innern der Lunge Bindegewebswucherungen vor sich, die der Lungensubstanz selbst ihre Ausdehnungsfähigkeit rauben.

Damit haben wir das Bild des fertigen alten Totalempyems, bei dem die Lunge zu einem Teil der Wand der erweiterten Brusthöhle degradiert ist.

Diese Einmauerung der Lunge kann zu einer Zeit, wo die Lunge noch beweglich ist, durch systematische Übungen (Blasen) lange hintangehalten werden (s. S. 588).

Schließt sich die Pneumothoraxöffnung zu einer Zeit, wo die Lunge noch beweglich ist, so kann eine Spontanheilung eintreten. Wie wir heute wissen, ist der Vorgang nicht, wie man früher glaubte, so, daß die Höhle allmählich infolge Schrumpfung von Granulationen sich verkleinert, sondern das erste ist die Ausdehnung der Lunge. In der Regel ist die Granulationsbildung im Bereiche der Pleura pulmonalis recht schwach, schwächer als die der Pleura parietalis. Sie bekommt niemals das schöne, rosenrote Aussehen der frischen Granulationen der übrigen Weichteile des Körpers. Vielmehr wird das Pneumothoraxloch allmählich kleiner, schließlich so eng, daß es der Luft einen größeren Widerstand bei der Ausdehnung des Thorax bietet, als der Kehlkopf. Daher dringt die Luft in zunehmendem Maße durch den normalen Weg in den Thorax ein, die Lunge dehnt sich aus, kann nun stellenweise verwachsen, die Höhle verkleinert sich immer mehr und verschwindet schließlich.

Lange bevor dieser Prozeß zum Ende gekommen ist, fanden wir auch in solchen Fällen, in denen Spontanheilung nicht eintrat, den Rest des Komplementärraums obliteriert.

Schließt sich die Pneumothoraxöffnung nicht rechtzeitig, so ist eine Spontanheilung ausgeschlossen. Diese Gefahr ist bei großen Defekten der Brustwand immer sehr groß!

Fälle, in denen — wegen schwerster Infektion (sog. Frühempyeme) oder infolge vorzeitigen fehlerhaften Eingriffes — eine Rippenresektion gemacht wurde, ohne daß Verklebungen der Lunge eingetreten sind, verhalten sich in ihrem weiteren Verlauf wie ein offener Pneumothorax. (Vgl. S. 587.)

Natürlich erleidet diese Regel auch gelegentliche Ausnahmen. Bei kleineren Pneumothoraxlöchern braucht nicht immer ein vollständiger Lungenkollaps bestehen zu bleiben. Dann erreicht die Lunge irgendwo wieder eine Verbindung mit der Brustwand und es kann auch hier (vgl. unten) ein partielles oder mehrkammeriges Empyem entstehen.

Vgl. hierzu Fall 51 S. 563.

Fehlt ein Pneumothorax, so ist der pathologische Vorgang bei der Entstehung des Empyems derselbe, aber die anatomischen Verhältnisse sind meist ganz andere.

Die Lunge ist nur insoweit kollabiert, als dies der Größe des Ergusses entspricht. Da zwischen Lunge und Thoraxwand nach Resorption des Pneumothorax lediglich inkompressible Flüssigkeit ist, folgt die Lunge selbst beim größten Erguß wenn auch in geringem Maße noch den Bewegungen des Thorax.

Gewiß kann auch hier ein Totalempyem entstehen, wenn der Erguß nicht genügend abgelassen ist. Aber die Lunge ist nicht so völlig kollabiert. Sie wird durch die Flüssigkeit nach oben gedrückt. Hierbei bedeutet „oben" je nach der Lage des Körpers etwas Verschiedenes. Die Lunge wird also je nachdem an wechselnden Stellen mit der Pleura parietalis verkleben; meist mehr nach vorne (im anatomischen Sinn). Verschiedene Größe des Ergusses, verschiedene Blähungszustände der Lunge bedingen Verschiedenheiten der Verklebungsstellen. Ein vollständiges Aufsteigen der Lunge wird dadurch unmöglich, daß die Lunge am Hilus befestigt ist und so entstehen oft ganz unregelmäßige Höhlen.

Fall 32. F. P. [1]. 9. 11. 14 durch I.-G. verwundet. Empyem, Thoraxresektion (Prof. Braun), geheilt nach sechsmaliger Operation. Befund und Verlauf: Einschuß rechte

[1]) Identisch mit Fall 62. Dort klinischer Verlauf.

Mammillarlinie, 2. Rippe. Ausschuß rechte hintere Axillarlinie, 7. I.K.R. 2. 12. spritzt zum 1. Male Luft, vorher schon Eiter aus der Ausschußöffnung. 11. 12. Rippenresektion (Burckhardt, 10 cm der 8. Rippe). An der hinteren Schußöffnung zwei Rippenfrakturen. Der Komplementärraum ist verklebt. Stinkender Eiter. Im Verlauf der weiteren Operationen (Geh. Rat Braun) stellt sich folgendes heraus: Hinten erstreckt sich die Höhle nicht sehr weit nach oben. Dagegen ist seitlich eine Öffnung. Diese führt in einen Kanal, der nach vorne und oben weitergeht. Die Lunge ist am Zwerchfell, dann weiter oben an der vorderen und seitlichen Brustwand angewachsen. Hierdurch ist der Kanal zustande gekommen. Im weiteren Verlauf zeigt sich eine Bronchialfistel, ferner ein kleiner Abszeß an der Wirbelsäule um einen weggeschleuderten Knochensplitter.

Häufig entstehen zwei, ja mehrere Höhlen, manchmal zwischen zwei Lappen. Ein mehrkammeriges Empyem ist die Folge. Die Höhlen können voneinander getrennt sein, sie können mehr oder weniger weit kommunizieren. Mehrfach finden wir die Lunge in frontaler Richtung wie eine Kulisse zwischen zwei Empyemhöhlen ausgespannt. Die Höhlen kommunizieren nur unten.

Fall 33. Kel., 23. 3. 15. durch I.-G. verwundet. † 8. 4. Einschuß am 3. B.D. Ausschuß fingerbreit oberhalb der Mitte des rechten Schlüsselbeins. Plexuslähmung *: In der rechten Brusthöhle mehrere Liter blutig-serös-eitrige Flüssigkeit. Besonders die rechte Lungenspitze, durch die der Schuß gegangen war, ist fest adhärent, aber auch seitlich und am Zwerchfell ist die Lunge adhärent, so daß sie im wesentlichen eine frontal gestellte Scheidewand bildet, die die Brusthöhle in zwei Teile teilt, die nur unten kommunizieren. Einschuß in die Brusthöhle Ursprung der 3. Rippe. Ausschuß vorne erste Rippe.

Es ist hier möglich, daß die Verwachsungen schon vor der Verwundung bestanden haben; Näheres ist nicht zu sagen. Vielleicht war nur die Spitze adhärent gewesen.

Eine vordere und eine hintere Höhle fand sich in dem S. 559 erwähnten Fall 48. H. G. Hier nur der anatomische Befund:

Einschuß links vordere Axillarl. Brustwarzenhöhe. Ausschuß rechts 3. I.K.R. neben dem Brustbein. Hier bestand eine vordere Höhle, kleinhandtellergroß, und eine große hintere Empyemhöhle, in der ein mitgerissener Tornisterring gefunden wurde.

Bei einer weiteren Beobachtung fand sich die Empyemhöhle ganz entgegen der Regel vorn und war in zwei Teile geteilt:

Fall 34. Ree., 30. 6. 16 aufgenommen, † 12. 7. Einschuß 3 cm rechts vom rechten Sterno-klavikulargelenk. Ausschuß hinten Mittellinie etwa 5. B.D. markstückgroß mit tiefem Wundtrichter. Emphysem über der ganzen rechten Thoraxhälfte. Krankheitsbild durch Komplikationen schwer zu deuten. Patient liegt stets mit nach rechts gedrehtem Kopfe regungslos im Bett. 11. 7. Punktion hinten ohne Erfolg. *: 1. Rippe frakturiert. Die hintere Hälfte der rechten Lunge ist durch frische Auflagerungen verklebt etwa bis zur Axillarlinie nach vorne. Der mediale vordere Rand der kollabierten Lunge ist nach vorne gekehrt, endigt frei in der Brusthöhle und teilt den vorderen Teil der Brusthöhle auf diese Weise unvollständig in einen medialen und lateralen Teil, darin finden sich $^3/_4$ l blutige Flüssigkeit. Die Pleura ist mit eitrig-fibrinösen Membranen bedeckt. Die rechte Lungenspitze ist horizontal durchschossen. Ausschuß aus der Brusthöhle Ursprungsstelle der rechten 5. Rippe. Linke Lunge frei. Vielleicht war hier die abnorme Lage, die Patient im Bett einnahm, irgendwie die Ursache für die abnorme Fixation der Lunge.

Wie wir schon auf S. 525 erwähnt haben, verwächst die Lunge häufig an einer Schußstelle der Pleura. Dies gibt eine weitere Veranlassung zur Bildung unregelmäßiger Höhlen.

Fall 35. Stz., verwundet durch I.-G. 14. 11. 14. † 8. 1. 15. Einschuß rechtes Sternoklavikulargelenk. Ausschuß 4 cm über der rechten hinteren Achselfalte. Mehrfach Punktion wegen Fiebers, blutig-seröse Flüssigkeit. 11. 12. Resektion der 8. Rippe hinten. Brusthöhle enthält bordeauxrote Flüssigkeit. Pleura mit eitrig-fibrinösen Massen bedeckt. Die Lungenlappen sind miteinander verklebt, die Lunge ist seitlich an den Thorax leicht adhärent. Die Verklebungen zwischen den Lappen werden stumpf gelöst. — Patient erholt sich nicht, wird mit der Zeit septisch (Durchfälle). *: Vereiterung des rechten Sternoklavikulargelenks (Einschuß!). Totalempyem. Lunge kollabiert, sie liegt der Pleura costalis nach medial, hinten und unten an, das Zwerchfell teilweise bedeckend. Die vordere und seitliche Thoraxwand und die Peripherie des Zwerchfells sind von Lunge frei. Die Spitze der Pleurahöhle ist teilweise von der Lunge ausgefüllt. Der Komplementärraum ist obliteriert. 4. Rippe in der hinteren Axillarlinie frakturiert, ragt mit einer Spitze in die Empyemhöhle. Die gegenüberliegende Stelle der Lunge ist zu einem Zipfel ausgezogen, der sich durch die Höhle spannt und an der Frakturstelle adhärent ist. Lunge völlig atelektatisch. Ausschuß entspricht der Stelle des Lungenzipfels, Einschuß nicht mehr zu finden. Auf dem Durchschnitt der Lunge sieht man einen Narbenzug. — Linke Lunge frei, Dünndarmekchymosen, kleine Dickdarmgeschwüre.

Die Kompliziertheit der Rippenfrakturen bei Tangentialschüssen gibt zu allerlei abnormen Anhaftungen der Lunge Veranlassung:

Fall 36. Fi. III, verwundet durch I.-G. 27. 12. 14. † 10. 12. Einschuß rechts beim Akromion. Ausschuß am 12. B.D. Hautemphysem der ganzen rechten Brusthälfte. 7. 12. Operation: Verfolgung des Eitergangs am Ausschuß. Resektion der Enden der gebrochenen 8. Rippe. *: 5.—9. Rippe frakturiert. Der Schußkanal geht unter dem Pektoralis durch und in der Skapularlinie bei der 9. Rippe wieder heraus. Es bestehen zwei Höhlen, eine obere vorne, eine untere hinten und seitlich. Die Kommunikationsstelle, ein 3 cm langer Kanal, entspricht der Gegend der obersten Frakturstelle. Die obere Höhle reicht bis zum Dach der Brusthöhle, die untere faustgroße, etwa in der Skapularlinie gelegene Höhle reicht von der 6. bis zur 8. Rippe. Hier liegt eine oberflächlich ulzerierte Stelle des Unterlappens.

Von einem ursprünglich nur einen Teil der Brusthöhle einnehmenden Empyem können die Reste der freien Brusthöhle sekundär infiziert werden. Hier verweisen wir als Beispiel auf Fall 47. G. L. Da hatte sich das Empyem vorne oben um den dort hängen gebliebenen Granatsplitter gebildet. Hinten unten war dann sekundär ein Erguß in der bisher frei gebliebenen Brusthöhle entstanden. Dagegen fand sich in Fall 51 E. Z. zwischen zwei Lappen noch ein Rest freien Pleuraspalts,

Solche Empyeme können, weil zwei- oder mehrfach, für die Therapie sehr unangenehm werden. Andererseits ist die Tatsache, daß die Lunge nicht so vollständig kollabiert ist, wieder von Vorteil.

Bei Fällen, in denen die Eiterung längere Zeit zurückdatiert, bleibt es zweifelhaft, ob die alsdann stets sehr festen Adhäsionen schon vor der Verletzung vorhanden waren. — „Als abgesetzt in einen durch pleuritische Verwachsungen von vorneherein begrenzten Raum wird jedes Exsudat zu betrachten sein, das nicht auf dem Zwerchfell aufliegt, das zackige statt der regelmäßigen Begrenzungen hat, das in senkrechter Richtung statt wagrecht sich auszubreiten strebt.“ So C. Gerhardt in seinem Buch über die Pleuritis. Für das Empyem nach Schußverletzungen kann das nicht gelten.

Auf die Empyeme bei schon vor der Verwundung bestehenden Verwachsungen werden wir sofort zurückkommen.

Bleibt der Erguß, sei es spontan, sei es durch künstliche Maßnahmen, in mäßigen Grenzen, so entsteht meist nur eine kleinere Höhle, die überwiegend hinten und unten gelegen ist. Die Lunge behält zum großen Teil ihre Entfaltungsmöglichkeit. Solche Fälle bieten natürlich eine viel günstigere Prognose. Sie sind glücklicherweise bei geschlossenem Pneumothorax die weitaus häufigeren, zumal wenn sofort nach der Verwundung eine richtige Behandlung einsetzt.

Bezüglich der allmählichen Schwartenbildung gilt mutatis muntandis dasselbe wie beim Totalempyem beschrieben.

Bei ausgedehnten Rippenfrakturen nach Tangentialschuß und

Empyem setzt sich die Eiterung in ersterem fest. Entsprechend der Masse der infizierten Knochensubstanz kann die Rippeneiterung sogar (ähnlich wie beim Becken) in den Vordergrund treten. Trotz Drainage des Empyems geht die Temperatur nicht herunter. Denkt man an Tangentialschuß, so wäre vielleicht Freilegung indiziert.

Fall 37. Bla., verwundet 16. 6. 16. † 2. 7. Einschuß rechte Mamillarlinie 2 cm unterhalb des Schlüsselbeins. Am Rand des Rippenkorbs zwischen rechter Skapular- und hinterer Axillarlinie. Hämatom, darin Geschoß fühlbar. Emphysem der ganzen rechten Brustseite. 18. und 19. 1700 und 670 ccm blutig-seröse Flüssigkeit abgelassen. 21. 6. wird das I.-G. entfernt; es sitzt handbreit rechts vom 1. L.D. Bei der Entfernung fließen weitere 840 ccm blutig-seröse Flüssigkeit ab, der letzte Rest ist bereits stark getrübt. 2. 7. plötzlicher Verfall. Die 8. Rippe wird reseziert: Blutgerinnsel in der Brusthöhle infolge Nachblutung aus einer Interkostalarterie. *: Einschuß in die Brusthöhle durch rechte 4. Rippe in der mittleren Axillarlinie. Von hier zieht sich eine gegen die Brusthöhle offene Rinne durch die 4.—10. Rippe, in der mittleren Axillarlinie, etwas nach hinten und medial verlaufend nach unten. Die Rippen haben tiefe Sprünge. Das Periost, die Muskeln sind weithin abgelöst. In den Spalten der Sprünge, zwischen Knochen und Weichteilen ist Eiter. An der Seitenfläche der rechten Lunge entsprechend der Rinne in der Brustwand eine ebenso tiefe Furche, die den Oberlappen entlang bis zur Incisura interlobaris verläuft. Die ganze rechte Lunge ist bis auf kleine Partien an der Basis des U.L. vollständig luftleer. Die linke Lunge ist fast in ganzer Ausdehnung verwachsen. Die rechte Pleura ist mit eitrig-fibrinösen Massen belegt. (Vgl. Abb. 19.)

In seltenen Fällen brechen Empyeme in den Bronchialbaum durch und kommen zur Ausheilung.

Hat die Lunge durch Einmauerung in Schwarten ihre Ausdehnungsfähigkeit verloren, so ist eine Spontanheilung ausgeschlossen.

Nach Brix ist es besonders die Lungenspitze, deren mangelnde Ausdehnung die Heilung unmöglich macht, und zwar ist daran weniger die der Lunge aufliegende Schwarte schuld, als der Teil der Schwarte, der sich von der Lunge auf die Pleura parietalis herüber spannt.

Bei solchen Kranken sind dann die ausgiebigen Eingriffe verschiedenster Art notwendig. Gerade im Anschluß an die Empyeme dieses Krieges mußten solche Operationen vielfach gemacht werden (Enderlen, Braun und viele andere).

Wir müssen uns noch fragen, wie die Infektion, die zur Eiterung führt, bei abgeschlossenem Erguß zustande kommt.

Wir reden hier wieder nur von den Spätempyemen. Auch von ihnen mag ein Teil durch einen in der Pleura liegenden Fremdkörper verursacht sein. Bei den meisten ist die Genese eine andere.

Wie wir schon sagten, sind wir der Ansicht, daß bei Entstehung der meisten, vielleicht aller Ergüsse, bereits von vorneherein eine Infektion vorliegt. Die Vereiterung wäre dann in vielen Fällen nur eine Fortsetzung der Infektion. Aber ein lange bestehender Erguß wirkt schließlich wie ein Fremdkörper im Gewebe, der nicht oder wenig infiziert, lange Zeit sich nicht bemerkbar macht, um den sich dann allmählich eine immer heftigere Eiterung bildet, teils durch Entwicklung der ursprünglichen Infektionserreger, teils durch Neuansiedlung aus der Lymphe oder aus dem Blute oder aus der Nachbarschaft infolge des Fremdkörperreizes. Diese Erklärung genügt sicher für viele Fälle. Wie wir schon betont haben, sahen wir eine Reihe von Sektionen, bei denen der Schußkanal völlig verheilt war. In anderen Fällen, besonders solchen, bei denen sich nachher Bronchialfisteln finden, mag die Infektion überwiegend durch Eintreten von Bakterien vom Bronchialbaum aus entstehen.

Der Eiter ist oft völlig geruchlos. Hier liegt die Vermutung nahe, daß ein einfacher Erguß sekundär vereitert ist. Stinkt das Exsudat und ist die Infektion nicht durch ein infiziertes, in der Brusthöhle liegen gebliebenes Geschoß entstanden, so mag manchmal ein Erguß sekundär putride auf dem Blut- oder Lymphwege infiziert worden sein. In der Mehrzahl der Fälle rührt aber die putride Infektion wohl von einer Kommunikation mit der Lunge her. Die durch die Schußverletzung nekrotisch gewordenen Lungenmassen haben sich in die Brusthöhle abgestoßen.

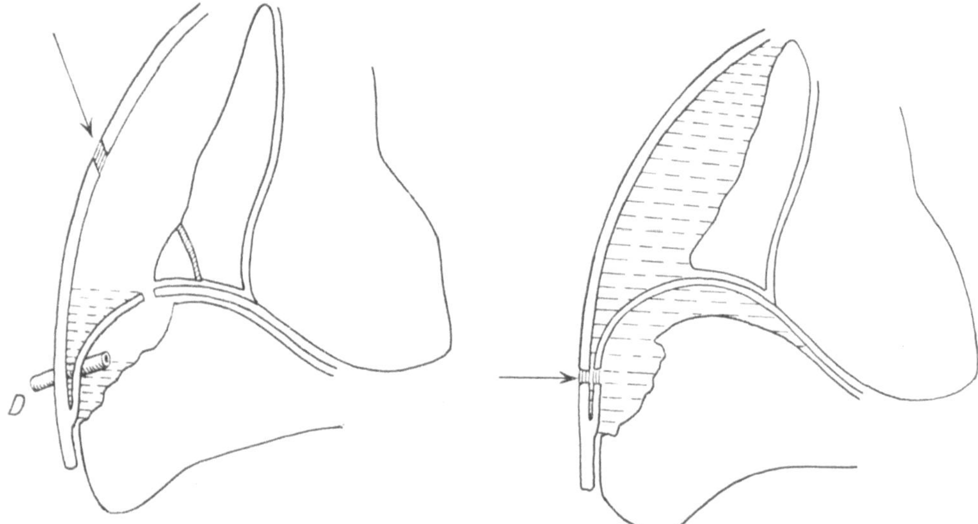

Abb. 23 a. Lungenleberschuß mit enger Kommunikation zwischen Empyem- und Leberabszeßhöhle durch den Schußkanal. Komplementärraum verwachsen. Falls bei D drainiert wird, entleert sich auch das Empyem, aber ungenügend. (Pleurapunktion ergibt dann Luft, keinen Eiter).

Abb. 23 b. Schuß durch Komplementärraum. Subphrenischer Abszeß und Infektion der Brusthöhle. Obliteration des Komplementärraums. 2 getrennte Höhlen.

Bei den bisher behandelten Empyemen der Brusthöhle war die Ausgangsstelle des Empyems im Bereiche der Brusthöhle gelegen: bei Pneumothorax Infektion von außen, bei geschlossenem Empyem Weiterentwicklung eines bereits die Infektionskeime enthaltenden Ergusses oder Neuinfektion eines solchen auf dem Blut- oder Lymphwege oder Zufuhr von Infektionserregern von der Lunge her.

Ein Empyem kann aber, allerdings weit seltener durch Infektion aus der Nachbarschaft der Brusthöhlen entstehen. In erster Linie von der Bauchhöhle her.

Soweit bei der Schußverletzung die Thoraxorgane nicht beteiligt waren, gehört dies nicht hierher. Allein bei Brustbauchschüssen kann die Infektion ihren Ausgang von der Bauchhöhle nehmen und durch den Schußkanal auf die Brusthöhle übergreifen. Auf der linken Seite hat das keine praktische

Bedeutung, denn die frische Pleuritis, die man dort zu sehen bekommt, tritt gegenüber der allgemeinen Peritonitis völlig zurück. Höchstens könnte eine perirenale Eiterung ein sekundäres Empyem zur Folge haben.

Rechts dagegen kann eine Eiterung, die sich in der Leber ausgebildet hat, durch den Schußkanal auf die rechte Brusthöhle sich ausdehnen. Geht der Schußkanal durch den Komplementärraum, so kann dieser mitsamt dem Schußkanal noch nach erfolgter sekundärer Infektion der Brusthöhle verkleben, zumal wenn der subphrenische Raum durch die Eiterung sich vergrößert. Man hat dann zwei völlig getrennte Eiterhöhlen. Oder der Schußkanal im Zwerchfell sitzt mehr entfernt von der Peripherie, nicht im Bereich des Komplementärraumes, dann bleibt die Verbindung bestehen. Die Empyemhöhle entleert sich, es dringt auch Luft durch die Leberhöhle, wenn diese etwa nach außen geöffnet ist, ein so daß die Punktion ein negatives Ergebnis haben kann. Trotzdem ist die Entleerung ungenügend. Wir haben die Verhältnisse in unserer Baucharbeit erörtert. Sie sind hier durch Abb. 23a und 23b erläutert.

Seither haben wir einen Fall beobachtet, bei dem sich Leber und Niere in ähnlicher Weise an der sekundären Infektion der Brusthöhle beteiligten.

Auch daß eine Perikarditis auf die Pleuren übergriffe, könnte einmal vorkommen, beobachtet haben wir derartiges nicht.

Eines seltenen Vorkommnisses haben wir aber noch zu gedenken, nämlich dessen, daß ein Abszeß an der Wirbelsäule in die Brusthöhle durchbricht.

Fall 38. Pro., eingeliefert 20. 12. 14. † 29. 12. 14. Einschuß: 2×3 cm durchmessende, tiefe Wunde zwischen 4. B.D. und linker Spina scapulae. Weiterhin Fieber, Nervenerscheinungen, Delirien. *: Vor der Wirbelsäule hinter der uneröffneten Speiseröhre ist, am 6. Hals- bis etwa zum 3. Brustwirbel ein apfelgroßer Abszeß, der sich — offenbar erst vor kurzem — in die linke Brusthöhle geöffnet hat; die Pleura der linken Seite ist etwas gerötet, hat nicht den normalen Glanz. Im Komplementärraum ist ein Eßlöffel dicken gelben Eiters, ebenso oben bei der Durchbruchsstelle, sonst kein flüssiges Exsudat. An der 1. Rippe, zwischen Querfortsätze und teilweise Wirbelkörper eingekeilt, liegt ein vertikal gestellter, 4 cm langer, 1 cm breiter Granatsplitter, darunter die Abszeßhöhle. Bis herunter zum 3. Brustwirbel ist im Wirbelkanal extradural eine Eiteransammlung. Die Dura ist unverletzt. An einer $1^1/_2$ cm großen Stelle sind die weichen Rückenmarkshäute eitrig belegt.

9. Empyeme und Eiterungen bei bereits vorher bestehenden Verwachsungen.

Leute mit Verwachsungen, auch nur teilweisen alten Adhäsionen der Lunge, sind bei eintretender Infektion aufs äußerste gefährdet. Es entstehen schon bei strangförmigen Adhäsionen oft recht komplizierte Höhlen, deren Abflußbedingungen nach Drainage oft sehr schlecht sind. Bei ausgedehnten Adhäsionen entsteht ein kompliziertes System von infizierten Höhlen, die miteinander in Verbindung stehen können.

Fall 39. Pfl. II, verwundet 6. 4. 15. † 18.? 4. 15. Schwere Armverletzung (Amputation 13. 4.). Außerdem Steckschuß Thorax: Einschuß zwischen vorderer und hinterer Achselfalte 7. Rippe. 8. 4. senkrechte Inzisionen am Brustkorb. 7. Rippe gebrochen. Granatsplitter steckt in der Frakturstelle der 7. Rippe. *: Eitrig-seröse Pleuritis der rechten Seite. Im 6. I. K.R. pfennigstückgroßes Loch, das in der Operationswundhöhle liegt; in dieses hat sich das Zwerchfell eingelegt, so daß das Stück des Zwerchfells, allseitig verklebt, in der Wunde freiliegt. Der ganze Komplementärraum verklebt. Lunge vielfach und ganz unregelmäßig adhärent, scheidet die Brusthöhle im wesentlichen in eine vordere und hintere Hälfte, die nur durch kleine Löcher kommunizieren. Herzbeutel und linke Seite frei.

Sind die Höhlen voneinander abgeschlossen, so können sie sich von der zuerst vereiterten aus alle nach und nach infizieren, dabei kann man oft verschiedene Stadien des Ergusses feststellen.

Fall 40. Ge. G., 17. 6. 15. durch Schrapnell verwundet, † 10. 7. Einschüsse 1) linke Skapularlinie, 3. B.D. 2) rechte Skapularlinie, 7. B.D. *: Beide Lungen ausgedehnt durch alte Adhäsionen fixiert, ebenso das Herz. Aus dem Herzbeutel fließt $^1/_2$ Liter dicker Eiter ab, es entleert sich Gas. In der rechten Brusthöhle zwischen den Adhäsionen der Lunge und besonders hinten, wo die Lunge von einer alten, mit frischen Eitermembranen überzogenen Schwarte bedeckt ist, findet sich dunkelrote, klare Flüssigkeit (etwa 1 Liter). Vom Grunde der größeren hinteren Höhle lassen sich außerdem Blutgerinnsel ausschöpfen. Der Schußkanal geht durch den rechten Unterlappen. In der linken Brusthöhle ebenfalls blutig-seröses Exsudat und Auflagerungen. Zottige fibrinöse Auflagerungen umgeben das ganze Herz. Dicke Auflagerungen der Valvula tricuspidalis. Nierenabszesse.

Ein weiteres hierher gehöriges Beispiel ist Fall 56. Sch., in dem sich trübes Exsudat in einer Reihe abgeschlossener Räume befand; in anderen Räumen war das Exsudat bereits eitrig. (S. 569)

Die Infektion kann zu neuen Eiterhöhlen inmitten der alten Schwarten führen. Lockere Adhäsionen, die stark durchblutet sind, bieten einen besonders günstigen Boden für Vereiterung.

Fall 41. Vo., verwundet 13. 5. 15. † 25. 5. Tangentialschuß der rechten unteren hinteren Thoraxseite. 20. 5. Inzision. Luft tritt ein und aus, Eiter entleert sich. Drain. *: Fraktur der 8.—11. Rippe. Rechter Unterlappen besonders am Zwerchfell adhärent. Eiter hatte Abfluß, aber ungenügend, da die Lunge, durch die alten Adhäsionen fixiert, das Drain zugedrückt hielt. Zwischen den alten Schwarten am Zwerchfell finden sich gesonderte Abszesse. Der Lungenschuß war gerade durch die fixierte Partie gegangen.

Granatsplitter, die zwischen den Adhäsionen stecken bleiben, führen zu völlig unzugänglichen Abszessen, von denen aus mit Sicherheit die Infektion in den Schwarten weiterkriecht oder auf freie Teile der Pleura übergreift.

Fall 42. Fü., verwundet durch Granatsplitter 15. 5. 15. † 25. 5. *: Einschuß in den Thorax, rechte hintere Axillarlinie. 11. I.K.R. Basis der rechten Lunge einschließlich des Komplementärraumes ist mit der Pleura parietalis verwachsen bis zu einer Horizontallinie, die in Höhe des Ursprungs der 9. Rippe verläuft. Oberhalb ist zwischen den beiden Pleurablättern ein Flüssigkeitserguß. Der Schußkanal geht durch den U.L. nach einem am Mittelfell liegenden apfelgroßen Abszeß, in dem ein kirschgroßer Granatsplitter liegt. Das ulzeröse Ausschußende des Lungenkanals steht mit dem Abszeß in offener Verbindung.

Die ulzeröse adhärente Lunge, welche sich nicht zusammenziehen kann, öffnet sich, wie aus einigen mitgeteilten Protokollen bereits hervorgegangen ist, ulzerös in die Empyemhöhle.

Leute mit Pleuraadhäsionen und infizierter Schußverletzung sterben ganz überwiegend unter den Erscheinungen der Allgemeininfektion. Man findet die Eiterung meist auf die verletzte Lungenseite beschränkt, häufig (wie in Fall 40) kommt es zu richtiger Pyämie.

10. Bronchialfisteln.

Oft findet man bei Empyemen Bronchialfisteln. An einer Stelle ist die Lungenoberfläche nicht mit einem Fibrinbelag versehen, sie ist vielmehr glatt, das Lungengewebe schimmert schwärzlich durch und hier findet sich meist ein mehr oder weniger deutlich sichtbares Loch, durch das die Brusthöhle mit dem Bronchialbaum kommuniziert. Eine solche Kommunikation läßt sich auch in Fällen mit Sicherheit nachweisen, die nicht einer Autopsie unterliegen. Sowie nämlich bei drainierten Empyemen die Drainage vorübergehend insuffizient wird, haben die Patienten massenhaft stinkenden Auswurf: der Eiter entleert sich durch den Bronchialbaum.

Es kann wohl als sicher angenommen werden, daß die Bronchialfistel ihre Entstehung dem Lungenschußkanal verdankt, soweit nicht bei Operation (Gitterung oder Entrindung der Lunge) die Lunge verletzt wurde.

Auch wenn ein Empyem in den Bronchialbaum durchbricht, tritt eine Bronchialfistel auf.

In allen diesen Fällen liegen die mechanischen Verhältnisse bezüglich der Entstehung des Spannungspneumothorax anders als nach frischen Verletzungen. Infolge der Schwartenbildung sind die Kanäle, Löcher, Undichtigkeiten, die die Verbindung zwischen Bronchialbaum und Brusthöhle darstellen, meist starr und daher für Luft und für Sekrete in beiden Richtungen wegsam; vor allem aber verändert die durch starre Massen begrenzte Empyemhöhle ihr Volumen bei der Atmung nur wenig. Außerdem wird in solchen Fällen ja stets durch Drainage der Höhle jede Möglichkeit beseitigt, daß ein Spannungspneumothorax auftritt. Wird indessen die Drainage insuffizient, so kann es schon einmal vorkommen, daß die Luft durch die Bronchialfistel bei der Inspiration einströmt, bei der Exspiration aber nicht wieder herauskann. Manche Beschwerden bei Empyemen mögen sich dadurch erklären; die üblen Folgen einer Einwirkung auf die gesunde Lunge bleiben aber aus, da die Höhlenwand gegen das Mittelfell zu nicht nachgiebig genug ist.

Auch Empyeme mit Bronchialfisteln können nach einfacher Rippenresektion heilen. Sicher erschweren sie die Heilung, weil die Aufblähung der Lunge dadurch beeinträchtigt wird, daß die Lunge undicht ist und die Luft durch die Fistel entweicht.

Bei der Heilung einer Thorakoplastik scheint das Vorhandensein einer Bronchialfistel keine besondere Bedeutung zu haben.

V. Komplikationen.

Öfter finden wir bei Leuten, die an den Folgen eines Lungenschusses gestorben waren, besonders solchen mit Empyemen, eine Bronchitis auch der nichtverletzten Seite. Echte Pneumonie haben wir, insbesondere bei Autopsien, nie gesehen. Ausgeheilte Tuberkulose mit erheblichen Veränderungen fanden wir bei Brustschußautopsien zweimal (vgl. z. B. Fall 30. Ba. A. S. 523), frische einmal (vgl. Fall 30. Sta, S. 530). Im übrigen siehe den klinischen Teil S. 580.

VI. Endausgänge der Brustschüsse.

Soweit hierüber nicht bereits in vorstehendem berichtet wurde, gehört dies Kapitel in den klinischen Teil, weil Autopsien nur sehr wenige vorliegen, da trotz mancherlei Störungen im Anschluß an Brustschüsse das Leben glücklicherweise meist nicht bedroht ist. Besonders auf die Schwartenbildungen, Obliteration des Komplementärraumes und damit Schädigung der Zwerchfellaktion, Verwachsungen der Lungen, wurde schon hingewiesen. Es kommen hinzu Verwachsungen und Verlagerungen des Perikards, Induration der Lunge, Retraktion des Brustkorbes mit Schrumpfung einer ganzen Thoraxseite, Bildung von Bronchektasien, auch wo der Erguß nicht eitrig wird und schließlich verschwindet.

Außerordentlich interessant sind in dieser Hinsicht zwei Autopsiebefunde von Weinert. Sie zeigen, welch gewaltige anatomische Veränderungen selbst bei Leuten noch bestehen können, die als annähernd gesund gelten.

Weinert hat bei zwei (270 und 327 Tage nach der Verwundung sezierten) alten Lungenschüssen, die anscheinend ohne Empyem verlaufen waren, eine bis zu 2 cm betragende Verdickung der Pleura parietalis festgestellt. Die Pleura visceralis war nur wenig dicker als normal. In beiden Fällen fand sich zwischen beiden Pleuren eine fibringefüllte Höhle. Im ersten war sie von solcher Größe, daß sie den ganzen normalerweise vom Unterlappen eingenommenen Raum beanspruchte. Der subpleurale Teil des rechten Unterlappens zeigte Kompressionsatelektase. Im übrigen war die rechte Lunge lufthaltig. Die Speiseröhre war durch Narbenzug stark nach rechts verzogen. Dies war die mittelbare Ursache des Todes für den Patienten. Wie vor der Verwundung versuchte er sich einen Degen in die Speiseröhre zu stecken. Dabei perforierte jener Speiseröhre und Aorta.

B. Die Klinik der Brustverletzungen.

I. Glatte Lungendurch- und Lungensteckschüsse.

1. Befund unmittelbar nach der Verletzung.

a) Frische Blutung. Der Zustand, in dem die Brustschußverletzten im Lazarett eintreffen, ist ein verschiedener. Bei den leichten Fällen von glatten Infanteriedurchschüssen durch den Thorax mit Verletzung der Lunge ist das erste objektiv nachweisbare Symptom der Verletzung blutiges Sputum, das wir etwa in der Hälfte unserer Fälle beobachteten.

Die Zahlen, die andere Chirurgen über das Auftreten von Bluthusten geben oder die sich aus ihren Angaben ausrechnen lassen, sind folgende:

Schreyer fand in 85 %,
Holbeck in 61 %,
Hildebrand in 60 %,
Stewenson in 54 %,
Küttner in 50 %,
Lubojacky in 11 % der Verwundeten blutigen Auswurf.

Dieser Blutauswurf ist gewöhnlich nur sehr gering. Sehr oft haben die Verwundeten ihn gar nicht bemerkt. Er kann bisweilen recht erheblich sein. In der Regel ist nach 3—4 Tagen in den leichten Fällen die blutige Verfärbung des Sputums verschwunden. Wir haben aber auch schon Fälle gesehen, wo die Verwundeten 14 Tage lang immer etwas Blut im Auswurf hatten. Böttner sah die Hämoptyse in einem Falle sogar 46 Tage lang.

Ein weiteres außerordentlich wichtiges Phänomen bei den penetrierenden Brustschüssen ist die Bauchdeckenspannung, die man bei den Verletzungen im unteren Thoraxabschnitt stets, bei denjenigen in der oberen Hälfte seltener feststellen kann. O. Hildebrand, der dieses Symptom bei Brustschüssen zuerst beschrieben hat, erklärt die Bauchdeckenspannung durch reflektorische Muskelkontraktion nach vorausgegangener Reizung (Verletzung) des betreffenden sensiblen Interkostalnerven.

Der Beweis für die Richtigkeit dieser Erklärung ist später durch Ad. Hoffmann in einer Reihe schöner Tierversuche erbracht worden, indem es ihm gelang, durch Reizung der Interkostalnerven mit Terpentinöl Bauchdeckenspannung zu erzeugen.

Für die Beurteilung mancher Brust-Bauchschüsse ist es wichtig, daß man an diese Tatsache denkt, um sich vor diagnostischen Irrtümern zu bewahren.

Heftige Schmerzen in der Brust, die zur Schulter ausstrahlen können, forcierte Atmung und Hustenreiz sind hervorstechende Erscheinungen. Viele Verwundete klagen nicht allein über den Wundschmerz an Ort und Stelle, sondern auch noch lange Zeit später über ausstrahlende Schmerzen nach der Schulter, dem Arm, der Brust, dem Rücken bis hinab zum Bauch. Die gleichen Beobachtungen machten Böttner und Ehret.

Diese Schmerzen sind als reflektorische anzusehen (Headsche Zonen). Sie werden nach Reizung von Viszeralorganen auf den Verbindungsästen des N. sympathicus mit spinalen sensiblen Bahnen übertragen und schließlich in entfernt liegenden Hautpartien als Empfindung ausgelöst. Die von Toenniessen beobachtete Erweiterung der Lidspalte und der Pupille nebst Zurücksinken des Bulbus spricht für eine Verletzung des N. sympathicus. Wahrscheinlich spielt auch der N. phrenicus eine Rolle. D. Gerhardt nimmt zur Erklärung des Schulterschmerzes bei der basalen Pleuritis die Beteiligung der sensiblen Fasern des N. phrenicus an.

Die physikalische Untersuchung der verletzten Lungen ergibt in den ersten Stunden bei Brustverletzten gewöhnlich keine pathologische Veränderung. Denn um eine handbreite Dämpfung hinten zu erzeugen, muß der Bluterguß in der Pleurahöhle schon recht erheblich sein und mindestens $1^1/_2$ Liter ausmachen. Man hört fast kein Atemgeräusch, da der Verwundete äußerst vorsichtig atmet. Aber schon nach wenigen Stunden kann sich das Bild ändern.

In der Folgezeit hängt der weitere klinische Verlauf ab von dem Grade der Lungenverletzung, und zwar von dem Umstande, ob die Blutung oder der Austritt von Luft in die Pleurahöhle im Vordergrunde steht. Daß jede Lungenverletzung mit einem geschlossenen Pneumothorax einhergeht, ist wahrscheinlich. (Vgl. S. 484.) Ist die Blutung erheblich, so werden die Patienten in kurzer Zeit blaß, der Puls wird klein und die Atmung dyspnoisch. Die Extremitäten und die Nase sind kühl. Bei vorsichtiger physikalischer Untersuchung kann man dann hinten den Hämothorax als absolute Dämpfung perkutorisch nachweisen. Kommt die Blutung zum Stehen und hat der Körper Reserven genug den Blutverlust zu decken, so bleibt der Verwundete am Leben. (Vgl. S. 489.)

b) Geschlossener Pneumothorax. Anders gestaltet sich klinisch der Verlauf, wenn nach der Lungenverletzung der Austritt von Luft in die Pleurahöhle im Vordergrunde steht. Die Lunge kollabiert sofort. Die Atmung ist beschleunigt und meist mühsam, der Puls klein und schnell, das Gesicht zyanotisch, das Atmungsgeräusch stark abgeschwächt, der Klopfschall ausgesprochen tympanitisch (Faßton) und die Sprache näselnd (Kroh). Die Verdrängung der Organe tritt schon nach mehreren Stunden ein, die Leber steht tiefer, Herz und Trachea sind nach der anderen Seite verschoben. Sehr wichtig ist für die Diagnose des geschlossenen Pneumothorax die Röntgenuntersuchung. Die kollabierte Lunge hebt sich als deutlicher Schatten in der Gegend des Lungenhilus ab (vgl. Röntgenbild Abb. 32).

Besonders in Fällen, wo ein Ventil-Spannungspneumothorax vorliegt, kann das klinische Bild einen äußerst bedrohlichen Charakter annehmen. Über den Mechanismus des Ventilpneumothorax siehe den pathologischen Teil. Seite 486.

Wir selber haben Verwundete mit geschlossenem Spannungs-Pneumothorax nicht beobachtet. Diejenigen Fälle, bei denen wir klinisch den Verdacht hatten, bei denen tympanitischer Schall, forcierte Atmung mit kleinem beschleunigtem Puls bestand, zeigten bei der Autopsie als Todesursache einen erheblichen Grad von Blutung und ein schlaffes Herz. Exner und Kronenfels, L. Rehn,

Fedor Krause, Rotter, Coenen u. a. haben solche Zustände mehrfach im Felde gesehen.

Über Sekundärpneumothorax vgl. S. 525.

c) Hautemphysem. In vielen Fällen tritt sehr bald, wahrscheinlich sofort beginnend, nach einer Verletzung am Thorax Zellgewebsemphysem auf. In einer Reihe von 490 Brustverletzungen haben wir 54 mal Emphysem notiert. In den meisten Fällen findet sich in der Umgebung einer Schußöffnung am Thorax eine leichte Schwellung der Haut mit dem charakteristischen Knistern und Schachtelton bei der Perkussion. Häufig ist eine ganze Thoraxseite leicht betroffen und das Emphysem ergreift teilweise Arm und Hals (etwa 17 mal). In schweren Fällen erstreckte sich das Emphysem über den ganzen Körper (5 mal). Zunächst wird der Hals unförmig aufgetrieben, dann das Gesicht. Im selben Maße geht von der Achselgegend die Luftschwellung auf die Arme, von den unteren Rumpfteilen auf den Hodensack und zuletzt auf die Beine über. Die Auftreibung ist am stärksten an den Lidern (Schweinsaugen) und dem Hodensack, und zwar deshalb, weil hier kein Fettgewebe mit Stützsubstanz vorhanden ist. Gelegentlich ist die Hand kissenartig geschwollen.

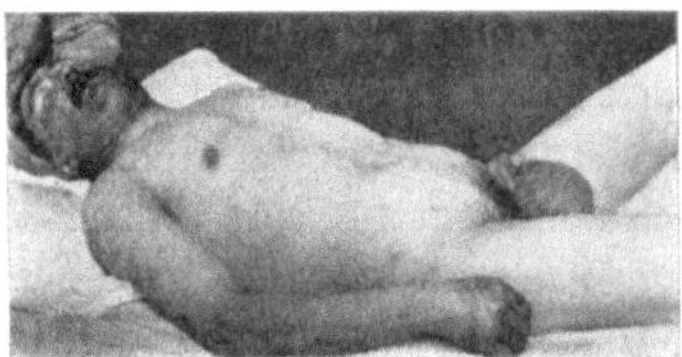

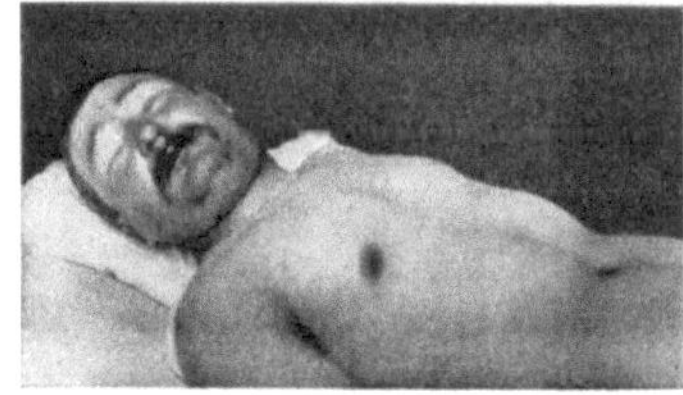

Abb. 24 und 25. Hautemphysem über den ganzen Körper (Fall Ti.).

Die Angaben über die Häufigkeit des Hautemphysems in der Kriegsliteratur differieren.

Küttner fand beim fünften Teil seiner Fälle Hautemphysem, Stewenson in 9%, Holbeck in 13%, Rotter in 11,9%, wir selbst in 11,0%.

Ein ausgebreitetes Hautemphysem, das über Hals, Kopf, Hoden und Extremitäten geht, ist sehr selten. Schon Herm. Fischer erwähnt diese Tatsache in seinem großen Werke in der deutschen Chirurgie.

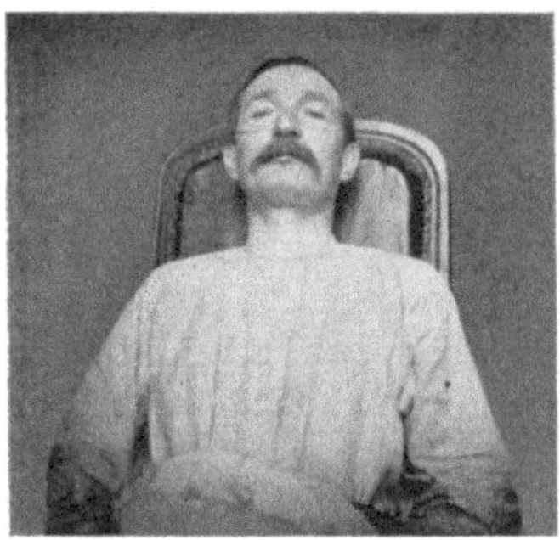

Abb. 26.
Derselbe Fall nach der Heilung.

Man kann sagen, daß der Grad der Ausdehnung des Hautemphysems keinen Anhaltspunkt für die Schwere des Falles bietet. Man ist erstaunt, wie sich oft schon in 10—14 Tagen alles zurückgebildet hat, und wie selbst der Lungenbefund in wenigen Wochen wieder normal geworden ist. Höchstens eine geringe Dämpfung bezeugt, daß eine Schwiele zurückgeblieben ist.

Über den Mechanismus vergleiche anatomischer Teil. (S. 521.)

Mediastinalemphysem. Die Diagnose ist sehr schwierig. Denn gewöhnlich ist das Mediastinalemphysem mit Spannungspneumothorax kombiniert. (Vgl. S. 522.)

d) Der infektiöse Spannungspneumothorax. Erwähnt werden muß an dieser Stelle eine besondere Form des Spannungspneumothorax, bei welcher der

Pneumothorax nicht durch das Eindringen der atmosphärischen Luft von der Lungenwunde aus entsteht, sondern durch die Tätigkeit gasbildender Bakterien. In dem Bluterguß der Pleurahöhle vermehren sich die Bakterien, die mit dem Projektil eingeschleppt sind, und es bildet sich eine Zersetzung des Blutes unter Gasbildung in dem abgeschlossenen Thoraxraum. Krause sah einen solchen Fall und auch Linberger teilt eine Beobachtung mit, die diese Deutung zuläßt[1].

Bei der Punktion der Pleurahöhle entleeren sich stinkende Gase durch die Kanüle.

2. Folgeerscheinungen.

a) Der Erguß. Eine Lungenverletzung mit Austritt von Blut in die freie Brusthöhle kann sich in kurzer Zeit verschließen. Der Hämothorax wird resorbiert. Bei der größten Zahl der Lungenschußverwundeten gesellt sich aber zu dem anfänglichen Hämothorax noch ein Erguß, eine Pleuritis, hinzu.

Diese fortschreitende Pleuritis ist nach der Ansicht von Moritz, und wir stimmen ihm darin völlig bei, immer die Folge einer Infektion, auch dann, wenn man klinisch im Punktat keine Bakterien nachweisen kann.

Ausführliches siehe anatomischer Teil, S. 524.

Haben die Verwundeten den ersten Shock überstanden, so ist der klinische Verlauf in den nächsten Tagen ganz glatt und er bleibt so, wenn sich der Hämothorax resorbiert. Tritt die genannte Pleuritis zu dem Hämothorax, so ist das klinische Bild anders. Bereits am 6. bis 9. Tage stellen sich subjektiv die ersten Erscheinungen ein. Die Kranken klagen über Atemnot und Herzbeklemmungen. Der klinische Befund ist eigentlich ganz typisch. Die Temperaturkurve zeigt fast immer eine Erhöhung bis 38,5° oder 39,0°. Der Thorax ist in seinem unteren Teile deutlich vorgewölbt. Es besteht eine absolute Dämpfung, die bis zum Schulterblattwinkel reicht und abgeschwächtes Atmungsgeräusch. Dieses wird aber über der Dämpfung lauter und hat ausgesprochen bronchialen Charakter (Kompressionsatmen). Der Stimmfremitus ist abgeschwächt.

Das abgesonderte Exsudat und das Blut folgen dem Gesetze der Schwere und senken sich bei der Rückenlage des Verwundeten in die abhängigen Partien der Pleurahöhle. Ganz überwiegend ist das Exsudat und die Dämpfung hinten. Daß aber auch unter besonderen Umständen ein Erguß vorne, seitlich oder sogar oben lokalisiert sein kann, darauf haben wir im pathologischen Teil unter Empyem hingewiesen. (S. 538.) Das Röntgenbild zeigt einen flächenhaften Schatten. Siehe Abb. 27.

In Fällen, wo die Verwundeten dauernd fiebern, wo eine Infektion des Ergusses angenommen werden muß, und wo die Punktion hinten an typischer Stelle ergebnislos verläuft, muß man an abgekapselte Flüssigkeitsansammlungen vorne seitlich und oben denken und dementsprechend punktieren (vgl. S. 551).

Der Erguß, den wir durch Punktion ablassen, ist immer dunkelblutigrot und undurchsichtig. Je mehr sich der Flüssigkeitsspiegel dem Komplementärraum nähert, um so reicher an Blutbestandteilen wird er.

[1]) Anmerkung bei der Korrektur: Herr Prof. Kayser teilte uns persönlich mit, daß er an der Westfront, an Orten, wo die Gasphlegmone häufig zur Beobachtung gelangt, mehrmals Fälle von inf. Spannungspneumothorax mit stinkendem Gasgehalt und schweren Verdrängungserscheinungen gesehen hat.

Bei glatten Durchschüssen ist der Erguß meist geruchlos. Sehr oft ist er, wie die Mitteilungen von D. Gerhardt, Hanusa, Bockhorn u. a. zeigen, steril. Dagegen wiesen Bakterien in den Pleuraexsudaten E. Schultze, Läwen und Hesse und Frohmann nach. Und zwar fand E. Schultze Keime in allen denjenigen Fällen, bei denen die Indikation zur Punktion durch Fieber und Verdrängung gegeben war. Unter 14 Punktionen der Brusthöhle nach Lungenschüssen vom 3. bis zum 29. Tage nach der Verletzung, die Läwen und Hesse untersuchten, waren 7 Punktate keimfrei. Von den 7 „keimfreien" Fällen bekam aber doch ein Verwundeter einen zum Tode führenden Abszeß zwischen Lungenbasis und Zwerchfell. Von den „keimhaltigen" scheint andererseits die größere Mehrzahl der Verletzten kein Empyem bekommen zu haben (5 unter 7).

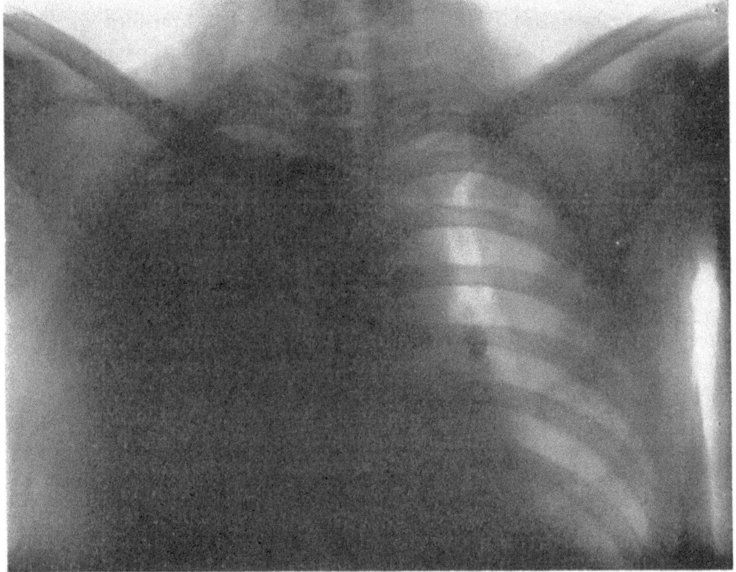

Abb. 27. Rechtsseitiger Pleuraerguß. Lungenverletzung. Zwei Granatsplitter im Thorax.

Indessen ist die Punktion der einzelnen Fälle an verschiedenen Tagen nach der Verletzung vorgenommen worden. Gefunden wurden von den genannten Untersuchern an Bakterien in den Pleuraergüssen: Streptokokken, Staphylokokken, grampositive Diplokokken, gramnegative Diplokokken, Proteus, Stäbchen, Micrococcus tetragenus. Frohmann erhielt sogar Paratyphus b in Reinkultur aus einem Pleuraexsudat.

Überläßt man den Erguß sich selber, so macht er eigentümliche Veränderungen durch, die Toenniessen genauer studiert hat. Anfänglich gerinnt die dunkelrote Flüssigkeit nicht. Sie enthält rote Blutkörperchen, deren Zahl abnimmt. Dafür nehmen die eosinophilen Zellen enorm zu, die bis zu 70 % heraufgehen können. Die Zahl der weißen Blutkörperchen bleibt dieselbe oder steigt. Die Flüssigkeit wird mit der Zeit weniger hämorrhagisch bis rein serös, sie erhält ihre Gerinnungsfähigkeit wieder, und kurz vor der Resorption stehen die Lymphozyten im Vordergrunde.

Ein Erguß, der sich selbst überlassen bleibt, braucht mehrere Monate zu seiner Resorption. Nur selten wird er in 1—2 Wochen resorbiert (D. Gerhardt).

Handelt es sich um Steckschüsse, bei denen das Projektil frei im Komplementärraum liegt, so haben wir es sehr oft schon nach wenigen Tagen mit einem stinkenden Erguß zu tun, der dann fast immer bereits trübe Fetzen enthält.

Der Einfluß einer Punktion — und wir haben immer reichlich abgelassen — macht sich klinisch sofort schon am nächsten Tage bemerkbar. Die Kranken fühlen sich subjektiv wesentlich erleichtert. Meist fällt die Kurve steil ab, bisweilen auch staffelförmig in den nächsten Tagen. Die Dämpfung hat sich aufgehellt, das Atmungsgeräusch hinten ist deutlicher geworden, weil die schlecht leitende Flüssigkeitsmenge fehlt. Zwar der bronchiale Charakter besteht noch einige Zeit, weil das atelektatische Lungengewebe direkt das Atmungsgeräusch von den mittleren Bronchialästen dem Untersucher übermittelt. Der Stimmfremitus stellt sich wieder ein[1]). Die anfänglich kollabierte Lunge (vgl. Abb. 32 und 33) dehnt sich bald wieder aus. Das Röntgenbild gibt uns sehr wertvolle Aufschlüsse über die Größe des Lungenkollapses. Bei rechtzeitiger ausgiebiger Punktion kann man nach 4 Wochen von der kollabierten Lunge nichts mehr nachweisen. Nur ein diffuser Schatten zeigt das Vorhandensein einer Schwiele an.

Den außerordentlich günstigen Einfluß einer frühzeitigen Punktion mit Entleerung einer reichlichen Menge Exsudat, den steilen Abfall der Fieberkurve, zeigen die folgenden beiden Beobachtungen:

Fall 43. K. B. Thoraxsteckschuß. Erguß, Punktion, Heilung. Am 8. IV. 1916 11 Uhr durch Infanteriegeschoß verwundet. Kommt früh 4 Uhr ins Lazarett. Kein Blut im Auswurf.

Einschuß: Mitte des linken Vorderarms, 8 cm unter Akromion, geht in den Thorax hinein im Bereiche der vorderen Axillarlinie im 3. Interkostalraum. Puls gut. Keine Dämpfung, Atmungsgeräusch normal.

10. IV. Links hinten handbreit deutliche Dämpfung, Atmungsgeräusch bronchial, Stimmfremitus fehlt. Röntgenbild: Schatten über der ganzen linken Thoraxhälfte. Projektil links in Höhe des 4. Interkostalraums nahe dem Sternum.

13. IV. Temperatur nachmittags bis 40°. Dämpfung links hinten größer geworden. Ausgesprochene Kurzatmigkeit. Diagnose: Erguß der Pleurahöhle. Punktion: 700 ccm dunkel blutiger Flüssigkeit, die geruchlos ist, mit dickem Trokar abgelassen. 15. IV. Temperatur gefallen, 36,8°. Bleibt weiter normal. Wird am 6. V. abtransportiert. Dämpfung aufgehellt. Stimmfremitus vorhanden. Atmungsgeräusch noch leicht bronchial. Siehe Temperaturkurve.

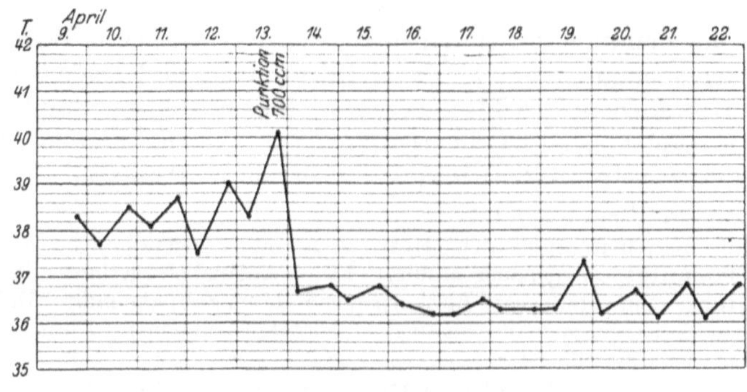

Abb. 28.

[1]) Erwähnt werden muß hier, daß bei der von uns befolgten Technik der Punktion (S. 584), die genannten physikalischen Phänomene auf die Anwesenheit von Luft in der Pleurahöhle hauptsächlich zurückzuführen sind.

Fall 44. J. L. Lungendurchschuß. Erguß, Punktion, Heilung. 25. V. 1916. 3 Uhr früh durch Infanteriegeschoß verwundet. Patient hat blutigen Auswurf.

Einschuß: am linken Arm, 3 cm unter dem Akromion hinten. Ausschuß: 2 cm nach links vom 12. Brustwirbel. Patient ist stark kurzatmig, erhält Digitalis.

29. V. Temperatur 39°. Dämpfung links hinten bis zur Mitte der Skapula. Bronchiales Atmen, aufgehobener Stimmfremitus. Diagnose: Erguß der Pleurahöhle. Punktion: 500 ccm geruchloser, blutiger Flüssigkeit werden mit dickem Trokar abgelassen. 1. VI. Temperatur normal, bleibt jetzt weiterhin normal.

Entlassungsbefund: Keine Temperatur. Links Atmungsgeräusch deutlich, leicht bronchial. Stimmfremitus vorhanden, aber herabgesetzt. Linke Thoraxhälfte bleibt bei der Atmung noch etwas zurück. Siehe Temperaturkurve.

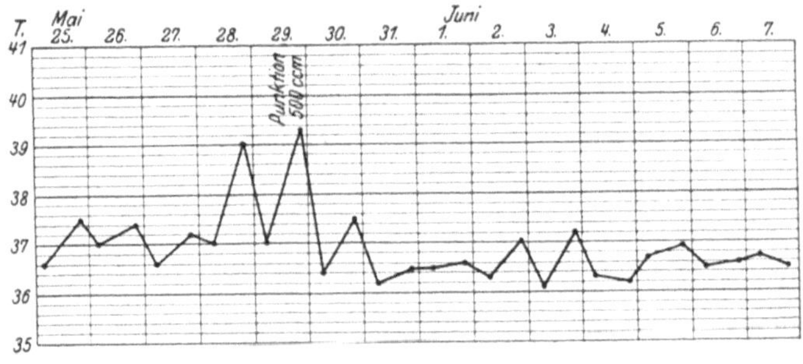

Abb. 29.

Sehr oft aber ist der Verlauf auch anders. Die Temperatur, die nach der ersten Punktion gefallen ist, steigt wieder, und die klinische Untersuchung ergibt, daß der Erguß sich nachgefüllt hat. Dann muß von neuem punktiert werden.

In einer Reihe von Fällen läßt der anfänglich gute Puls plötzlich nach. Trotz frühzeitiger Punktion, trotz Gaben von Digitalis, Kampfer und Coffein wird der Puls immer schlechter, die Atmung beschleunigter und die Lippen werden zyanotisch. Der Mann kommt am 7. oder 8. Tage nach der Verwundung ad exitum.

Bei der Obduktion fanden wir in allen diesen Fällen ein Mißverhältnis zwischen Aortenweite ca. 5 cm bis 6 cm zu Ventrikellänge links ca. 10 cm. Die hypoplastische (chlorotische) Aorta ist den Anforderungen von Lungenkollaps und Infektion nicht gewachsen. Es liegen hier dieselben Verhältnisse vor, wie bei denjenigen Typhusfällen, die in der ersten Woche zugrunde gehen (P. Grawitz).

Wir haben es mehrfach erlebt, daß eine absolute Dämpfung hinten besteht, daß aber die wiederholten Punktionen nur ganz unverhältnismäßig geringe Mengen klaren, blutigen Exsudates zutage fördern. Die Leute haben lange Zeit hindurch immer etwas Temperatur, die Dämpfung hellt sich erst nach Wochen etwas auf, und das Atmungsgeräusch bleibt dauernd abgeschwächt.

Den Schlüssel zum Verständnis dieser Befunde hat uns auch hier wieder die Autopsie gegeben. In solchen Fällen handelt es sich um mehrkammerige, durch Adhäsionen voneinander getrennte Räume in der Pleurahöhle zwischen Pleura costalis und Pleura pulmonalis. Die anatomischen Verhältnisse siehe unter Empyem, I. Teil, S. 538 und 542. Ob diese Verwachsungen frischen oder alten Datums sind, läßt sich klinisch nicht entscheiden. Bei der Punktion stößt die Nadel nur auf eine solche Kammer, und wenn diese Räume abgekapselt sind, so fließt nur ein Teil der Flüssigkeit ab. Der zurückbleibende Rest wird langsam aufgesogen, zum großen Teil aber zu einer Schwiele umgewandelt, die mehrere Zentimeter dick sein kann. (Vgl. Weinert S. 545.) In solchen Fällen zeigt uns das Röntgenbid einen flächenhaften Schatten.

In einzelnen Fällen, wo das Projektil durch beide Pleurahöhlen gegangen war, haben wir ein doppelseitiges Exsudat beobachtet.

Fall 45. B.R. Schuß durch beide Pleurahöhlen. Steckschuß linke Thoraxseite. Doppelseitiges Pleuraexsudat. Geheilt.

Wurde am 24. IX. 1916 durch Infanteriegeschoß verwundet.

Einschuß dicht neben der Brustwirbelsäule auf der rechten Seite in Höhe des IX. Brustwirbels. Keine Lähmungen. Kein Ausschuß. Oberflächliche vorsichtige Atmung, Bauchdecken im Epigastrium gespannt und druckempfindlich.

Röntgenbild: Thoraxaufnahme von vorn nach hinten zeigt das Infanteriegeschoß hinter dem Herzschatten auf der linken Seite.

30. IX. Lungenbefund: Handbreite Dämpfung links hinten. Atmungsgeräusch abgeschwächt und bronchial. Stimmfremitus aufgehoben. Geringe Dämpfung auch rechts hinten. Leichte Temperatursteigerung. Punktion links hinten 700 ccm einer blutigen Flüssigkeit. 2. X. 1916 Punktion rechts hinten. Es werden nur 10 ccm gewonnen. 6. X. Temperatur jetzt normal. Rechts hinten Dämpfung aufgehellt. Atmungsgeräusch noch bronchial. Stimmfremitus auf beiden Seiten nachweisbar.

Verlauf weiter ganz glatt. Wird abtransportiert.

D. Gerhardt hat 15 Fälle mit Beteiligung beider Pleuren beobachtet. 10 mal hatte das Geschoß beide Seiten verletzt, 5 mal nur eine Seite. Wahrscheinlich war der Entzündungsreiz auf die andere Pleura von den Bronchien, und nicht direkt durchs Mediastinum gegangen.

Der Chylothorax. In ganz seltenen Fällen besteht der Erguß in der Pleurahöhle nicht aus Blut, sondern aus Chylus. Bisher sind, soweit sich die Literatur übersehen läßt, nur zwei Fälle nach Schußverletzung bekannt, und zwar von Frohmann und Bohne, von denen der letztere der Zeit vor dem Kriege angehört.

In dem Falle Frohmann war der Einschuß linke Halsseite oberhalb des Schlüsselbeins, das Geschoß steckt in der Mittellinie in Höhe des IV. Brustwirbels. Die Punktion wegen bedrohlicher, stets zunehmender Verdrängungserscheinung links, am 8. Tage nach der Verwundung, ergab rötlich-graue sterile Flüssigkeit, — Chylus. Es wurden 5 Liter, später noch einmal 1 Liter abgelassen. Heilung. (Vgl. S. 491.)

Klinische Symptome waren Zeichen des zunehmenden Ergusses und Durstgefühls. Hungergefühl fehlte. Es bestand Fieberfreiheit.

In Analogie des von Bohne mitgeteilten Sektionsergebnisses muß das Projektil den Ductus thoracicus in seinem Bogen, sowie die linke Pleurakuppe verletzt haben. Der austretende Chylus lief durch das Loch in die Pleurahöhle.

Rotter erwähnt kurz, daß er eine Verletzung des Ductus thoracicus bei einem Verwundeten mit offenem Pneumothorax gesehen hat.

b) Der vereiterte Erguß (Empyem). Bei jeder Punktion wird genau die Farbe und der Geruch geprüft. Ist die Flüssigkeit dunkelrot mit einem Stich ins Graue, schwimmen kleine Fäden in derselben und ist vor allem der Geruch fötide, so spricht das immer dafür, daß ein Empyem sich aus dem Erguß entwickelt.

Das Richtige wäre es natürlich, in allen Fällen, genau wie im Frieden, die bakteriologische Untersuchung vorzunehmen. In Feldlazaretten, in denen die Lungenschußverletzten in den ersten Tagen und Wochen behandelt werden, ist ein bakteriologisches Instrumentarium wohl nur in den seltensten Fällen vorhanden. Dagegen ist in den Heimatlazaretten eine bakteriologische und zytologische Kontrolle möglich und ausgeführt worden (Ehret).

Die Erfahrung lehrt, daß eine ganze Anzahl von Pleuraergüssen vereitern. D. Gerhardt sah unter 450 Lungenschußverletzungen 64 mal = 14% eitrige Pleuritis. Und unter diesen 64 Fällen waren 39 Empyeme und 25 Fälle mit Pyopneumothorax. Holbeck berichtet, daß 18,2% seiner Fälle infiziert waren. Rotter sah Infektion bei perforierenden Brustschüssen unter 115 Fällen 12 mal = 10,4%. Ehret beobachtete unter 100 Fällen von Lungenschüssen 9 mal = 9% und Lubojacky unter 163 Fällen 16 mal = 9,7% ein Empyem. Moritz berichtet, daß bei 12% seiner nachuntersuchten und geheilten Lungenschußverwundeten der Erguß eitrig gewesen war. Wir selber haben auf Grund unserer eigenen Aufzeichnungen die Häufigkeit des Empyems auf 10% der Lungenschüsse berechnet.

Nach unseren Erfahrungen, und darin stimmen wohl so ziemlich alle überein, neigen die Steckschüsse mehr zur Empyembildung als die Durchschüsse und die Granatverletzungen wieder mehr als Infanteriewunden. Moritz gibt folgende Zahlen:

Von 77 Empyemen waren 58% durch Steckschüsse,
42% durch Durchschüsse bedingt.

Besonders Steckschüsse, die frei in der Pleurahöhle liegen, heilen wohl niemals ohne ein Empyem aus, während die meisten kleinen Splitter, die tief im Lungengewebe liegen, ohne Eiterung zur Einheilung zu gelangen pflegen. Das Röntgenbild gibt uns wertvolle Aufschlüsse über den Sitz des Projektils. (Abb. 1.)

Der Erguß wird infiziert bei Steckschüssen von den Projektilen und Fremdkörpern, wenn sie frei in der Pleurahöhle liegen, bei Durchschüssen von der Lungenwunde selber, indem hier die Bakterien haften geblieben sind. M. Hirsch hält noch einen weiteren Spätinfektionsmodus für möglich, der darin bestehen soll, daß Keime vom Bronchialbaum aus durch Luftübertragung in die verletzte Lunge gelangen. Deshalb isoliert M. Hirsch alle Lungenschußverletzten von den übrigen mit infizierten Wunden behafteten Patienten. Wir können dem nicht beipflichten. (Vgl. S. 535.)

Der Ausdehnung des vorangegangenen Pleuraergusses entspricht in der Folge die abgeschlossene Eiterhöhle in den Pleuraräumen. Von dem Zeitpunkte an, wo die Infektion einsetzt, geht die Temperatur in die Höhe, in mehreren Tagen bis 39 und bleibt gewöhnlich konstant. Patienten mit infiziertem Pleuraerguß machen in kurzer Zeit einen schwer kranken Eindruck; sie kommen in ihrem Kräftezustand schnell herunter. Wichtig ist, daß der behandelnde Arzt sich durch häufige Punktionen über Aussehen und Geruch des Exsudates sowie über den bakteriologischen Befund auf dem Laufenden erhält. Die Rippenresektion ist das souveräne Heilmittel. Aber sie darf nicht zu früh, sie darf auch nicht zu spät gemacht werden (siehe Indikationsstellung und Technik, S. 587). Den richtigen Zeitpunkt zu treffen, lernt man erst mit zunehmender Erfahrung.

Folgende Krankengeschichte läßt die Wichtigkeit häufiger Punktionen, des Röntgenbildes und die Indikation zur Rippenresektion, deutlich erkennen.

Fall 46. W. F. Thoraxschuß. Granatsplitter frei in der Pleurahöhle. Empyem, Rippenresektion, Heilung.

Vorgeschichte: Wurde am 31. VII. 1916 nachmittags 8 Uhr durch Fliegerbombe verwundet und kommt 9 Uhr abends ins Lazarett.

Aufnahmebefund: Einschuß in Höhe des X. Brustwirbels links hinten in der Skapularlinie. Ausschuß nicht vorhanden. 1. VIII. Linke Seite gedämpft, Stimmfremitus und Atmungsgeräusch abgeschwächt. 5. VIII. Dämpfung zugenommen. Atmungsgeräusch bronchial. Kurzatmigkeit, abgeschwächter Stimmfremitus. Erhöhte Temperatur. I. Punktion: 150 ccm einer blutig gefärbten, geruchlosen Flüssigkeit.

9. VIII. II. Punktion. 600 ccm einer stinkenden, blutigroten Flüssigkeit werden abgelassen.

16. VIII. Temperatur wieder hoch. III. Punktion ergibt blutig gefärbten, stinkenden Eiter.

Röntgenbild: Ein großer Granatsplitter liegt in der linken Pleurahöhle, und zwar im Komplementärraum. Im Anschluß an Punktion und Röntgenbild:

16. VIII. Rippenresektion: Landois. Schnitt links hinten über der IX. Rippe. Die ganze IX. Rippe wird durch subperiostale Resektion entfernt. Breite Eröffnung der Pleurahöhle. Zwei Liter stinkenden Eiters werden entleert. Der Granatsplitter wird entfernt, er liegt im hinteren Komplementärraum.

Drain. Verband. 19. VIII. wird Saugapparat nach Perthes-Hartert angebracht. Verlauf glatt. 31. VIII. keine Temperatur mehr. Befinden sehr gut. Bläst fleißig auf der Hand zur Ausdehnung der Lunge. Höhle sehr verkleinert. Spätere Erkundigungen melden sein Wohlsein.

Von der Lokalisation der Empyeme gilt dasselbe wie von derjenigen der Ergüsse. Die meisten Empyeme liegen hinten. Aber auch vorne kommen sie zur Beobachtung. Sie können ganz abgekapselt sein; es können auch zwei ganz getrennte Höhlen existieren (vgl. S. 538), wie es der jetzt folgende Fall lehrt:

Fall 47. G. L.: Lungensteckschuß, Empyem vorne, eitriger Erguß hinten, eitrige Perikarditis, Rippenresektion, Exitus.

Vorgeschichte: Wurde am 27. XI. 1914 durch Granatsplitter in die linke Brust getroffen. Hat Blut gespuckt. Befund: Einschuß: Zwei Fingerbreit unter dem linken Schlüsselbein genau in der Mitte. Ausschuß nicht vorhanden.

Über der linken Lunge hinten Dämpfung, bronchiales Atmen. Vorne normaler Klopfschall. Auswurf blutig, Puls gut, Atmung beschleunigt.

7. XII. 1914. Temperatur 39°. Aus der Schußöffnung links vorne entleert sich trübes blutiges Exsudat in großen Mengen, vor allem beim Husten. Es ist ein offener Pneumothorax entstanden. Punktion hinten links fällt negativ aus.

7. XII. Freilegung der Wundöffnung im Bereiche der II. Rippe, Einführung eines Drains und Tampons in die Wundhöhle. 13. XII. Rippenresektion: Professor Braun.

Die II. Rippe wird im Bereiche der Wundöffnung freigelegt und ein Stück von etwa 8 cm Länge subperiostal reseziert. Durch die Öffnung gelangt man in eine rings von Eitermassen ausgekleidete, faustgroße Höhle. Der Eiter hat guten Abfluß. In der Höhle liegt frei der Granatsplitter, der entfernt wird. Drain. Verband.

14. XII. Nach der Operation Allgemeinzustand schlecht. Exitus letalis in der Nacht.

*: Die linke Brusthöhle weist außer der genannten vollständig nach unten durch die Lunge abgeschlossenen oberen Höhle eine zweite hintere untere auf, die 1 Liter trüben, eitrigen Exsudats enthält. Durch dieses wurde die Lunge nach vorn und oben gedrängt. Die obere Höhle ist im Verlauf der III. Rippe nach unten abgegrenzt. Linksseitige Bronchitis. Eitrige Perikarditis. Ödem der rechten Lunge. Rechte Brusthöhle frei.

Epikrise: Es ist anzunehmen, daß der Granatsplitter oben irgendwie hängen geblieben ist. Um ihn hat sich ein geschlossenes partielles Empyem gebildet. Später wurde die bisher freie untere Brusthöhle infiziert, von dort der Herzbeutel. Eine Punktion hinten war ergebnislos verlaufen.

Ist die Rippenresektion ausgeführt und hat der Eiter genügend Abfluß, so fällt meist die Temperatur sofort ab, um am nächsten Tage wieder etwas zu steigen. Der weitere Verlauf hängt ab von der Schwere der Infektion, von der Widerstandsfähigkeit des Organismus und vor allem von der Größe der Wundhöhle.

Es können die Verwundeten schon innerhalb von 8 Tagen fieberfrei sein und einen äußerst gut verlaufenden Heilungsprozeß durchmachen. Auf der anderen Seite haben wir es erlebt, daß unsere Verwundeten trotz breiter Wundöffnung mit vorzüglichem Eiterabfluß wochenlang hoch gefiebert haben. Die Leute bekamen eine Nephritis mit Ödemen an den Beinen, sie wurden blaß und elend und magerten stark ab. In zwei Fällen beobachteten wir sogar Soor in der Mundhöhle als ein Signum mali ominis. Einer von beiden starb. Das waren gerade Patienten, bei denen sich eine riesige Eiterhöhle gebildet hatte und bei denen über Monate die große Wundhöhle dauernd Eiter abgesondert hatte.

(Vgl. die Krankengeschichte J. K., Nr. 61, S. 589.)

Die Prognose der Kriegsempyeme ist keine besonders günstige. Die Mortalität ist hoch, wie das auch schon M. v. Brunn beobachtet hat. Aber auch im Frieden ist die Mortalität des Empyems eine recht bedeutende.

Hirano hat im Frieden die Mortalität bei Erwachsenen auf 50 % berechnet. Bei Kindern liegen die Verhältnisse günstiger. Werner fand eine Gesamtmortalität von 21,9 %, während Wilensky die Zahl auf 28 % angegeben hat.

Was von der Lokalisation der Ergüsse und von der vielkammerigen Gestaltung derselben gesagt ist, gilt genau vom Empyem. Wir haben selbstverständlich auch vorne mehrfach Empyeme beobachtet. In einem Falle war die Auffindung zwischen Lunge und Herzbeutel trotz mehrfacher Punktion nicht geglückt. Erst die Autopsie deckte den Sitz auf. Bleibt nach der Rippenresektion der gewünschte Erfolg aus, und bessert sich der Allgemeinzustand nicht, so liegt die Ursache nicht immer an der Vielkammerigkeit des Exsudates. Es müssen vielmehr noch andere Dinge berücksichtigt werden, so Bronchitis und Bronchopneumonie, die a. a. O. erwähnt sind. Besonders sind aber auch hier wieder die Tangentialschüsse des Thorax (Vereiterung der Rippenfrakturen siehe Tangentialschüsse) im Auge zu behalten.

Die Kombination von Pleuraempyem mit Leberabszeß und subphrenischem Abszeß wird auf S. 568 besprochen.

Wie in Friedenszeiten, so ist auch im Kriege bei veralteten Empyemen gelegentlich die Beobachtung gemacht worden, daß der Eiter spontan nach außen durchbricht. D. Gerhardt sah in Heimatslazaretten in 4 Fällen ein solches Empyema necessitatis, von denen 3 noch nachträglich operiert werden mußten. In drei weiteren Fällen wurde der Eiter sogar ausgehustet (Gerhardt); dasselbe beobachteten Ehret und Sauerbruch bei zwei interlobulären Empyemen.

Spätempyeme. Nach anfänglich glattem Verlaufe kann sich nach Wochen, ja nach Monaten noch ein Spätempyem entwickeln. Wir erlebten es, daß sich bei einem Verwundeten mit Bauchschuß, der operativ geheilt war und sich außer Bett befand, zwei Monate nach der Verletzung ein Empyem ausbildete, das eine Rippenresektion notwendig machte. D. Gerhardt berichtet von einem Verwundeten, der $^3/_4$ Jahre nach seiner Verletzung vollständig geheilt zu sein schien. Da stellten sich bei ihm Husten, stinkender Auswurf und Beschwerden ein. Es hatte sich ein Spätempyem gebildet, das in die Luftwege durchgebrochen war. Bei der Rippenresektion fand sich das Geschoß in der Eiterhöhle an der Stelle der Bronchialfistel.

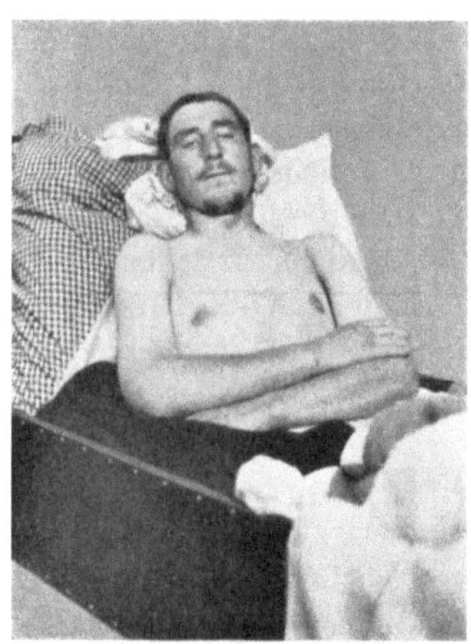

Abb. 30. Schwellung des rechten Arms der erkrankten Seite bei Empyem (Fall Kni).

Die Empyemkranken bedürfen einer sehr sorgfältigen Beobachtung, besonders nach Thorax-Bauchschüssen. Denn hier gibt es die verschiedensten Kombinationen, auf die wir im Kapitel Thorax-Bauchschüsse noch zurückkommen. Jeder einzelne Fall ist klinisch anders. Häufige Punktionen schützen vor Irrtümern und auch das Röntgenverfahren wird bei der Diagnostik wesentliche Dienste leisten.

Ob das interlobäre Empyem, auf das vor kurzem Ortner erneut hingewiesen hat, auch nach Lungenschüssen häufiger vorkommt, darüber sind die Akten noch nicht geschlossen. Ehret und Sauerbruch beobachteten zwei Fälle von kleinem interlobärem Empyem nach Lungenschuß.

Einer sehr auffallenden klinischen Erscheinung möchten wir an dieser Stelle noch gedenken und das ist das Auftreten eines starken Ödems des ganzen Arms auf der Körperhälfte der erkrankten Pleurahöhle. Abb. 30. Wir beobachteten dieses in vier Fällen. Der Arm der verletzten Seite war von den Fingern an bis an die Achselhöhle prall geschwollen, die Hautvenen traten nicht besonders hervor, und überall ließen sich Dellen eindrücken. Dieser Zustand dauerte mehrere Tage, ging in einem Falle (Pe. Nr. 62) nach Drainage des Empyems rapide zurück, in einem anderen Falle bestand das Ödem etwas länger und war zugleich vergesellschaftet mit Ödemen beider Knöchel, nicht aber des Arms der gesunden Seite. Kein Eiweiß im Urin. Abb. 31.

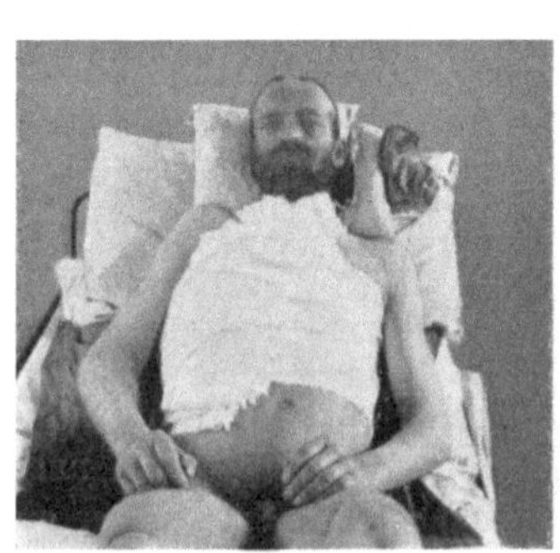

Abb. 31. Schwellung des (rechten) Arms bei (rechtsseitigem) Empyem, zugleich Schwellung beider Füße (Fall Jä.).

Eine sichere Erklärung für dieses Phänomen fehlt uns. Vielleicht daß eine Stauung oder beginnende Thrombose der V. subclavia und eventuell noch anderer intrathorakaler Venen (Knöchelödem!) vorliegt.

Bei dem von Schmidt beobachteten Symptomenkomplex: Pralle Schwellung von Hals und Arm mit stark hervortretenden Venen lag wohl sicher eine Thrombose der oberen Hohlvene vor, indessen war diese direkt durch den Schuß (Verlauf des Schußkanals) in Mitleidenschaft gezogen.

Ob in der Friedensliteratur über Empyem etwas Ähnliches veröffentlicht ist, konnten wir vom Felde aus nicht kontrollieren.

c) Lungenabszeß und Lungengangrän. Wie bereits im pathologischen Teil auseinandergesetzt, halten wir Fälle von abgeschlossener Lungeneiterung (Abszeß) oder fortschreitender diffuser Lungeninfektion (Gangrän) für selten. Zirkumskripte Lungeninfektion wird meistens durch die Symptome des Empyems verdeckt. Es können sich gelegentlich (Guleke) klinisch nekrotische Fetzen zertrümmerten Lungengewebes abstoßen.

Lungenabszesse nach Fremdkörper sind röntgenologisch verhältnismäßig leicht zu lokalisieren. Die Diagnose Abszeß ergibt sich aus Sputummenge mit Hämatoidinkristallen, elastischen Fasern, Fettsäurenadeln, Fieber.

Vgl. Ausführliches anatomischer Teil, S. 527.

d) Die Pneumonie. Die Frage, ob Pneumonien im Anschluß an Schußverletzungen der Lunge häufig vorkommen, ist noch nicht zur endgültigen Lösung gebracht worden. Denn wenn man die Literatur auf diese Komplikation hin durchsieht, so findet man teils widersprechende, teils sehr unklare Mitteilungen. Es ist meist von pneumonischen, bronchopneumonischen Herden die Rede, von Infiltraten um den Schußkanal etc. Präzise, vor allem zahlenmäßige Angaben fehlen fast ganz, ein Mangel, auf den schon Moritz hingewiesen hat. Küttner und Hildebrandt haben das Vorkommen richtiger Lappenpneumonien, sogenannter traumatischer Pneumonien, bestritten, vielmehr sprechen sie den als Pneumonie gedeuteten Symptomenkomplex als die Folge der Blutinfiltrationen im Lungengewebe an. Weis sah niemals echte Pneumonien, Holbeck hingegen glaubt, daß Pneumonien im Anschluß an Traumen vorkommen und führt drei Fälle an, die für die Möglichkeit der Annahme sprechen. Auch A. Borchard und D. Gerhardt sahen richtige genuine Pneumonien den Verlauf von Lungenschüssen komplizieren, ebenso Rotter.

Wir selber haben echte genuine Pneumonien bei Lungenschußverletzungen niemals gesehen. Hatten wir klinisch nach den physikalischen Erscheinungen den Verdacht, so hat die Sektion uns belehrt, daß es sich um schwere Blutinfarzierungen der Lunge, bei direkten Durchschüssen, vor allem aber als Folgeerscheinung der Tangentialschüsse des Thorax gehandelt hat (vgl. S. 565), für die ja dieses anatomische Bild typisch ist.

Schreyer, der einen Patienten an sekundärer Pneumonie verlor, erwähnt, daß er außerdem in 8 Fällen als Komplikation seiner Lungenschußverletzten eine Pneumonieähnliche Erkrankung sah, die sich in Ansammlung von Blut in den Alveolen, Fieber und Knisterrasseln äußerten. Van d. Velden beobachtete 10 mal sekundäre Pneumonie, und zwar waren lokale Bronchopneumonie und größere Lappeninfiltration, die in einem Fall zur Wanderpneumonie ausarteten, vertreten. A. Borchard, Bockhorn, Ehret, Toenniessen, J. Volkmann, D. Gerhardt u. a. sahen wiederholt Bronchopneumonien und Volkmann hat festgestellt, daß etwa $5^0/_0$ seiner im Reservelazarett behandelten Brustschußverletzten pneumonische Erscheinungen gehabt haben. Bei den Tangentialschüssen sahen auch wir mehrfach Bronchopneumonien (vgl. S. 566).

Moritz, der sich der Mühe unterzogen hat, die gesamte Literatur über Lungenschüsse dieses Krieges auf das Vorhandensein dieser Komplikation durchzusehen, findet, daß unter 511 Lungenschüssen nur 21 mal, also in $4^0/_0$ der Fälle, ein Hinweis auf Pneumonie oder eine pneumonische Erkrankung gegeben ist. Damit ist bewiesen, daß die Pneumonie als wichtige Komplikation praktisch nicht in Frage kommt, und damit stimmen auch unsere Erfahrungen überein.

e) Die eitrige Perikarditis. Fiebern im Verlaufe von Lungenschüssen, vor allem von Empyemen der Pleurahöhle Verwundete längere Zeit, und läßt sich bei genügendem Abfluß des Eiters eine anderweitige Ursache für die Temperaturerhöhung nicht finden, so kommt auch eine schleichend verlaufende eitrige Perikarditis in Frage. Diese Komplikation ist von sehr großer Bedeutung, weil die Prognose der eitrigen Herzbeutelentzündung eine sehr schlechte ist.

Die Ätiologie und Pathologie S. 532, die Symptome S. 573, die Diagnose und Behandlung der Perikarditis S. 606.

f) Die Nachblutung. Die Erfahrung der Kriegschirurgen lehrt, daß bisweilen nach anfänglich ganz glattem Verlaufe bei Lungenschüssen eine schwere Blutung eintritt, die unter Umständen den Tod des Verwundeten zur Folge haben kann.

Diese Blutung, die aus dem Schußkanal der Lunge stammt, kann erfolgen:

1. als Hämoptoe,
2. als Blutung in die freie Pleurahöhle.

Sie kann sehr früh, sie kann erst nach Wochen und Monaten auftreten. Gewöhnlich ist die Hämoptoe das wesentlich günstigere Ereignis des Blutaustrittes aus der Lunge. D. Gerhardt sah unter seinem Material von 450 Lungenschußverwundeten in 3 Fällen Bluthusten erneut auftreten, nachdem die Leute als gesund entlassen waren und wieder Dienst gemacht hatten. In einem Falle, mit Gewehrsteckschuß in der Lunge, erfolgten immer wieder neue Blutungen noch über ein Jahr nach der Verwundung.

Die Möglichkeit eines höchst bedrohlichen Zustandes ist bei der Hämoptoe dann gegeben, wenn der Bronchialbaum in größerem Umfange mit Blut überschwemmt wird. Sauerbruch hat einen Todesfall an Erstickung auf diesem Wege erlebt.

Erfolgt die Blutung nach außen in die freie Pleurahöhle, so zeigt sich ein sehr charakteristisches klinisches Bild.

Die Patienten werden ziemlich schnell blaß und elend, der Puls wird klein die Extremitäten kühl, die Nase spitz und kalt und die Atmung beschleunigt. Die physikalische Untersuchung ergibt eine Zunahme der Dämpfung. Diese Blutung kann innerhalb der ersten Tage, sie kann aber auch erst nach Wochen eintreten.

Sauerbruch beobachtete 4 tödlich verlaufende Fälle schwerer Nachblutung in die Pleurahöhle; bei zweien fand sich bei der Autopsie frische Blutung aus der schmierigen Lungenwunde. Dasselbe Bild sah A. Borchard nach vierzehn Tagen bei der Obduktion eines Verletzten. Madelung erlebte nach 17 tägigem Wohlbefinden nach einer Schußverletzung durch die Skapula eine tödliche Blutung in die Pleurahöhle, und Küttner büßte im südafrikanischen Kriege noch nach 20 Tagen einen jungen Buren ein, der von seinem Vater abgeholt wurde und der im Anschluß an den dreiviertelstündigen Transport auf schlechtem Wege starb. Schreyer, der bei einem Verwundeten zweimal je 1000 ccm Blut abgelassen hatte, da die Dyspnoe bedrohlich wurde, verlor diesen an Nachblutung unter den schwersten Zeichen der Anämie, Dyspnoe und Herzinsuffizienz. Weinert erwähnt noch 2 Monate, und Paul Müller sogar noch 3 Monate nach der Lungenverletzung eine schwere Blutung mit tödlichem Ausgang. Im Falle Weinert war die Ursache der tödlichen Blutung ein tief im Lungengewebe sitzender Knochensplitter. In einem ähnlichen Falle von Schmieden war es ein spitzer Granatsplitter, der operativ entfernt wurde. Patient wurde geheilt.

Wie Sauerbruch und Borchard schon 1915 betonten, sind glücklicherweise diese Nachblutungen, die die Chirurgen in den Heimatslazaretten auch noch gelegentlich beobachten können, sehr selten. Die Beobachtungen von Küttner und Schreyer lehren aber, daß frühzeitiger Antransport auf alle Fälle zu vermeiden ist, und daß bei der Punktion des Hämothorax Vorsicht geboten ist. Es empfiehlt sich daher (vgl. Technik, S. 585), bei der Punktion in die Pleurahöhle Luft einzulassen, um Zerrungen am Wundkanal zu vermeiden.

Die pathologischen Veränderungen des Schußkanals S. 492, die Histologie S. 527, die Ätiologie der Blutung S. 489.

Wir selber haben niemals eine Nachblutung aus der Lunge gesehen, obgleich wir unsere Fälle oft viele Wochen zu beobachten Gelegenheit hatten. Nur eine briefliche Mitteilung erhielten wir über einen von uns wegen offenen Pneumothorax mit Einnähung der Lunge und Verschluß des Thoraxloches behandelten Patienten. Hier ist 2 oder 3mal eine Nachblutung eingetreten, die nach gehöriger Drainage des Empyems nicht wieder auftrat.

Fälle, die klinisch als Nachblutungen imponierten, hatten wir allerdings mehrere. Die Untersuchung post mortem ergab hier: in der Brusthöhle kein reines Blut, sondern blutige Flüssigkeit, offenbar eine akuteste Pleuritis mit profuser Exsudation in die von früher her noch mit Blutbestandteilen gefüllte Brusthöhle. Die Zeichen der Anämie: elender Puls, plötzlich auftretender Erguß, wurden auf diese Weise vollauf befriedigend erklärt. Nie fanden wir in solchen Fällen einen Gefäßstumpf in der Lunge, aus dem es hätte bluten können.

Die Nachblutung braucht nun nicht allein aus der Lunge zu erfolgen, sie kann auch aus den kleinen Thoraxgefäßen entstehen, also aus einer A. intercostalis und der A. mammaria interna. Wir erlebten bei einem Verwundeten mit Lungendurchschuß und anschließendem, vorne oben lokalisiertem Empyem eine Nachblutung aus der linken A. mammaria interna.

Fall 48. H. G.: Einschuß links vordere Axillarlinie in Brustwarzenhöhe, Ausschuß rechts, 3. Interkostalraum neben dem Brustbein. Die Nachblutung erfolgte aus der Einschußöffnung, während der Rippenresektion zur Eröffnung des Empyems. Die A. mammaria interna wurde (Landois) durch Resektion des Rippenknorpels III und IV freigelegt und doppelt unterbunden. In der Mammaria interna befand sich ein kleines Loch, das bei der Verwundung durch das Projektil erzeugt war. In diesem Loch steckte ein Thrombus, der sich durch die Erschütterung während der Empyemoperation gelockert und zur Blutung Veranlassung gegeben hatte.

In dem interessanten Falle Nr. 37 von Tangentialschuß (Blankenhorn) des Thorax mit Fraktur von 7 Rippen erfolgte der Tod durch septische Nachblutung aus einer Interkostalarterie, die den geschwächten Verwundeten zu Grunde richtete.

II. Die stumpfen Brustverletzungen.

Eine besondere Besprechung verdienen an dieser Stelle die stumpfen Verletzungen des Brustkorbes im Kriege, die wir sehr oft nach Aufschlag großer Geschoßteile, wie Boden von Granaten, Schrapnellvolltreffer etc. gegen den Brustkorb antreffen oder nach Verschüttungen beim Einsturz von Unterständen, sowie nach Fliegerabsturz im besonderen beobachten können.

Ohne daß die äußere Haut verletzt zu sein braucht, erfolgt eine Biegungsfraktur mehrerer Rippen (vgl. Teil Anatomie). Das sind die leichten Fälle.

Aber garnicht selten zerreißt durch den starken Anprall dazu noch die darunter liegende Lunge. Diese Fälle sind sehr ungünstig; denn die meisten Verwundeten sterben an der Blutung, dem geschlossenen Pneumothorax und dem Hautemphysem sowie an den Folgen der Rippenfrakturen, die den Atmungsmechanismus, sowohl der kranken als auch der gesunden Seite stark schädigen. Diese Verwundeten sehen zyanotisch aus, der Puls ist klein und schnell, die Atmung forciert und oberflächlich. Die Kranken husten viel und klagen über heftige Schmerzen.

Folgendes Beispiel diene zur Illustration:

Fall 49[1]). P. G.: Thoraxkompression, Lungenruptur. Ist am 25. IX. 1915 morgens 7 Uhr durch Schrapnellausbläser gegen die Brust getroffen, kommt 10 Uhr früh ins Lazarett. Befund: Starkes Emphysem bis über die rechte Thoraxhälfte und den Hals. Atemnot, schlechter Puls. Exitus 2 Uhr nachmittags.

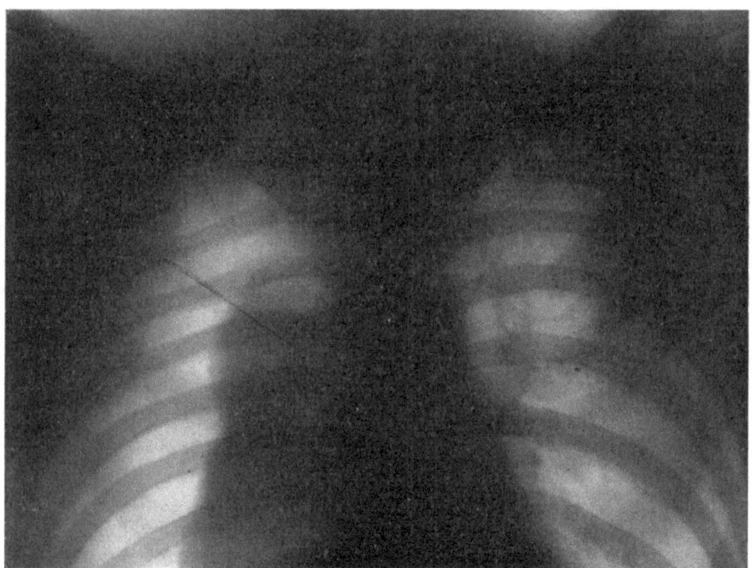

Abb. 32. Geschlossener Pneumothorax rechts, mit Lungenkollaps nach stumpfer Brustkorbverletzung.

*: Aus der rechten Brusthöhle lassen sich ³/₄ Liter flüssigen Blutes ausschöpfen. Lunge hat keine alten Adhäsionen. Im rechten Unterlappen ist ein langer Riß, der bis zum Hilus reicht, und ein kleinerer im Mittellappen. Diese Risse entsprechen in ihrer Lage genau der Fraktur der 2.—8. Rippe. Die Frakturstellen liegen alle in einer Reihe untereinander. Diese Frakturlinie ist von der Wirbelsäule etwa 5 cm entfernt. Linke Lunge intakt. Im Herzbeutel etwas blutige Flüssigkeit, aber keine Verletzung. Bauch intakt.

Sehr lehrreich ist die folgende Beobachtung einer stumpfen Brustverletzung mit geschlossenem Pneumothorax und totalem Lungenkollaps. Patient wurde geheilt.

Fall 50. Pr. Wurde durch einen Blindgänger am rechten Schulterblatt getroffen 16. 2. 1917.

Befund: Mühsame Atmung und Cyanose. Im Bereiche des rechten Schulterblattes starke Schwellung. Epidermis an einer fünfmarkstückgroßen Stelle abgeschürft, Bewegungen des rechten Arms und der Schulter schmerzhaft. Fraktur? Kein Blut im Sputum. Hautemphysem.

[1]) Identisch mit Fall 2, Seite 482.

Behandlung: Digipuratum, Morphium, Bettruhe.

18. 2. 1917. Lungenbefund: Dämpfung rechts im Bereiche des Oberlappens. Atmungsgeräusch hier deutlich amphorisch. Metallisch klingende Geräusche, wie wenn eine Glocke angeschlagen wird, sind bei jedem Atemzuge zu hören. Stimmfremitus abgeschwächt. Klopfschall im unteren Abschnitt des Thorax tympanitisch. Beim Klopfen gegen den Thorax während der Auskultation metallischer Klang.

Röntgenbild: Rechte Skapula zeigt Sprünge, die vom Seitenrand zur Mitte ziehen. Die rechte Lunge ist völlig kollabiert und ist als Schatten von zwei Faustgröße zu erkennen (siehe Abb. 32).

Diagnose: Thoraxquetschung mit Skapulafraktur. Lungenverletzung mit geschlossenem Pneumothorax.

20. 2. Punktion: im VIII. I.-R. hinten rechts. Es wird nur Luft entleert, die aber nicht zischend herausfährt. Klein Blut.

8. 3. Zustand wesentlich gebessert. Kurzatmigkeit hat aufgehört. Dementsprechend verhält sich auch der Lungenbefund. Lungengrenze rechts hinten verschieblich. Atmungsgeräusch rechts hinten abgeschwächt, nahe der Wirbelsäule vesikulär, nach den Seiten bronchial mit amphorischem Beiklang. Beim Klopfen mit dem Finger während der Auskultation rechts hinten immer noch metallischer Klang. Vorne rechts normale Verhältnisse.

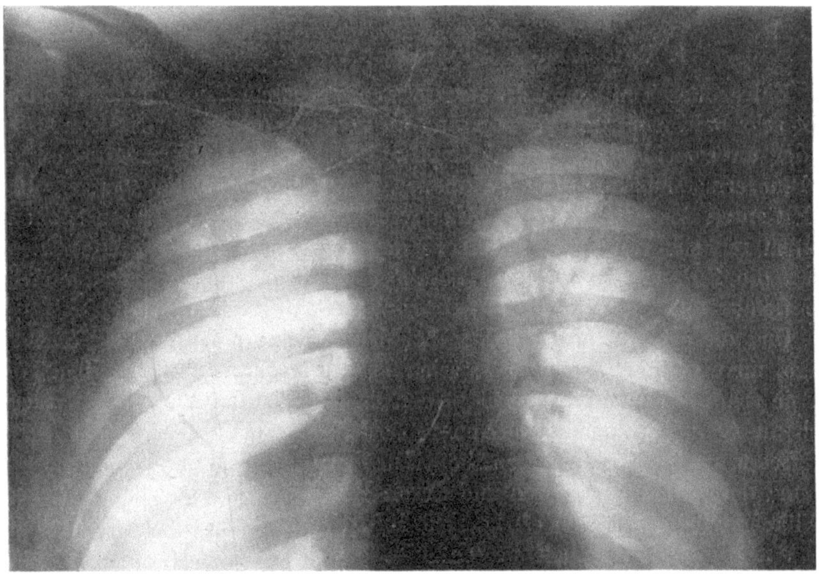

Abb. 33. Derselbe Patient 18 Tage später. Die Lunge hat sich fast ganz wieder ausgedehnt.

Röntgenbild: Lunge hat sich im oberen Teil vollständig ausgedehnt; nur im unteren Teil ist noch Lungenschatten (kollabiert) sichtbar (siehe Abb. 33).

23. 3. Abtransport mit Lazarettzug. Lungenbefund wie am 8. III.

III. Brustschüsse mit offenem Pneumothorax.

Ein ganz anderes klinisches Bild zeigen sofort nach der Verwundung, wie auch in ihrem späteren Verlaufe, die mit offenem Pneumothorax komplizierten Thorax- und Lungenschüsse. Auch die Prognose und die Therapie dieses Verletzungstypus ist eine so vollkommen andere, daß dieser unbedingt einer gesonderten Besprechung bedarf.

In der Mehrzahl der Fälle machen die Verwundeten mit offenem Pneumothorax und großen Brustwanddefekten bei ihrer Einlieferung in das Lazarett einen schwerkranken Eindruck. Das Gesicht, vor allem die Lippen, sind zyanotisch. Die Atmung ist oberflächlich und fliegend, die Leute schnappen oft nach Luft. Sie kommen meist halbsitzend im Lazarett an, und der Puls ist beschleunigt und klein. Aus der Schußöffnung — bei Durchschüssen (Querschlägern) meist aus der Ausschußöffnung — strömt das Blut heraus und die Kleider und die Bahre sind mit Blut durchtränkt. Bei jedem Atemzuge, bei jedem Hustenstoß pfeift die Luft ein und aus, und es entleert sich jedesmal aus der Pleurahöhle eine Blutwelle nach außen. Die Lunge ist völlig kollabiert.

Der weitere klinische Verlauf richtet sich in der Folgezeit — und das ist das entscheidende — nach dem chirurgischen Handeln, nämlich, ob man nichts macht, d. h. konservativ verfährt, oder ob man sofort die Naht des großen Thoraxdefektes eventuell gleichzeitig die der zerrissenen Lunge ausführt.

1. Verlauf bei konservativer Behandlung.

Ein großer Teil der Schwerverletzten mit weit offenem Pneumothorax stirbt sehr bald nach der Verwundung an den Folgen der Zirkulationsstörung, die der unvermeidliche Lungenkollaps zur Folge hatte. Dazu kommt dann der Blutverlust aus der meist in solchen Fällen mitverletzten Lunge. Haben die Patienten den ersten Schock überstanden, ist die Blutung zum Stehen gekommen, und sind durch Gewöhnung an den neuen Zustand des offenen Pneumothorax die Zirkulationsstörungen beseitigt, so droht dem Verwundeten eine neue Gefahr und das ist die Infektion.

Und diese ist in allen Fällen, bei denen keine chirurgische Behandlung erfolgt, unvermeidlich. Die Bakterien dringen sekundär von außen — oft sind sie schon mit dem Projektil primär in die Pleurahöhle hineingelangt — durch die Schußöffnung in das Innere des Thorax ein.

Schon nach wenigen Tagen fließt aus der Wundöffnung blutiges Exsudat aus, und der Verband ist durch und durch durchfeuchtet. In wenigen Tagen ist die Flüssigkeit vollkommen eitrig. Die Infektion der Pleurahöhle ist vollendet.

Wie wir gesehen haben, besteht klinisch und anatomisch ein prinzipieller Unterschied zwischen dem infizierten, später eitrigen Erguß der Pleurahöhle — dem Empyem im engeren Sinne — und der totalen Vereiterung der Brusthöhle nach offenem Pneumothorax.

Bei den partiellen Empyemen ist die Zirkulation und die Atmung der Lunge in der so erkrankten Pleurahöhle meist nur in geringem Maße gestört.

Anders im zweiten Falle, bei der totalen Vereiterung der Brusthöhle nach offenem Pneumothorax. Die ganze große Pleurahöhle ist der Infektion mit einem Schlage zugänglich, die Lunge ist kollabiert und vom Atmungsgeschäft ausgeschaltet, die Zirkulation sehr erschwert.

Klinisch zeigt sich schon nach wenigen Tagen sofort erhöhte Temperatur, die schnell bis auf 40° steigt. Die Patienten, die sich anfangs etwas erholt hatten, verfallen sehr schnell, der Puls wird klein und unregelmäßig und die Atmung wieder oberflächlich.

Als unser Korps im Herbst 1914 in den Bewegungskrieg hineinkam, hatten wir eine ganze Reihe solcher Schwerverletzten mit offenem Pneumothorax und Lungenverletzungen in unserem Lazarett. Da wir damals noch dem Grundsatze huldigten, alle Lungenschüsse konservativ behandeln zu müssen, so haben wir den größten Teil dieser Verwundeten durch den Tod eingebüßt. Anderen Chirurgen ist es ähnlich ergangen. Sauerbruch verlor von 23 in den Feldlazaretten behandelten Verwundeten mit offenem Pneumothorax bei konservativem Verfahren 17 in den ersten zwölf Tagen.

Ein Beispiel für den traurigen Ausgang eines solchen konservativ behandelten Verwundeten gibt die folgende Krankengeschichte:

Fall 51. E. Z.: Offener Pneumothorax. Tangentialschuß des Thorax Exitus.

Vorgeschichte: Am 8. II. 1915 durch Granate verwundet, kommt an selben Tag ins Lazarett. Befund: Links in der Richtung der vorderen Axillarlinie ein Durchschuß. Fraktur der 5. und 6. Rippe. Offener Pneumothorax. Patient ist stark cyanotisch. Atmung beschleunigt. 12. III. Zustand gebessert bei Kampfer und Digitalis. Pneumothorax infiziert. Aus der Schußöffnung kommt Eiter heraus.

Rippenresektion: atypisch. (Landois). Ein- und Ausschuß in der vorderen Axillarlinie werden miteinander verbunden. 3 Rippen, 5., 6., und 7. sind zerbrochen. Mit Luerscher Zange werden die zerbrochenen Enden abgeknipst und ein Loch geschaffen, so daß der Eiter Abfluß hat. Einlegen eines Drains.

15. III. Allgemeinbefinden leidlich. Patient erhält Digitalis. 16. III. Puls schnell, leichte Cyanose, Kollapstemperatur. 19. III. Exitus.

*: Linke Lunge und Pleura costalis mit eitrig-fibrinösen Massen bedeckt. Durch die seitlich etwa in der Axillarlinie angeheftete Lunge ist die Brusthöhle in zwei Teile geteilt. Zwischen Ober- und Mittellappen verläuft ein kleiner Verbindungskanal. Unterhalb des Unterlappens nach dem Komplementärraum zu verläuft ein größerer Spalt nach hinten. Von dem eingeführten Drain sieht man von hinten her nichts. Das Drain biegt um die Zwerchfellkuppe in den Komplementärraum hinein. Nach Herausnahme der Lunge markiert sich die Verklebungsstelle sowohl an Lunge wie an Pleura costalis als eine vertikal von oben nach unten verlaufende Linie. Zwischen beiden Lungenlappen ist noch ein abgeschlossener Spaltraum intakter Pleura. Beginnender subphrenischer Abszeß. Eitrige Bronchitis in Unterlappen.

2. Verlauf bei der primären Thoraxnaht.

Auf Grund der traurigen Erfolge, die wir mit dem abwartenden Verfahren bei der Behandlung der Lungenschüsse erzielt hatten, beschlossen wir sehr bald, den sofortigen Verschluß des offenen Pneumothorax mit Naht vorzunehmen. Ein Verfahren, das schon vereinzelt im Frieden geübt wurde, von Garrè, Sauerbruch und Borchard für das Feld auf dem Chirurgenkongreß 1915 vorgeschlagen und von uns beiden (Landois) sowie von Jehn, Enderlen, Coenen, Hanusa, Danielsen erprobt ist. Auch Herr Geheimrat Braun-Zwickau, unser beratender Chirurg, hat wiederholt im Felde den Verschluß des offenen Pneumothorax mit Naht ausgeführt, und heute wird diese Operation als notwendig allseitig anerkannt[1]).

Die genauen Indikationen und die Technik s. S. 594.

Das Prinzip der Operation beruht also auf der Erwägung, aus dem offenen Pneumothorax einen geschlossenen zu machen, also ähnlich günstige Verhältnisse zu schaffen, wie sie bei glatten Thoraxdurchschüssen vorliegen.

Wir haben in einigen Fällen die Haut-Muskelnaht ausgeführt, in anderen den Verschluß der Wundöffnung durch Einnähung der Lunge in das Thoraxfenster herbeigeführt (s. S. 595). Der Erfolg, der objektiv durch diese Operationen erzielt wird, ist ein ganz bedeutender. Die Patienten atmen wesentlich

[1]) Vgl. Gräfenberg, Med. Klin. 1917. Nr. 45, S. 1190.

besser und leichter, die Zyanose verschwindet bald, und der Puls bessert sich schnell, besonders wenn gleichzeitig Digitalispräparate gegeben werden. Auch subjektiv fühlen sich die Kranken wesentlich erleichtert (vgl. auch Coenen S. 447 und Hanusa).

Folgende beiden Fälle geben ein Bild von dem günstigen Einflusse der Operation:

Fall 52. K. R.: Lungendurchschuß. Offener Pneumothorax. Lungennaht. Glatte Heilung.

Vorgeschichte: Am 12. IV. 1916 durch Mine $^3/_4$9 Uhr abends verwundet, kommt früh 1 Uhr ins Lazarett.

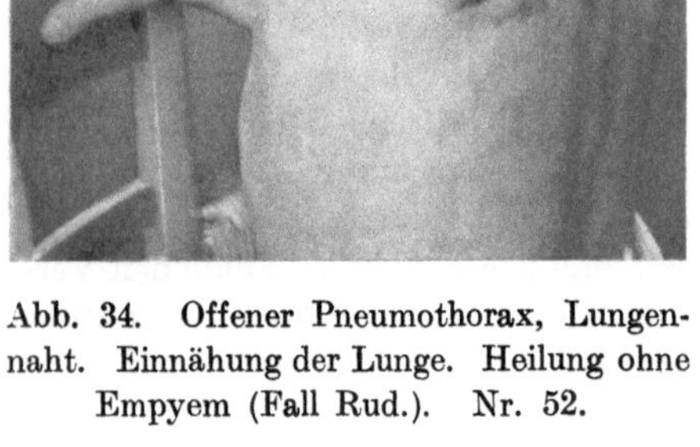

Abb. 34. Offener Pneumothorax, Lungennaht. Einnähung der Lunge. Heilung ohne Empyem (Fall Rud.). Nr. 52.

Befund: Einschuß 2 Finger breit unter dem Schulterblattwinkel links, 5 cm lang, 2 cm breit. Ausschuß: In der mittleren Axillarlinie links, handbreit unter der Achselhöhle steckt in der Haut ein Minensplitter. Aus dem Einschuß ergießt sich Blut und die Luft pfeift ein und aus. Atmung stark beschleunigt.

Sofortige Operation: Landois.

Schnittführung nach dem Ausschuß zu. Die VII. Rippe ist vollkommen zertrümmert. Die scharfen Kanten werden mit dem Luer entfernt, der Riß im Interkostalraum erweitert. Die Lunge wird vorgezogen. Im Unterlappen befindet sich ein 8 cm langer Riß, der tief in die Substanz hineingeht und in dessen Grunde Knochensplitter liegen. Diese werden aus der Lungenwunde entfernt. Es sickert Blut aus derselben. Es wird mit 5 tief durchgreifenden Seidennähten der Lungenschlitz geschlossen. Sodann Einnähen des unteren Lungenzipfels an der Stelle der Lungennaht an die Muskulatur zirkulär mit Kopfnähten, bis ein luftdichter Verschluß erzielt ist. Dann wird die Muskulatur über dem eingenähten Lungenlappen mit Knopfnähten vereinigt. Haut bleibt weit offen. Die Pleurahöhle wurde sorgfältig ausgetupft. Nach der Operation ist der Puls leidlich. Erhält Kochsalz, Kampfer und Digalen.

14. IV. Puls vorzüglich, Atmung ganz ruhig. Aussehen gut.

18. IV. Patient hat den Eingriff gut überstanden, sitzt im Bett und liest Zeitung. Wunde sieht vorzüglich aus. Muskelnähte haben gehalten.

25. V. Entlassung. Wunde bis auf schmale Fläche zugeheilt. Lungenbefund links hinten vollkommen normal, nur bleibt die linke Thoraxhälfte beim Atmen etwas zurück. Ist im September 1916 schon beim Ersatzbataillon. Siehe Abb. 34.

Fall 53. O. M.: Granatverletzung im Rücken. Offener Pneumothorax. Lungennaht. Heilung.

Vorgeschichte: Am 11. IX. 1916 durch Granate verwundet; nachmittags 2 Uhr. Hat Blut gespuckt. Kommt am 12. IX. 1916 11 Uhr vormittags ins Lazarett.

12. IX. Befund: Links hinten oberflächlicher Durchschuß in Höhe der 6. Rippe. Ein- und Ausschuß etwa 20 cm voneinander entfernt. Luft pfeift ein und aus.

Sofortige Operation: Burckhardt.

Zwei Rippen nahe der Wirbelsäule gebrochen. Spaltung des Schußkanals. Rippenstücke werden abgekniffen. Lungenzipfel wird eingenäht, zirkulär mit Knopfnähten in das Fenster, jedoch unvollkommene Fixation, infolgedessen Tampon in der Brusthöhle zum Verschluß; nach lateral einige Muskelnähte, nach medial einige Hautnähte.

17. IX. Verbandwechsel. Wunde fast reaktionslos. 19. IX. Subjektives Befinden gut. Die Hautnaht wird heute zum großen Teil geöffnet, darunter einige schleimige Massen. Eine stärkere Sekretion besteht nicht. Die Lungengrenze steht rechts einige Zentimeter höher als links. 30. IX. Bericht Stabsarzt Propping: Patient erholt sich gut. Fieber- und beschwerdefrei abtransportiert. Sekretion nur noch serös.

Bei den mit Muskelhautnaht behandelten Fällen von offenem Pneumothorax haben wir, ebenso wie Hanusa, anstandslos einen glatten Verlauf ohne Empyem erzielt. Hier handelte es sich um kleine, meist runde Löcher in der Brustwand Abb. 35. Dagegen ist bei den großen, mit mehreren Rippenfrakturen komplizierten Fällen eines offenen Pneumothorax das sekundäre Empyem sehr häufig. Die Wunde ist durch das Geschoß oder sekundär von außen durch die beschmutzten Kleider verunreinigt. Schon sehr bald nach der primären Operation tritt der Erguß hinten an typischer Stelle auf. An der Nahtstelle, wo die knöcherne Wand des Thorax fehlt und wo der Luftdruck von außen deshalb besonders lastet, tropft das Exsudat sehr bald heraus. Eine rechtzeitige Punktion verhindert die Infektion nicht immer. Das Empyem ist da. Die Temperatur steigt in die Höhe bis 39^0 und darüber, und sehr oft ist man 10—14 Tage nach der Verwundung genötigt, die Rippenresektion auszuführen, um dem Eiter Abfluß zu verschaffen. In dieser ganzen Zeit muß man Puls und Atmung sorgfältig kontrollieren. Überhaupt ist die Nachbehandlung ein sehr wichtiges Kapitel, da diese Kranken der größten Aufmerksamkeit von seiten des behandelnden Arztes und des Pflegepersonals bedürfen. Der Verlauf ist derselbe, wie er im vorigen Abschnitt geschildert ist. Bis zur völligen Ausheilung der Empyemhöhle können Wochen, unter Umständen Monate vergehen.

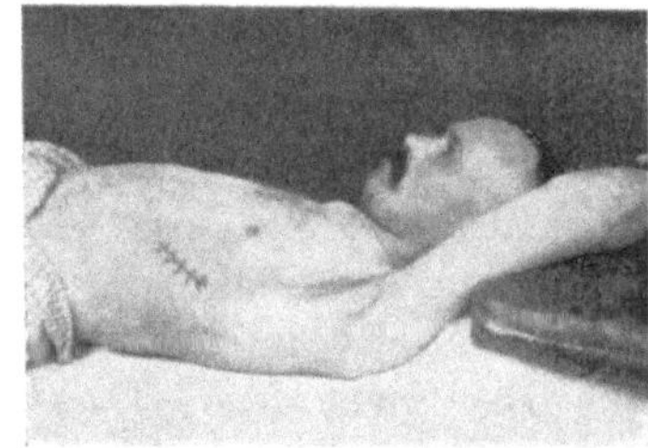

Abb. 35. Offener Pneumothorax. Muskel-Hautnaht. Primär geheilt.

IV. Die Tangentialschüsse des knöchernen Thorax.

1. Tangentialschüsse des knöchernen Thorax ohne Eröffnung der Pleura costalis.

Das wichtigste klinische Symptom bei diesem Verletzungstypus ist die Behinderung der Atmung. Meist, besonders bei Vertikalschüssen des Thorax, sind mehrere Rippen, wir beobachteten bis 7 an der Zahl, zerbrochen. Die Leute haben heftige Schmerzen bei jedem Atemzuge und sie atmen daher nur oberflächlich. Quälender Husten gesellt sich hinzu. Infolge der blutigen Infarzierung der Lunge, die, je nach der Richtung des Schußkanals, einen Lappen, bisweilen sogar fast eine ganze Lunge befällt, wird eine nicht unbeträchtliche Fläche des Respirationsapparates plötzlich ausgeschaltet. Erschwerte Zirkulation (kleiner unregelmäßiger Puls, Zyanose) ist die Folge.

Bei der Perkussion finden wir auf der verletzten Seite absolute Dämpfung, bronchiales Atmen und verstärkten Stimmfremitus. Das Sputum ist blutig gefärbt. Sehr charakteristisch ist, daß gerade die Dämpfung bei den Schüssen im Bereiche des oberen Thoraxabschnittes im Oberlappen vorhanden ist und auch bleibt. Läge ein Hämothorax vor, so müßte die Dämpfung unten nachweisbar sein. Es ähnelt also klinisch dieses Bild außerordentlich dem einer Pneumonie. Die Probepunktion bringt nirgends Exsudat zutage.

Bevor uns diese Verhältnisse durch die Obduktion klar geworden waren, haben wir in solchen Fällen klinisch eine genuine Pneumonie diagnostiziert. Es können sehr leicht Irrtümer unterlaufen. Richtige genuine Pneumonien haben wir nach Lungenschüssen niemals gesehen. Die zu Anfang unserer Tätigkeit im Felde klinisch für Pneumonien angesehenen Fälle erwiesen sich post mortem als solche großen Stauchungsinfarkte, so daß wir Mitteilungen von genuinen Pneumonien nach Schußverletzungen der Lunge mit einer gewissen Skepsis gegenübertreten (vgl. S. 557).

Aber Bronchopneumonien beobachteten wir bisweilen, wie wir es in unserer Arbeit[1]) schon hervorgehoben haben. Infolge der Behinderung des Atmungsmechanismus werden ähnlich wie nach Laparotomien die Lungen nicht genügend gelüftet; es bildet sich eine sekundäre Verdichtung, Atelektase, einer Lunge aus, bisweilen sogar eine doppelseitige Bronchopneumonie. So konstatierten wir gerade bei den Tangentialschüssen mehr doppelseitige Lungenaffektionen, als nach glatten Durchschüssen.

Die Prognose der Tangentialschüsse ist, wenn nur einzelne Rippen gebrochen sind und wenn die Stauchungsblutung nicht eine ganze Lunge befallen hat, günstig. Es können aber auch, vor allem beim Empyem, diese Infarkte vereitern (vgl. S. 529).

Wesentlich ungünstiger sind diejenigen Fälle von vertikalen Thorax-Tangentialschüssen, bei denen neben der Lunge auch die dem oberen Abschnitt der Bauchhöhle, dem knöchernen Thorax dicht anliegenden Organe, wie Leber, Milz, Nieren in Mitleidenschaft gezogen sind.

Bestimmte klinische Symptome lassen sich nicht geben. Bauchspannung (O. Hildebrand) ist bei den meisten Bauchschüssen und bei fast allen Tangentialschüssen des Thorax vorhanden. Aus diesen Zeichen kann man daher nicht schließen, daß auch die Bauchorgane eo ipso mitverletzt sind. Man wird bei seiner Diagnosenstellung den Puls, den Gesichtsausdruck sowie die Anzeichen von Erbrechen, Aufstoßen etc. heranziehen müssen.

Bei Tangentialschüssen des Thorax mit ausgedehnten Rippenfrakturen und gleichzeitigem Empyem geht trotz Ablassen des Ergusses gelegentlich die Temperatur nicht herunter, weil die frakturierten Rippen infiziert sind. Es ist wichtig, daß man in solchen Fällen an Tangentialschüsse denkt. Eventuell kommt eine Freilegung der Frakturstellen in Frage (vgl. Fall Nr. 37. Bl.)

Bei den Leberverletzungen klagen die Patienten über einen ausstrahlenden Schmerz in die rechte Schulter, der bei Druck auf die Schulter keineswegs stärker wird. Ist ein größerer Riß in der Leber und Blut in die Bauchhöhle ausgetreten, so werden die Bauchsymptome im Vordergrunde stehen (Aufstoßen, Stuhlverhaltung, leichter Meteorismus). Bei Nierenkontusion ist Blut im Urin.

In den schwersten Graden mit Einrissen in die Leber und das Zwerchfell beobachtet man galligen Erguß in die Pleurahöhle mit Prolaps von Bauch-

---

[1]) Burckhardt und Landois, Die Tangentialschüsse usw.

eingeweiden nach außen durch die zerrissene knöcherne Thoraxwand. Diese schweren Fälle sind es, die zu der anderen Gruppe dieses Verletzungstypus überleiten, nämlich zu den

2. Tangentialschüssen des knöchernen Thorax mit Eröffnung der Pleura costalis.

Tangentialschüsse mit offenem Pneumothorax geben eine sehr schlechte Prognose. Der größte Teil dieser Schwerverletzten stirbt in den ersten Tagen, bisweilen den ersten Stunden nach der Verwundung. Denn bei diesem Verletzungstypus kommen die Schädigungen des knöchernen Brustkorbes (mehrfache Rippenfrakturen nebst Stauchungsinfarkten der Lunge) zu den durch den offenen Pneumothorax erzeugten Störungen (siehe S. 562) des Respirations- und Zirkulationsapparates noch hinzu. Diesen schweren Eingriffen in die Funktion des Organismus ist der Mensch gewöhnlich nicht gewachsen. Der Tod tritt sehr bald ein.

Der ganze klinische Symptomenkomplex gleicht vollkommen dem auf S. 561 beschriebenen, auch hinsichtlich der Behandlung, weshalb an dieser Stelle auf das früher Gesagte verwiesen wird.

V. Die Brust-Bauchschüsse.

Die ungemein komplizierten anatomischen Verhältnisse der unteren Brust- und oberen Bauchgegend bringen es mit sich, daß auch das klinische Bild ein äußerst mannigfaches ist. (Vgl. Burckhardt und Landois: Bauchschüsse und den anatomischen Teil dieser Arbeit S. 512.) Bei der Beurteilung eines jeden Schwerverwundeten mit Brustbauchschuß muß man sich sofort darüber klar sein, welche Höhle mit ihren Organen im Vordergrunde des klinischen Befundes steht und darnach sein Handeln einrichten.

Wenn man genau Einschuß und Ausschuß miteinander verbindet, so wird man in den meisten Fällen bei einiger Erfahrung im voraus sagen können, welches Organ verletzt ist.

Auf der rechten Seite hat man zu rechnen mit einer Verletzung von:

Lunge, Komplementärraum, Zwerchfell, Leber, Magen, Flexura hepatica oder Colon transversum, rechter Niere, Dünndarm, Magen, Duodenum.

Links mit einer Verletzung von:

Lunge, Komplementärraum, Zwerchfell, Leber, Milz, Flexura lienalis, Magen, linke Niere, Dünndarm, Duodenum.

Ist bei der Verletzung vorwiegend die Brusthöhle getroffen und das Zwerchfell mit Leber nur in geringem Maße in Mitleidenschaft gezogen, so treten klinisch die Bauchsymptome ganz in den Hintergrund. Höchstens sind die Bauchdecken im oberen Teil gespannt. Sind aber Hohlorgane der Bauchhöhle eröffnet, so stehen die klinischen Symptome von seiten des Bauches im Vordergrund. Wir haben die Bauchspannung auf beiden Seiten, den Druckschmerz, das Erbrechen, den typischen Gesichtsausdruck Magen-Darmverletzter und die kostale Atmung.

Bei Leberrissen erfolgt die Blutung durch das Zwerchfellloch in die rechte Brustseite. Der Puls wird schlecht durch die Anämie, und der Hämothorax ist klinisch nachweisbar.

In seltenen Fällen (Kroh, v. Gaza, E. Schultze) ist auch bei Lebzeiten Galle in der Pleurahöhle nachweisbar. Doch ist die Prognose solcher Fälle mit

Cholothorax sehr ungünstig. Wir sahen den Cholothorax nur bei der Autopsie (siehe anatomischer Teil S. 526).

Hat das Kolon ein kleines Loch, so bildet sich zuerst eine abgesackte Peritonitis in der Umgebung, an die sich dann die allgemeine anschließt. Bei großen Kolonzerreißungen verfällt der Verwundete zusehends. Er geht in wenigen Stunden an der schweren Intoxikation durch den Kotaustritt in die freie Bauchhöhle zugrunde. Der Bauch ist bretthart gespannt, der Kranke bricht, der Puls ist von Anfang an klein, das Gesicht peritonitisch.

Als das sicherste, aber leider sehr häufig fehlende Symptom einer Magenverletzung haben wir das blutige Erbrechen. Bei einer Anzahl von Verwundeten bessert sich das anfänglich bedrohliche Krankheitsbild. Die Leute erholen sich und man glaubt, jetzt sind sie über den Berg. Dann fangen sie plötzlich eines Tages an zu fiebern, der Allgemeinzustand verschlechtert sich zusehends, und den behandelnden Chirurgen ist es klar, irgendwo sitzt ein Abszeß.

So sahen wir im Anschlusse an konservativ behandelte Brustbauchschüsse subphrenische Abszesse entstehen, die ihrerseits wieder durch die anastomosierenden Bahnen des Zwerchfells oder durch das traumatische Zwerchfellloch eine eitrige Pleuritis oder sogar ein sekundäres Empyem erzeugten.

Die Diagnose ist oft schwierig. Häufige Probepunktionen und, wenn man es im Feldlazarett haben kann, Röntgenaufnahmen sind von Nutzen.

Die Prognose solcher Fälle ist aber sehr ungünstig. Bei Thoraxeinschüssen mit Steckschüssen der Leber erlebten wir zweimal gallig gefärbte Abszesse im Leberparenchym mit schwerem, allgemeinem Ikterus, sowie die Entwicklung eines subphrenischen Abszesses, einer eitrigen Pleuritis und eines Empyems. Die Temperatur bewegt sich dauernd um 38,5—39°. Der Puls ist beschleunigt, die Kranken verfallen mit Zunahme des Ikterus sichtlich, die Atmung ist beschleunigt und oberflächlich. Der Tod tritt nach wochenlangem, schwerem Krankenlager ein.

Die folgenden interessanten Beobachtungen von Brust-Bauchschüssen seien hier angeführt:

Fall 54. W. W., Engländer. Brust-Bauchschuß mit Leber- und subphrenischem Abszeß und eitriger Pleuritis. Ikterus. Exitus.

Vorgeschichte: Ist zweimal verwundet worden, und zwar am 29. und 30. Juni 1916 durch Mine oder Granate. Kommt am 2. Juli ins Lazarett.

Aufnahmebefund: Ist multipel verwundet.

Einschuß: Nr. 1: In der Mamillarlinie im Bereiche der VI. rechten Rippe.
Nr. 2: Links unten etwas oberhalb der Spina iliaca sup.
Nr. 3: Streifschuß am linken Rippenbogen.

Kein Ausschuß. Bauchspannung. Erbrechen. Puls gut. Da zwei Tage vergangen sind seit der Verwundung, ist die Behandlung konservativ. Verlauf: Seit dem 7. Juli 1916 zunehmender Ikterus, der von einem Zertrümmerungsherd der Leber (Einschuß Nr. 1) wahrscheinlich herrührt. Eine am 12. VII. ausgeführte Erweiterung und Drainage der Schußöffnung im Bereiche der VI. rechten Rippe, wobei gallig gefärbter Eiter in großen Mengen abfließt, bringt keine Änderung im Allgemeinzustand. Daher am 16. VII. Rippenresektion (Landois). Von der VII. rechten Rippe in der hinteren Axillarlinie werden 12 cm entfernt. Eine große Höhle in der Leber liegt vor und ein subphrenischer Abszeß mit galligem Eiter. Der subphrenische Raum wird tamponiert und drainiert. Prognose völlig infaust. Exitus am selben Tage abends.

*: Höchster Grad von Ikterus. In der Bauchhöhle frische Verklebungen zwischen den Darmschlingen (Peritonitis). Zwischen Zwerchfell, Leber und Colon transversum liegt eine abgekapselte Abszeßhöhle. Das Zwerchfell reicht nach rechts oben bis zum 4. Inter-

kostalraum. In diese große Eiterhöhle hinein führt ein Leberabszeß, der hühnereigroß ist und auf der Grenze vom rechten und dem mittleren Leberlappen liegt. Er enthält dicken, gallig gefärbten Eiter und in seiner Mitte liegt ein französisches, zerrissenes Kupfergeldstück (Sou).

Rechte Lunge: Verklebungen mit der Pleura costalis im Unterlappen und eitriger Belag auf der Pleura pulmonalis, fortgeleitet durch die anastomosierenden Lymphbahnen des Zwerchfells. Linke Lunge gesund. Tod erfolgte an dem schweren Leberabszeß, dem subphrenischen Abszeß, der Pleuritis und dem infektiösen Exitus.

Fall 55. M. F.: Lungen-Leberschuß rechts, Empyem, Leberabszeß. Exitus[1]).

Vorgeschichte: Wurde am 26. X. 1914 durch Infanteriegeschoß in die Brust geschossen.

Befund: Einschuß in die Mitte des Thorax im 3. Interkostalraum klein, nahe am Sternum rechts. Ausschuß rechte Brustseite zweimarkstückgroß, handbreit unter der Skapula.

Verlauf: Aus der Ausschußöffnung entleert sich eine riesige Menge Exsudat, das später eitrig wird. Ein Drain wird in die Ausschußöffnung eingelegt. Eiter hat guten Abfluß. Anfänglich Fieber, dann Temperatur 14 Tage lang fast normal. Die letzten Tage leichtes Fieber. Tod am 30. XI. 1914.

*: Rechte Lunge fast ganz kollabiert. Sie ist nur in der vorderen Axillarlinie im Bereiche des Oberlappens fixiert. Vorne oben ist die Pleurahöhle intakt. Hinten besteht eine große, mit Eiter gefüllte Höhle, die durch ein Loch im Zwerchfell mit dem subphrenischen Raum und einer apfelgroßen Höhle in der Leber kommuniziert. In dieser Leberhöhle steckt das Drain. Die große Eiteransammlung in der Brusthöhle war also nicht direkt drainiert. Die vermeintliche Öffnung nach der Brusthöhle führte nur in die Leber.

Der Tod erfolgte in diesem Falle an der ungenügenden Drainage der Eiterhöhle nach außen. Vergleiche Abb. 23.

Eine Schußverletzung der Milz klinisch zu diagnostizieren, ist uns niemals gelungen.

Die Nierenverletzungen sind naturgemäß, wenn man den Schußkanal verfolgt und wenn man sich zur Regel macht, jeden Brust-Bauchverletzten zu katheterisieren, leicht zu diagnostizieren. Denn der Abgang von Blut im Urin ist das sicherste Zeichen.

Die größten Überraschungen erlebt man bei den Steckschüssen.

Im Vordergrunde steht die Lungenverletzung. Pat. hat etwas Bauchspannung, es entwickelt sich ein Hämothorax oder ein Empyem, das eröffnet wird, und die Röntgenuntersuchung deckt die Schrapnellkugel im kleinen Becken auf.

Folgende interessante Beobachtung möge dieses Bild veranschaulichen:

Fall 56. J. Sch.: Gesichts-, Hals-, Lungen-, Zwerchfell-Bauchsteckschuß. Pleuritis-Perikarditis. Exitus.

Vorgeschichte: Ist am 3. Juli 1916 Nachmittags 5 Uhr durch Schrapnell verwundet, kommt in der Nacht ins Lazarett.

Aufnahmebefund am 4. Juli 1916.: Einschuß linke Wange dicht am Kieferrand. Kein Ausschuß. Leichte Bauchspannung. Schmerzen im linken Bein, die bis in die Zehen ausstrahlen. Unbeweglichkeit im linken Hüftgelenk. Zehenbewegung vorhanden. Bauchdeckenreflexe fehlen.

5. VII. Röntgenbild: Es besteht Verdacht, daß die Kugel durch den Hals bis in den Bauch gefahren ist. Die Schrapnellkugel sitzt in der Tat 7 cm von der Mittellinie entfernt nach links in horizontaler Ebene und 5 cm von den Dornfortsätzen entfernt in sagittaler Ebene, etwa in Nabelhöhe. Nach der Lokalisation sitzt die Kugel im linken M. iliopsoas. Hieraus erklären sich klinisch die Unbeweglichkeit des linken Beines und die ziehenden Schmerzen. Verlauf: Die anfänglichen Baucherscheinungen sind zurück-

[1]) Ist in unserer Baucharbeit bereits erwähnt.

gegangen. Dagegen Dämpfung links hinten bis zur Spina scapulae. Bronchiales Atmen und aufgehobener Stimmfremitus. 10. VII. Punktion: Es werden 1400 ccm einer blutigen Flüssigkeit abgelassen.

11. VII. Verschlechterung des Zustandes, Kurzatmigkeit, Puls nicht besonders. Trotz Analeptika in der Nacht Exitus.

*: Aus der Pleurahöhle lassen sich noch jetzt trotz der Punktion 900 ccm trüben, blutigen Exsudates entleeren. Die Pleura costalis ist mit der Pleura pulmonalis durch alte adhäsive Stränge verwachsen, und zwischen den Maschen der Adhäsionen und den beiden Pleurablättern besteht dieses vielkammerige Exsudat, das in einzelnen Kammern trübe, in anderen bereits eitrig ist. Die Pleura costalis und die Pleura pulmonalis ist im Bereiche des Exsudates hinten mit dicken Fibrinmassen belegt.

Der Einschuß in den Thorax liegt an der Wirbelsäule im Bereiche der 2. Rippe. Eine Lungenverletzung läßt sich jetzt bei den Schwielen und dem Exsudat nicht nachweisen. Die Blutung beweist aber eine solche. Die Schrapnellkugel ist dann weiter durch das Zwerchfell links nahe am Ansatze desselben an die Wirbelsäule hindurchgegangen. Es findet sich ein kleines Loch und ist schließlich im linken M. iliopsoas vor der Beckenschaufel stecken geblieben, wo sie gefunden wird. Im M. iliopsoas und um die linke Niere herum findet sich ein retroperitoneales Hämatom. Rechte Lunge: Alte pleuritische Stränge, sonst intakt. Im Herzbeutel: Eitriges Exsudat mit Fibrinauflagerung auf den Blättern. Eine Kommunikation zwischen Herzbeutel und infiziertem Pleuraerguß ist nicht nachweisbar. Die Infektion erfolgte auf dem Lymphwege. Bauchhöhle intakt. Milz stark vergrößert, von weicher Konsistenz.

Epikrise: Der Tod erfolgte an dem infizierten Pleuraerguß, der schon fast Empyem war, und der schweren eitrigen Perikarditis.

Umgekehrt bekommt ein Verwundeter, der anfänglich wegen seiner Bauchverletzung im Lazarett behandelt wird, Erscheinungen von seiten des Thorax; das Projektil steckt nahe der Wirbelsäule in der einen Brusthöhle, wie das Röntgenbild zur Überraschung zeigt. Es hat sekundär den Erguß der Pleurahöhle erzeugt.

Es gibt Brust-Bauchschüsse mit ganz außerordentlich bedrohlichen Allgemeinsymptomen, für die zunächst keine rechte Erklärung zu finden ist (Atemnot, sehr elender Puls, Oppressionsgefühl, große Schmerzen). Ein- und Ausschuß links gelegen sind in der Regel klein. Objektiv ist nichts Besonderes wahrzunehmen, speziell der Bauch ist nicht druckempfindlich. Höchstens ist links hinten ein geringer Erguß.

Findet man nun, daß Ein- und Ausschuß annähernd in einer Horizontalebene liegen und daß der Schußkanal durch die Kuppe des Zwerchfells geht, so kommt diagnostisch Zwerchfellloch mit Prolaps von Magen, Kolon, Dünndarm in Frage. So erklären sich dann manche rätselhafte Symptome, wie z. B. fortwährendes Erbrechen ohne Bauchsymptome, die der nächste Fall erläutert[1]):

Fall 57. M. Gri.: Schuß durch Zwerchfell mit Vorfall von Magen und Milz in die Pleurahöhle. Konservativ. Exitus.

Geschoß unbekannt. Kommt vormittags ins Lazarett.

Befund: Einschuß linke Thoraxseite, 6. Interkostalraum, vordere Axillarlinie. Ausschuß links hinten neben der Wirbelsäule in Höhe des 12. Brustwirbels. Puls sehr klein. Diagnose: Thoraxdurchschuß.

Anderen Tags Puls sehr schlecht. Keine Baucherscheinungen, nur gibt Patient an, nichts schlucken zu können und bricht das Getrunkene sofort wieder aus. Am 3. Tage Puls ganz schlecht. Aus der Ausschußöffnung hinten hat sich eine Unmenge blutigen Exsudats entleert. Exitus vormittags $12^1/_2$ Uhr.

*: Bauchhöhle zeigt überall spiegelglatte Därme. Die linke Pleurahöhle ist mit Eiter und schmierigen Massen angefüllt. Linke Lunge kollabiert. Im Zwerchfell links sind zwei Löcher. Aus dem größeren ovalen ca. 8: 5 cm großen Loch hängt der Magen und

[1]) Ist in unserer Baucharbeit erwähnt.

die Milz in die linke Brusthöhle hinein. An dieser Stelle, wo der Prolaps sich befindet, sind im Magen zwei große Löcher und ein Riß in der Milz. Durch den Schlitz im Zwerchfell sind die Löcher im Magen und der Milzriß gegen die freie Bauchhöhle abgeschlossen worden, so daß die Bauchhöhle vollkommen unversehrt blieb. In der linken Lunge, die an ihrer Facies diaphragmatica fest mit dem Zwerchfell verwachsen ist, ist ein Lungendurchschuß mit Riß an der Unterfläche. Rechte Lunge, Herz, Leber, Nieren, Darm, Harnblase intakt.

Epikrise: Beim Trinken hat der Patient, der niemals — aus leicht erklärlichen Gründen — Bauchsymptome gezeigt hat, seinen Mageninhalt durch die Magenlöcher im Zwerchfell und die linke Pleurahöhle entleert. Daher auch die große Flüssigkeitsansammlung in der linken Pleurahöhle. Vgl. Abb. 20.

VI. Die Herzschüsse.

Der größte Teil der Verwundeten mit Herzschüssen stirbt sofort auf dem Schlachtfelde, im Schützengraben oder auf dem Transport nach dem nächsten Feldlazarett. Nur ein sehr kleiner Teil übersteht die Verwundung länger als 12 Stunden oder dauernd.

Dementsprechend hat man bei der Erörterung der Symptome zwei Gruppen zu trennen, die gesondert besprochen werden.

1. Herzschüsse mit tödlichem Ausgang in den ersten Stunden und Tagen.

Über die verschiedenen letzten Ursachen des Herztodes siehe anatomischer Teil S. 495.

In einer Anzahl der Fälle erfolgt der Tod binnen weniger Augenblicke. Auch diejenigen Verwundeten, die länger am Leben bleiben, verlieren sofort nach der Verletzung das Bewußtsein. Die Bewußtlosigkeit kann viele Stunden anhalten.

Ist der Blutverlust gering, übersteht der Verwundete den ersten Schock und die Bewußtlosigkeit, so geben sich jetzt verschiedene Symptome kund, die in der Literatur verzeichnet sind, die aber alle nicht sehr charakteristisch sind. Die Kranken klagen über starkes Herzklopfen und Oppressionsgefühl in der Herzgegend. Angstzustände mit schwerer Atemnot sind beobachtet. Das Gesicht wird blasser und blasser, die Atemnot steigert sich, der Hämothorax nimmt zu, der Puls wird von Stunde zu Stunde schlechter und der Tod tritt ein.

Die Herzgrenze ist klinisch unter diesen Verhältnissen nicht vergrößert, weil das Blut aus dem Herzbeutel in die Thoraxhöhle durch die Schußöffnung ausweichen kann.

Anders ist das klinische Bild bei denjenigen Fällen, bei denen keine Kommunikation zwischen Herzbeutel und Pleurahöhle existiert. In dem Maße, in dem sich der Herzbeutel mit Blut füllt, vergrößert sich die Herzdämpfung. Das Herz wird allmählich in seiner Aktion durch das Blut behindert, der Puls, anfangs kräftig, läßt bald nach, die Herztöne werden leiser. Das typische Bild der sogenannten „Herztamponade" ist da (vgl. S. 498).

In unserem Falle Nr. 13 Seite 497 mit Durchschuß des rechten Herzens (siehe pathologischer Teil) war der Hergang folgender:

Patient schaute einer Fliegerbeschießung zu, als er plötzlich zu Boden stürzte, das Bewußtsein verlor, blau im Gesicht wurde und in Krämpfe verfiel. Auf Morphiumgabe Aufhören der Krämpfe und Wiederkehr des Bewußtseins. Nach der Aufnahme in das Feldlazarett war Patient anfänglich völlig klar, wurde aber nach einigen Stunden verwirrt, verlangte mit sehr lauter Stimme zu trinken. Der Puls war anfänglich kräftig, ließ mit der Zeit nach. Es bestand eine starke Verbreiterung der Herzdämpfung. Schließlich Tod unter zunehmender Herzschwäche.

2. Herzschüsse mit Ausgang in Heilung.

a) Frühsymptome. Es gibt Herzverletzungen, die überhaupt klinisch gar keine Erscheinungen gemacht haben. Das sind die Streifschüsse mit und ohne Verletzungen des parietalen Perikards, bei denen es nur zu einer geringen Blutung in das Muskelfleisch, unter das Epikard oder unter das viszerale Perikard gekommen ist (vgl. pathologischer Teil, S. 499 unter II).

Bei Gewehrschüssen aus weiter Ferne können Ein- und Ausschuß schnell verkleben. Bei Infanterie- und Granatsteckschüssen in der Herzwand und im Inneren der Herzhöhlen ist eine vollkommene Einheilung möglich. In der Literatur sind solche Beobachtungen in großer Zahl niedergelegt. In den Berichten über diese Herzschüsse, die mit dem Leben davongekommen sind, finden sich als Frühsymptome (siehe Rusca, Hieß, Finkh u. a.) immer dieselben Angaben: Anfängliche plötzliche Bewußtlosigkeit. Später Herzklopfen, Oppressionsgefühl der Herzgegend, starke Atemnot, Tachykardie, kleiner, schneller Puls. Eventuell Vergrößerung der Herzdämpfung.

Allmählich haben sich im Laufe von Wochen bei Bettruhe und guter Pflege die Verwundeten erholt und sie sind aus den Feld- und Kriegslazaretten der Front in die Heimat abtransportiert worden.

Hier sind die Klagen noch vorhanden. Die genaue Untersuchung, vor allem mit Röntgenstrahlen, deckt sehr oft erst das Leiden als eine Herzverletzung auf und läßt ferner den Sitz des Projektils in der Herzwand oder frei in einer der Herzhöhlen erkennen. Solche Röntgenbefunde erhoben zum Beispiel:

Rechter Vorhof: Glaser und Kaestle.

Rechter Ventrikel: Schütze, Finkh, Hieß, Reichmann, Freund und Caspersohn, Rusca, Kienböck[1]) Fall 12.

Linker Ventrikel: Haenisch, Finkh, Niklas, Schütze u. a. Vgl. auch anatom. Teil S. 531.

b) Spätsymptome. Die subjektiven Beschwerden sind sehr oft noch nach Monaten dieselben, wie zu Anfang in dem Feldlazarett. Sie bestehen in Herzklopfen, Atembeschwerden, Angstzuständen, Schmerzen in der Sternalgegend (Heller, Rusca).

Die Herzdämpfung ist meist nach links verbreitert (Huismans, Finkh). Man hört sehr oft ein blasendes, systolisches Geräusch und ein diastolisches Schwirren (Huismans, Finkh, Hieß, Kienböck).

Es ist klar, daß an Stellen der Schußöffnungen entweder dauernd Löcher bleiben mit kallös verdickten Rändern, die zu Geräuschen und Schwirren Veranlassung geben oder daß Narbenverengerungen entstehen.

In dem Falle Huismans hatte die Perforationsöffnung im Septum ventriculosum und eine zweite hinter der hinteren Aortenklappentasche das klinische Bild einer supravalvulären Pulmonalstenose erzeugt. Der Verwundete ging sechs Monate nach der Schußverletzung an Dekompensationsstörungen zugrunde, und die Autopsie deckte den wahren Sachverhalt auf. Pick beobachtete nach Herzdurchschuß Aorteninsuffizienz.

Sehr interessant ist eine von Koetzle mitgeteilte Beobachtung von Herzschußverletzung, die, obgleich sie vor dem Kriege liegt, wegen ihrer prinzipiellen Bedeutung angeführt werden muß.

---

[1]) Kienböck, Med. Klin. 1917. Nr. 43, S. 1131.

Ein Soldat hatte sich mit einem 9 mm Kaliber-Revolver ins Herz geschossen. Der Schuß muß nach der Röntgenlokalisation des Geschosses mitten durchs Herz gegangen sein. Der Herzrhythmus war gestört, und zwar in der Weise, daß die Vorhöfe mehr Kontraktionen ausführten, als die Kammern. Die Vorhöfe machten 70, die Kammern 40 Kontraktionen in einer Minute. Aus diesen und aus noch anderen Momenten wird der berechtigte Schluß abgeleitet, daß das Herzleitungssystem, und zwar das His'sche Bündel im Herzseptum durch den Schuß selber oder wahrscheinlicher durch dessen allmählich sich einstellende Folgeerscheinungen (Entzündung, Vernarbung) geschädigt worden ist. Denn normalerweise erfolgt die Regulierung der Kammerschlagfrequenz von den Vorhöfen aus durch das His'sche Bündel. Der Mann war arbeitsfähig, aber Anstrengungen nicht gewachsen. Denn die Kammern behielten ihre Schlagfolge von 40 Kontraktionen in einer Minute auch dann bei, wenn die Frequenz der Vorhofskontraktionen bei größerer Arbeit stieg, eben weil das regulierende Reizleitungssystem unterbrochen war.

Nun gibt es eine Reihe von Beobachtungen (Fielitz, Niklas, Finkh Fall 3, Kienböck), bei denen Projektile in der Herzwand oder in den Herzhöhlen liegen und überhaupt keine Erscheinungen machen.

Röntgenologisch bieten solche Steckschüsse des Herzens manches Interessante.

Zuerst Herzwandsteckschüsse: Typisch für diese ist die Bewegung des Projektils synchron mit der Atmung, ferner mit der Herzaktion (Finkh, Heller, Fielitz, Niklas, Kienböck). Im Falle Haenisch machte der Granatsplitter im linken Ventrikel, der sich synchron mit dem Herzstoß bewegte, außerdem noch zitternde Bewegungen, so daß man deshalb den Sitz des Projektils zwischen den Trabekeln oder den Chordae annehmen konnte.

Herzhöhlensteckschüsse. Das einzig Charakteristische für einen frei in der Herzhöhle sich drehenden Körper sind Wirbelbewegungen, wie sie von Finkh, Haenisch, Schütze u. a. beobachtet sind. Die Bewegung hört auf, wenn die Projektile von Fibrin umschlossen sind und an die Herzwand damit fixiert werden (Finkh).

Die Diagnostik der Herzschüsse im Früh- und Spätstadium siehe S. 603 und 605.

3. Herzbeutelverletzungen und ihre Folgen.

Herzbeutelverletzungen können ganz symptomlos verlaufen, wenn kleine Löcher vorliegen, die schnell verkleben. Tritt eine Infektion ein (den Infektionsweg siehe pathologischer Teil, S. 532), so zeigt sich klinisch folgendes Bild:

Man findet zuerst die trockenen Reibegeräusche, die Herzdämpfung ist vergrößert. Bei Anwesenheit großer Eitermengen im Herzbeutel zeigen sich die Erscheinungen des Herzdruckes, die Temperatur ist erhöht, die Patienten verfallen sehr schnell.

Die Punktion ergibt Eiter. Die isolierte, eitrige Perikarditis ist selten. Meist sind die Symptome der Perikarditis verdeckt durch diejenigen einer gleichzeitig existierenden eitrigen Pleuritis, sei es, daß die Perikarditis und Pleuritis ihre Entstehung einer Infektion des Schußkanals verdanken, sei es, daß die Perikarditis auf dem Lymphwege von der eitrigen Pleuritis entstanden ist. Gerade in solchen Fällen übersieht man leicht eine Perikarditis.

Sehr oft ist die klinische Diagnose äußerst schwierig und zwar dann, wenn Reibegeräusche fehlen und wenn Schwartenbildung und Anwesenheit von Luft in der Pleurahöhle (drainiertes Empyem) die Perkussionsverhältnisse verändern. Tritt von der Brusthöhle Luft in den mit Eiter gefüllten Herzbeutel, so hören wir ein rhythmisches Plätschern, das Mühlradgeräusch. Projektile im Herzbeutel heben sich im Röntgenbilde deutlich ab und sind beobachtet worden von G. v. Bergmann und Jenckel, Dietrich, Finkh, Müller und Neumann.

Bei primärer Perikarditis darf in der Folgezeit ein sekundärer Erguß in einer der Brusthöhlen nicht übersehen werden. Dieser braucht zunächst nicht eitrig zu sein und ist frühzeitig zu behandeln. Jedoch wird dieser letzte Modus wohl nur sehr selten sein, da die Patienten schon vorher zugrunde gehen.

Bakteriologisch wurde in einem Falle mit eitriger Perikarditis von Klose Streptococcus lanceolatus gefunden.

VII. Die Verletzungen anderer Brusthöhlenorgane.

1. Die Verletzungen der Speiseröhre. Die Mediastinalphlegmone.

Man soll nicht glauben, daß bei den Schußverletzungen der Speiseröhre immer Schluckbeschwerden als typisches Symptom vorhanden sein müssen. Keineswegs! Bei keinem unserer vier Fälle von Ösophagusschüssen konnte klinisch eine sichere Diagnose gestellt werden. Die Verletzungen sind so kompliziert und untereinander so ungleich, daß wir auf den pathologisch-anatomischen Teil verweisen müssen. (Vgl. S. 502.)

Erst wenn eine Mediastinalphlegmone entsteht, können Schluckbeschwerden auftreten. Sie haben ihre Ursache in dem infektiösen Ödem des mediastinalen Zellgewebes um die Speiseröhre herum.

(Über die Ätiologie und Pathologie der Mediastinitis vergleiche S. 533.)

Symptome der Mediastinalphlegmone. Da die Erscheinungen der Mediastinaleiterungen sehr mannigfach zu sein pflegen, so ist es sehr schwer, mit ihnen ein scharf begrenztes klinisches Bild zu zeichnen.

Die bösartigste Form der Mediastinitis, das infektiöse Ödem, führt in kürzester Zeit zum Tode, meist so schnell, daß die Diagnose nicht vorher gestellt werden kann. Erst bei längerem Bestehen einer mehr gutartig verlaufenden Form bilden sich bestimmte klinische Merkmale heraus. Zu unterscheiden sind:

a) Lokale,

b) allgemeine klinische Symptome.

Lokale Symptome. Wohl das wichtigste Lokalsymptom ist der Schmerz, der bei den entzündlichen Veränderungen im vorderen Mittelfellraum hinter und neben dem Sternum lokalisiert wird, aber auch nach beiden Seiten hin ausstrahlen kann. Bei Druck und Klopfen auf das Sternum oder bei Kompression des Thorax werden die Schmerzen heftiger.

Ist die Eiterung im hinteren Mediastinum lokalisiert, so klagen die Kranken über Schmerzen im Rücken mit Beteiligung der hinteren Wurzeln, die oft bis zu den Schultern hinaufziehen. Guleke betont, daß der Schmerz das einzige Symptom sei, auf das man im Anfangsstadium der Erkrankung diagnostisch etwas geben könne. Alle anderen Symptome treten erst bei längerem Bestehen der Eiterung auf.

Mit zunehmendem Umfang der Eiteransammlung und bei längerem Bestand derselben bildet sich ein entzündliches Ödem und eine phlegmonöse Schwellung in der Haut aus — und zwar bei der Mediastinitis anterior über dem Sternum, bei der Mediastinitis posterior als Ausdruck der nach oben hin fortschreitenden Eiterung in den Supraklavikulargruben.

Führt die Eiteransammlung auch gleichzeitig zur Raumbeschränkung, so stellen sich Drucksymptome von seiten der Nachbarorgane ein, die sich äußern können in allgemeiner Zyanose (v. Bergmann, Guleke), dem Pulsus respiratorius und in Zwerchfellähmungen.

Durch die Perkussion läßt sich bisweilen eine Dämpfung und durch die Röntgenuntersuchung ein Schatten nachweisen. Aber verlassen kann man sich auf diese meist sehr wenig charakteristischen Befunde nicht. Unsicher ist auch die Probepunktion. Für die Diagnose gar nicht zu verwerten sind nun die allgemeinen klinischen Symptome. Die Kranken klagen über Beklemmung, Angstgefühl, Herzklopfen, über Schlingbeschwerden und Brechreiz sowie über die Unmöglichkeit, längere Zeit auf dem Rücken zu liegen (u. a. Riedinger).

Objektiv besteht bisweilen eine respiratorische Dyspnoe ohne genügenden Lungenbefund und Hustenreiz. In den foudroyant verlaufenden Fällen haben die Kranken hohes Fieber mit motorischer Unruhe und Delirien, mit Schüttelfrösten und septischem Ikterus.

Diagnose: Gar nicht selten handelt es sich bei den zur Mediastinitis führenden Verletzungen des Thorax um Schußwunden, die am Halse schräge nach abwärts verlaufen und die anfangs von den Ärzten als oberflächliche Streifschüsse gedeutet worden sind (Guleke), trotz gleichzeitiger Plexusverletzungen. Bei der genauen Untersuchung, vor allem mit dem Röntgenverfahren, wurde der Sitz des Projektils im Mediastinum festgelegt. Die Röntgenaufnahme wird sich für alle Fälle empfehlen.

Die Prognose ist schlecht. Bei frühzeitiger Diagnose und operativer Eröffnung des Abszesses kann Heilung eintreten (Guleke).

2. Die Verletzungen der Wirbelsäule und des Rückenmarks.

Bei einer Reihe von Thoraxschüssen ist gleichzeitig das Rückenmark getroffen. Das klinische Symptom ist die Paraplegie. Dieser Verletzungstypus ist von Herrn Frangenheim in einem besonderen Abschnitt dieses Bandes abgehandelt.

3. Die Verletzungen der Aorta, der V. cava und des Truncus anonymus führen in kürzester Zeit zum Tode. Besondere klinische Befunde sind bisher nicht erhoben worden. Der Sterbende zeigt alle Erscheinungen einer akuten Verblutung.

VIII. Endausgänge der Brustschüsse.

Bei einer Anzahl Brust- und Lungenschußverletzter, bei denen die Gewebszerstörung und der Hämothorax geringfügig ist, erfolgt die Ausheilung so glatt, daß die Verwundeten nach kurzer Zeit wieder vollständig felddienstfähig sind. Aber dieser Ausgang trifft nur für den geringeren Teil der Lungenschußverletzten zu. Moritz hat zu statistischen Zwecken mehr als 100 militärärztliche Zeugnisse Lungenschußverletzter durchgesehen und hat dabei folgende

Zahlen ermittelt. 80% der Verwundeten mußten dienstunbrauchbar geschrieben werden. Von diesen war die Dienstunbrauchbarkeit in 3/4 der Fälle nur die Folge des Lungenschusses, in 1/4 der Fälle waren noch andere Verletzungen mitbestimmend. Demnach waren nur 20% der Verwundeten wieder kriegsverwendungsfähig. Und weiter von den aus den Heimatlazaretten des VIII. Armeekorps wieder zur Truppe entlassenen Brustschußverletzten lagen Moritz Nachweise von 1717 Fällen vor. Von diesen waren bei der Entlassung:

20% als felddienstfähig
69% „ garnisonsdienstfähig
5% „ arbeitsverwendungsfähig,
6% „ dienstunbrauchbar

bezeichnet worden.

Welches sind nun die Veränderungen, die zu einer so schweren Beeinträchtigung der Atemfunktion führten?

Jede Lungenverletzung, jeder sich anschließende Hämothorax, jede Perikarditis mit und ohne schwerere Veränderungen im Herzbeutel führt zu Schwielen- und Narbenbildung, die je nach der Art der Behandlung und nach dem Grade der Infektiosität kleiner oder größer ausfällt und dementsprechend mehr oder weniger Nachbarorgane in Mitleidenschaft zieht.

Wir haben unser Augenmerk zu richten:

1. Auf die Narbenveränderungen in der Pleurahöhle.
2. „ „ „ des Herzbeutels.
3. Auf die Folgen der Verletzungen des Zwerchfells.
4. „ „ „ „ „ „ N. phrenicus.

1. Die Narbenveränderungen in der Pleurahöhle.

a) Adhäsionen. Wenn Verwundete, die an einem Hämothorax über Wochen und Monate in den Feld- und Heimatslazaretten behandelt sind, endlich entlassen werden, so sind sie damit keineswegs als „geheilt“ zu betrachten.

Eine große Anzahl ist noch nicht wieder leistungsfähig und wird es wohl auch überhaupt nicht mehr. Sehr oft beobachtet man eine vollkommene Verziehung der kranken Thoraxhälfte. Die Rippen liegen dachziegelartig übereinander, der Thorax starr, bleibt bei der Atmung zurück (Retrécissement thoracique). Gar nicht selten ist sogar die Wirbelsäule verbogen, mit der Konvexität nach der gesunden Seite. Diese Narben und Schwielen im Thorax erzeugen, selbst wenn sie nur geringfügig zu sein scheinen, höchst unangenehme Störungen, die man bei oberflächlicher Betrachtung des Patienten leicht zu unterschätzen geneigt ist. Sehr sorgfältige Untersuchungen über die Endausgänge der Brustschußverletzten verdanken wir Moritz.

Moritz hat, wie schon erwähnt, einmal im Bereiche seines Korpsbezirkes über 100 militärärztliche Atteste auf die subjektiven Angaben und den darin erhobenen objektiven Befund durchgesehen; er hat auch vor allem persönlich bei einem halben Hundert zu allermeist von reinen, nicht mit anderweitigen Verletzungen komplizierten Lungenschüssen sich von dem Zustande dieser Leute überzeugt. Seine Zahlen, die sehr lehrreich sind, haben wir der Übersicht halber in einer Tabelle zusammengestellt:

Tabelle
nach Zahlen von Moritz.

Mehr als 100 militärärztliche Atteste		Mehr als 50 eigene Beobachtungen von Moritz	
	I. Subjektive Angaben.		
Atemnot	bei 33%	. . . .	bei 81%
Brustschmerzen	bei 55%	. . . .	bei 86%
Husten und Auswurf	bei 27%	Husten	bei 38%
		Auswurf	bei 22%
Herzklopfen	bei 15%	. . . .	bei 40%
	II. Objektive Befunde.		
Einziehung des Thorax	bei 16%	. . . .	bei 23%
Nachschleppen einer Seite bei der Atmung	bei 24%	. . . .	bei 32%
Dämpfung	bei 56%	. . . .	bei 36%
pleuritisches Reiben	bei 10%	. . . .	—

Besonderer Wert ist bei der Untersuchung nach Moritz auf das Nachschleppen einer Seite bei der Atmung zu legen. Dieses Phänomen, sowie die verminderte Ausdehnungsfähigkeit der betreffenden Seite spricht nach Moritz für eine breite Schwielenbildung der Pleura mit Verhinderung der Ausdehnungsfähigkeit der Lunge, während die Unverschieblichkeit der unteren Lungengrenze auf eine Verlötung der Komplementärräume hinweist.

Nach Moritz in 29% seiner Fälle ist die Exkursionsbreite des Zwerchfells durch flächenhafte Verwachsungen am Thorax und durch strangförmige Adhäsionen behindert. Das Röntgenverfahren gestattet genaue Orientierung (Moritz, Kaminer und Zondeck, Toenniessen). Alle diese Verwachsungen und Stränge um Pleura, Lunge und Zwerchfell machen nun nicht nur den Verwundeten Schmerzen, sie hindern vor allem auch, und das ist wichtig, die Atmungsfunktion als solche. Wieder verdanken wir Moritz zahlenmäßige Angaben über die Prüfung der Atmungsfunktion durch die spirometrische Bestimmung bei Lungenschußverletzten. Er fand, daß von den untersuchten Lungenschußverletzten

81% unter dem normalen Mittel,
19% im Mittel bzw. über demselben blieben.

Das Streben aller Chirurgen, vor allem der in den Feldlazaretten des Stellungskrieges tätigen, muß darauf gerichtet sein, von vorneherein günstigere Resorptionsbedingungen des Hämothorax zu schaffen. Sie bestehen in der frühzeitigen Punktion und Entleerung einer ganz erheblichen, mindestens 500 ccm betragenden Flüssigkeitsmenge. Moritz hat schon (vgl. S. 585) betont, daß Pleuraempyeme oft wegen der operativen Entleerung des Eiters eine bessere funktionelle Prognose geben, als die unbehandelten, nicht infizierten Ergüsse.

Gerade beim Pleuraempyem erleben wir oft erstaunlich günstige Ausgänge und sind wir auf der einen Seite oft enttäuscht, so muß man andererseits als Arzt in der Auffassung der Schwere des Krankheitsbildes manchmal geradezu umlernen. Folgende Beobachtung möge dies beweisen:

Fall 58. M. U.: Lungenschuß, Empyem, Rippenresektion, Heilung.

Wurde am 28. XII. 1914 verwundet und von uns wegen Lungenschusses behandelt. Ein sich ausbildendes rechtsseitiges Empyem wurde am 23. I. 1915 durch Rippenresektion (Landois) rechts hinten an typischer Stelle eröffnet. Der Kranke blieb bis zum 28. Februar 1915 in unserer Behandlung und wurde dann zur Heimat abtransportiert, wo die Heilung vorzüglich voranging. Bereits im Oktober 1915 konnte er bei der Kampftruppe die Champagneschlacht mitmachen, wo er am Arm zum zweiten Male verwundet wurde und im September 1916 suchte er uns im Felde wieder auf. Hier konnten wir ihn nachuntersuchen. Außer einer Unverschieblichkeit der Lunge, einem geringfügigen Nachschleppen der rechten Thoraxseite und einer leichten Beschränkung der Arme bei der Elevation, war der Lungenbefund normal und der schwer Lungenverletzte des Jahres 1914/15 vollkommen leistungsfähig. Die Resektionswunde war fast linear geheilt.

Einen solchen günstigen Endausgang nach so kurzer Zeit hätten wir allerdings nicht für möglich gehalten.

b) Lungenhernien. Führen im Verlaufe des Heilungsvorganges die Schwarten und Schwielen der Pleura zum Einziehen der Lunge und des ganzen Thorax, so können andererseits bei größeren Rippendefekten auch durch den Narbenzug an Stelle eines größeren Thoraxloches richtige Lungenhernien entstehen. Bei stärkster Exspiration, vor allem beim forcierten Preßatmen, wölbt sich aus dem Wanddefekt die Lunge deutlich vor. Folgender Fall möge dieses Phänomen veranschaulichen:

Fall 59. R. F., 22 Jahre: Lungenriß mit offenem Pneumothorax. Lungennaht, Heilung, Lungenhernie.

Wurde am 12. III. 1915 mittags 12 Uhr durch Infanteriegeschoß in die linke Brust getroffen. Kommt nachmittags 2 Uhr ins Lazarett.

Befund Einschuß im 3. Interkostalraum links, offener Pneumothorax, Lungenzerreißung mit starker Blutung. Hochgradige Zyanose, schlechter Puls, Ausschuß nicht vorhanden. Sofortige Operation: Landois.

Schnitt vorne im 3. Interkostalraum. Fraktur der 3. Rippe, linke Lunge enthält im Oberlappen einen 12 cm langen tiefen Riß, aus dem Blut herausrinnt. Lungenriß wird mit 10 Seidenknopfnähten geschlossen und die Lunge im Bereiche der Nahtstelle zirkulär in das Thoraxfenster an die Interkostalmuskulatur eingenäht. Ausbildung eines Exsudates, das eitrig wird.

25. III. Rippenresektion links hinten in Höhe der 8. Rippe in der Skapularlinie zur Beseitigung des Empyems. 1. X. Patient geheilt aus dem Feldlazarett entlassen. Empyemhöhle völlig ausgeheilt. An der Stelle der Lungennaht vorne im Bereiche der 3. Rippe wölbt sich unter der Narbe eine subkutane Lungenhernie vor.

Beim Blasen und Pressen tritt diese deutlicher in die Erscheinung. Patient, der später aus der Heimat geschrieben hat, ist wegen dieser Lungenhernie als dienstunbrauchbar entlassen worden.

Solche Lungenhernien machen dem Träger viele Beschwerden. Alle schweren körperlichen Anstrengungen sind zu vermeiden. Die Leute haben Stechen in den Narben, werden kurzatmig und bekommen, wenn die Hernie links sitzt, Herzklopfen.

c) Bronchiektasien mit chronischer Bronchitis. Im Anschluß an eine alte adhäsive Pleuritis tritt nicht selten eine Bronchiektasie auf. Es ist die Beobachtung gemacht worden, daß Lungenschußverwundete oft an Bronchitiden leiden und später noch länger Auswurf haben (vgl. Tabelle von Moritz). Sammelt sich in den Bronchien das Sekret, das wegen der Schrumpfungen nicht genügend durch Aushusten entleert wird, so entstehen Bronchiektasien. D. Gerhardt berichtet, daß unter 450 Lungenschußverletzten 11 mal Schrumpfung der betroffenen Brustseite mit Atmungsbehinderung vorhanden war. Deutliche Bronchiektasiezeichen hatten sich in 2 Fällen entwickelt. Auch Weinert erwähnt die Möglichkeit der Entstehung von Bronchiektasien im Anschluß an die Schrumpfungsvorgänge des Thorax.

2. Die Narbenveränderungen des Herzbeutels.

Sehr oft stehen nicht die Erscheinungen von seiten der Pleura, sondern die des Herzens im Vordergrunde.

Die Klagen der Verwundeten, wenn sie nach Wochen und Monaten zur Begutachtung überwiesen werden, lauten: Atemnot beim Treppensteigen und schnellem Gehen, Herzklopfen, Schmerzen in der Herzgegend, unbestimmt zu lokalisierende Bruststiche.

Der objektive Befund auf Grund der physikalischen Untersuchungsmethoden pflegt bei diesen Leuten nicht sehr ausgesprochen zu sein (Kaminer und Zondeck, Kohlhaas). Bisweilen hört man nur ein uncharakteristisches Geräusch bei der Systole über dem Herzen. Erst das Röntgenbild gibt in diesen Fällen den Aufschluß und zeigt in deutlicher Weise, wie auch hier Verwachsungen des Perikards mit der Pleura costalis und dem Zwerchfell sowie der Blätter des Perikards untereinander die Ursache der Klagen sind. Sehr instruktiv sind die Röntgenbilder, die Kaminer und Zondeck ihrer Arbeit beigegeben haben. Es finden sich nun alle Übergänge bei einem größeren Material vertreten, und je nach der Art und der Ausdehnung der Adhäsionen sind die Beschwerden in jedem Falle andere.

3. Die Folgen der Verletzungen des Zwerchfells (Zwerchfellhernien).

Der größte Teil der Brustbauchschüsse mit Verletzung des Zwerchfells und Vorfall von Baucheingeweiden in die Brusthöhle geht sehr schnell zugrunde, weil eine Infektion von Brust- und Bauchhöhle nach Perforation des Magen-Darmkanals mit dem Leben nicht vereinbar ist (vgl. Krankengeschichte Nr. 57). Nur unter ganz besonderen Umständen ist eine Ausheilung möglich.

Die prolabierten Baucheingeweide verwachsen mit dem Zwerchfell im Defekt. Solche Zwerchfellhernien, wie sie nach Schußverletzungen beschrieben sind von Wieting, v. Bonin, Freund und Schwaer, J. E. Schmidt u. a. bieten interessante klinische Erscheinungen.

v. Bonin teilt sehr zweckmäßig die Symptome ein nach den Organen, von denen sie ausgehen und unterscheidet dementsprechend:

1. Symptome von seiten des Zwerchfells,
2. „ „ „ der vorgefallenen Bauchorgane,
3. „ „ „ der Brusthöhle.

Seine Ausführungen seien hier zugrunde gelegt.

Ad 1. Die Patienten klagen über Schmerzen in der linken Seite, die bis in die linke Schulter ausstrahlen können. Das Littensche Zwerchfellphänomen fehlt auf der linken Seite, wenigstens bei allen größeren Hernien. Das Zwerchfell steht vollkommen ruhig.

Ad 2. Die Erscheinungen sind verschieden je nach der Größe des Vorfalls. Netzzipfel alleine machen kaum Beschwerden. Liegt dagegen der Magen in größerem Umfange in der Brusthöhle, so zeigen sich fast immer Stenosenerscheinungen. Die Kranken haben Schluckbeschwerden, sie klagen über das Gefühl von Völle, von Übersättigung, kurze Zeit nach der Nahrungsaufnahme treten Schmerzen auf. Gelegentlich erfolgt Erbrechen. Da große Bissen und größere Getränkemengen die Biegungen leichter überwinden als kleine, so beobachtet man bisweilen, daß die Patienten recht erhebliche Quanten auf einmal herunterschlucken, — ein Phänomen, das Leichtenstern mit dem Namen Dysphagia paradoxa belegt hat.

Das klinische Bild ist ein ganz anderes, wenn Dünndarm und Dickdarm vorgefallen sind. Die Kranken geben die Beschwerden erst längere Zeit nach dem Essen an. Sie leiden an Blähungsbeschwerden, an Verstopfung, in schweren Fällen an Ileuserscheinungen (Wieting, J. E. Schmidt).

Ad 3. Von seiten der Brusthöhle ist die hervorstechendste klinische Erscheinung Kurzatmigkeit und Lufthunger, hervorgerufen durch die Raumbeengung in der Brusthöhle. Bei der klinischen Untersuchung des Thorax und der Lungen hört man bisweilen das Geräusch des fallenden Tropfens und die Succussio Hippocratis (v. Bonin). Bei der Perkussion ist meist neben dem Herzen tympanitisch gedämpfter Schall in Handtellergröße nachweisbar.

Sehr wichtig ist die Röntgenuntersuchung. Bei der Schirmdurchleuchtung steht das Zwerchfell links vollkommen still, und in ausgesprochenen Fällen sieht man die gefüllte Magenblase oberhalb des strichförmig angedeuteten Zwerchfells. Nach der Mahlzeit mit Wismutbrei hebt sich der oberhalb und unterhalb des Zwerchfells liegende Teil des Magens deutlich ab (Freund und Schwaer, v. Bonin).

Zwischen beiden ist an der Stelle des Zwerchfellschlitzes eine Einschnürung, ähnlich wie ein Sanduhrmagen. Verfolgt man nach Stunden den weiteren Verlauf vor dem Röntgenschirm, so kann man mit dem Wandern der Wismutkost feststellen, wie weit der Dünndarm und der Dickdarm an dem Prolaps beteiligt ist. Eventuell ist die Kontrastmahlzeit durch einen Wismuteinlauf zu vervollständigen.

Die Diagnose ist unter Berücksichtigung aller dieser Symptome und unter Heranziehung des Röntgenverfahrens nicht schwer, wenn man nur an die Möglichkeit einer Zwerchfellhernie denkt. Wichtig ist, daß man sich den Verlauf des Schußkanals klarmacht.

Die Prognose ist nicht besonders günstig. Denn in einer großen Zahl von Fällen erfolgt eine Inkarzeration, die B. Schmidt auf 15% berechnet. v. Frey fand sogar, daß unter 33 Stichverletzungen 23 unter den Erscheinungen der inneren Einklemmung gestorben sind (zit. nach v. Bonin).

4. Verletzungen des N. phrenicus. Der N. phrenicus kann in seinem Verlauf und an seiner Zwerchfellausstrahlung direkt verletzt sein, er kann auch durch narbige, sekundäre Veränderungen leiden.

Die Funktion des Zwerchfells ist in solchen Fällen auf der betreffenden Seite stark beeinträchtigt oder vollkommen aufgehoben (Giese, Moritz). Diese Komplikation ist sehr selten, sie soll hier nur erwähnt werden. Im Röntgenbilde steht das Zwerchfell auf der Seite der Verletzung höher.

5. Auf die Veränderungen der Herzgröße durch Überanstrengung im Felde, die sich bei den Untersuchungen Brustschußverletzter ergeben haben, kann an dieser Stelle nicht eingegangen werden.

6. Die Lungentuberkulose und ihre Beeinflussung durch Lungenschüsse.

In einer Zeit, wie der unserigen in diesem Weltkriege, in der man alle nur verfügbaren Männer zu den Waffen entbietet, hat diese Frage erhöhte

Bedeutung. Denn einmal sind Lungenschüsse sehr häufig; auf der anderen Seite finden sich tuberkulöse Veränderungen in den Lungen, sei es frischer, sei es alter Natur, in ungefähr 90% der im Frieden zur Sektion kommenden Leichen.

Da das ganze Material der im Kriege durch Brustschuß Verwundeten noch nicht abgeschlossen ist, läßt sich die Frage der Häufigkeit der Tuberkulose nach Lungenschüssen naturgemäß noch nicht entscheiden.

Nach allem, was aber bis jetzt bekannt ist, scheint ein gehäuftes Auftreten von Lungentuberkulose nach Lungenverletzungen nicht vorzuliegen, und der Zusammenhang ein seltenerer zu sein, als man anfangs angenommen hat (Moritz, D. Gerhardt, Frischbier).

Nach dem Kriege 1870/71 wurde in der preußischen Armee unter 348 Fällen von Brustschußverletzungen nur 17 mal Lungentuberkulose = 4,8% (zit. nach Rieder) festgestellt.

Ähnlich geringe Werte fand Moritz für den Krieg unserer Tage, der ein Rundschreiben an rund 190 Sanatorien und Heilstätten Deutschlands, Österreichs und der Schweiz richtete. Unter Berücksichtigung dieser Antworten, der spärlichen Mitteilungen der Literatur, sowie von Krankengeschichten und militärärztlichen Zeugnissen fand er nun folgende Werte:

In 27 Fällen war das Auftreten bzw. die Verschlimmerung der Tuberkulose sehr wahrscheinlich.

In 36 Fällen war ein Zusammenhang immerhin wahrscheinlich.

In 51 Fällen war ein Zusammenhang möglich, aber doch fraglich.

Für die Beurteilung dieses Problems unter Heranziehung klinischer Befunde gibt es zwei Möglichkeiten:

I. Die Schußverletzung der Lunge ist das Primäre und die Tuberkulose das Sekundäre.

II. Die Tuberkulose der Lunge ist das Primäre und die Schußverletzung das Sekundäre.

Die Entscheidung ist allgemein in dem Sinne gefällt worden, daß sich in einer vorher vollkommen gesunden Lunge auf dem Boden einer frischen Lungenwunde wohl niemals eine Tuberkulose entwickelt, sondern daß immer eine latente Tuberkulose durch das Trauma erst manifest oder eine manifeste Tuberkulose verschlimmert wird.

Den Aufschluß darüber, ob klinisch die Herde alt oder frisch sind, gibt allein die Röntgenplatte. Sonst ist eine Entscheidung unmöglich (Rieder).

Im Anschluß an Lungenschußverletzungen sahen tuberkulöse Veränderungen der Lungen Exner und Kronenfels, Krez, Frischbier, Weis, Rieder, D. Gerhardt. Sehr interessant sind zwei Beobachtungen von Rieder. Eine alte Spitzentuberkulose wurde durch den Lungenschuß mobil gemacht. Im Röntgenbild konnte Rieder überall im Verlaufe des Schußkanales die Ausbreitung frischer tuberkulöser Knötchen von oben nach unten beweisen. Ob dieses von Rieder beschriebene Bild mehrfach gesehen ist, darüber fehlen vorläufig noch zuverlässige Beobachtungen.

Die Mitteilung von Moritz spricht dagegen. Durch eine Rundfrage an Heilstättenärzte wurde ermittelt, daß in 5 Fällen die Schußverletzung der Lunge durch früher schwer tuberkulös verändertes Lungengewebe gegangen sei, ohne daß ein Aufflackern oder eine Verschlimmerung des Prozesses zutage getreten sei. In dem von uns mitgeteilten Fall (Nr. 30, S. 530) war ein direkter Zusammenhang — im Sinne einer Ausbreitung der Tuberkulose im Gebiete der Lungenverletzung — auszuschließen; dagegen war ein indirekter — im Sinne einer Entwicklung alter Tuberkulose in dem durch die Lungenverletzung geschwächten Körper — sehr wahrscheinlich.

Zusammenfassend läßt sich bis jetzt nur so viel sagen, daß eine Besorgnis, es könnte nach dem Kriege eine gehäufte Tuberkulose nach Lungenschüssen in Deutschland auftreten, nicht besteht. Eine Besprechung der „Tuberkuloseliteratur im Kriege“ gibt H. Tachau.

C. Die Therapie der Brustverletzungen.

I. Das konservative Verfahren

bei kleinen Lungendurchschüssen und Steckschüssen.

Die Behandlung der glatten Lungendurchschüsse und der Steckschüsse ist meist eine rein konservative. Ein Viertel aller Verwundeten mit penetrierenden Lungenverletzungen stirbt nach Küttner auf den Schlachtfeldern an Schock und innerer Verblutung (s. Statistik, S. 610). Von dem Grade der Lungenverletzung und von der Art des Projektils hängt das klinische Bild und damit auch die Behandlung ab.

Handelt es sich bei einem Lungenschuß um eine erhebliche Blutung und kommt der Verwundete nach mehreren Stunden mit schlechtem Puls ins Feldlazarett, so muß sich der Chirurg fast immer auf eine rein exspektative Behandlung beschränken. Denn häufig sind im Kriege die äußeren Verhältnisse nicht derart, daß er eine Thorakotomie mit anschließender Lungennaht wagen könnte. In der Mehrzahl der Fälle kommt aber ein größerer operativer Eingriff überhaupt nicht mehr in Frage, weil der Puls so schlecht ist, daß der Verwundete denselben überhaupt nicht mehr überstehen würde.

Diejenigen Patienten, die mit einem Pulse von mittlerer Qualität nach etwa sechs Stunden ins Feldlazarett gelangen, bedürfen keiner Operation, weil die Blutung fast immer zum Stehen gekommen ist. Durch die später genauer angegebenen konservativen Maßnahmen werden sie über den ersten Schock und die momentane Anämie hinweggebracht.

Mehrfach ist behauptet worden, die Verabreichung von Analepticis (Kampfer, Digipuratum, Coffein), ferner Kochsalzlösung subkutan bei Lungenschüssen sei in den ersten Stunden der Verletzung zu gefährlich wegen der drohenden Nachblutung. Wir haben diesen Einwand nicht berechtigt gefunden. Im Gegenteil, seit wir sofort energisch eingegriffen haben, sind unsere Resultate wesentlich besser geworden. Wir haben in unserem Feldlazarett eine große Zahl sehr ausgebluteter Patienten dieser Art, denen man einen operativen Eingriff überhaupt nicht mehr hätte zumuten können, durch Verabreichung von Analepticis in großen Dosen etc., durch blutstillende Mittel etc. am Leben erhalten können. Und zwar haben wir mit größerer Erfahrung auf diesem Gebiete auch mit der Zeit viel bessere Erfolge zu verzeichnen gehabt.

Sofort nach Eintreffen eines stark ausgebluteten Mannes wird Kampfer in großen Dosen, 5—10 ccm, gereicht, der alle zwei Stunden, 24 Stunden hindurch je 2 ccm, weiter gegeben wird. Die Extremitäten werden sofort gewickelt und hoch gelagert, um alles Blut dem Herzen und dem Gehirn zuzuführen, und gleichzeitig wird eine subkutane Kochsalzinfusion in die Brusthaut verabfolgt. Auch Gelatine steril unter die Haut, sowie als Einlauf und zwischen die Speisen gekocht, haben wir gegeben, in einzelnen Fällen auch Adrenalin. Auf Vorschlag unseres beratenden Chirurgen, Herrn Professors Braun, haben wir auch hochprozentige (5%—10%) anisotonische Kochsalzlösung 10 ccm in die Vene gegeben und gute Resultate bei Blutungen gehabt[1]).

Von Anfang an geben wir jedem schweren Lungenschußverletzten Digitalis, 3mal täglich 15 Tropfen Digalen oder Digipuratum.

Ein ganz vorzügliches Herzmittel ist das Morphium (Sauerbruch). Die willkürliche Atmung wird ausgeschaltet, der Verwundete fällt in tiefen Schlaf und das Herz hat halbe Arbeit. Wir geben anfänglich täglich zur Nacht 0,02 vielleicht fünf Tage lang. Dann gehen wir herunter und hören nach ca. 8 Tagen bei glatten Durchschüssen ganz damit auf.

Vor allem führen wir den Frischverletzten Wärme zu. Heißer Kaffee regt unendlich an und hebt die Herztätigkeit und jeder schwere Lungenverletzte wird im Winter gleich nach seiner Einlieferung mit Wärmekasten geheizt bis zu 70°, etwa eine Stunde lang.

Die Behandlung der Nach- und Spätblutung (vgl. S. 558) ist für alle Fälle eine konservative und ergibt sich in sinngemäßer Weise aus dem vorher Gesagten.

Wie lange soll ein Lungenschußverletzter an der ersten Stelle liegen bleiben? Drei Wochen bei glatten Durchschüssen. In Ausnahmefällen kann auch schon nach 10 Tagen an den Abtransport gedacht werden. Wir haben unsere Verwundeten in den ruhigen Zeiten des Stellungskrieges möglichst lange behalten und vor allem die durch Empyem, subphrenische Abszesse etc. komplizierten Fälle solange behalten, bis der Krankheitsverlauf in geregelte Bahnen gelenkt und nach menschlichem Ermessen jede Gefahr beseitigt war.

II. Sekundäre Operationen.

1. Die Behandlung des Spannungspneumothorax und des ausgedehnten Mediastinal- und Hautemphysems.

Nimmt der geschlossene Pneumothorax bedrohliche Formen an, verdrängt der Spannungspneumothorax das Mediastinum, so muß die Punktion des Pneumothorax mit Aspiration gemacht werden. Diese äußerst einfache Operation ist im Felde von Exner und Kronenfels, L. Rehn, F. Krause u. a. ausgeführt und von Garrè und A. Borchard empfohlen worden. Für den Fall, daß sich die Luft in der Pleurahöhle nachfüllt, muß häufig aspiriert oder gar eine Dauerdrainage nach außen angelegt werden. Deshalb hat F. Krause für gewisse bedrohliche Formen von Lungenschußverletzungen die Eröffnung der Pleurahöhle, die Thorakotomie, empfohlen. Er verwandelt den geschlossenen Pneumothorax in einen offenen, legt eine Dauerdrainage an und rechnet von vorneherein mit einem Empyem. Er macht in Lokalanästhesie eine kleine Öffnung, gerade groß genug, daß man mit einem Finger eingehen kann, gewöhnlich im Interkostalraum VI/VII und führt dann ein Drain ein.

---

[1]) Über Bluttransfusion siehe S. 602.

Die Indikationsstellung für diese Form der Thorakotomie ist nach Krause gegeben:

I. Beim Spannungspneumothorax nach Lungenverletzung.

II. Beim Spannungspneumothorax, der sich nach kleiner Brustwandverletzung infolge der Wirkung gasbildender Bakterien der Pleurahöhle entwickelt.

III. Zur Ruhigstellung der Lunge und Lungenwunde bei dauernden Nachblutungen aus Gefäßen mittleren Kalibers. Die Lunge kollabiert durch den offenen Pneumothorax und jede Bewegung bei der Atmung, die die Blutung hervorrufen kann, ist aufgehoben.

Die Thorakotomie ist bei Blutungen, so wie Krause sie unter Nr. III empfohlen hat, nach unseren Erfahrungen nicht angezeigt. Denn die Schädigungen, die durch den offenen Pneumothorax dem Atmungsmechanismus zugeführt werden, sind viel zu groß. Außerdem ist die Infektion der Pleurahöhle (siehe S. 561, offener Pneumothorax) sehr gefährlich. Viel besser ist es in solchen Fällen, Luft mit der Spritze einzublasen, also einen geschlossenen Pneumothorax anzulegen (vgl. S. 584).

Die operative Behandlung des Haut- und Weichteilemphysems ist nur in seltenen Fällen angezeigt, und zwar dann, wenn die Luft aus der Pleurahöhle direkt in das Mediastinum dringt und von hier aus Verdrängungserscheinung der Thoraxorgane sowie Gefäßkompressionen — vor allem der Halsvenen — erzeugt.

Kroh und A. Borchard haben in solchen Fällen Freilegung der Luftröhre, der großen Gefäßscheiden, sowie der Kuppe des vorderen Mediastinums durch Hufeisenschnitt oberhalb des Jugulums ausgeführt. Kroh hat nach persönlicher brieflicher Mitteilung sehr viel Gutes von dieser kleinen Operation gesehen. Schon in Friedenszeiten hat Tiegel diese Schnittführung gebraucht und die Luft aus dem Mediastinum mit einer Bierschen Saugglocke entfernt.

Wir selber hatten bisher keine Gelegenheit gehabt, schwere Fälle von geschlossenem Spannungspneumothorax zu beobachten und dementsprechend operativ zu behandeln.

Bei unseren Fällen von allgemeinem Hautemphysem war eine Indikation zum chirurgischen Eingriff niemals gegeben. Die große Mehrzahl ist genesen. Die Autopsie der Gestorbenen zeigte uns, daß der Tod niemals die Folge des Emphysems gewesen war.

2. Die Punktion des Ergusses. Anlegung eines künstlichen, geschlossenen Pneumothorax.

Sehr bald nach der Verwundung tritt klinisch der Hämothorax in die Erscheinung, kombiniert mit Erguß der Pleurahöhle. In den ersten Tagen, wo die Gefahr einer Nachblutung immer noch besteht, wird man die Patienten möglichst ruhig im Bett liegen lassen und sie nicht unnötig aufsetzen.

Die Indikation zur Punktion ergibt sich meistens am 5. bis 9. Tage. Temperatursteigerung, leichte Dyspnoe und vor allem der klinische Befund einer absoluten Dämpfung nebst bronchialem Atmen und Fehlen des Stimmfremitus machen eine Punktion jetzt sehr wünschenswert. In sehr vielen Fällen aber ist die Verdrängung der Brustorgane, vor allem des Herzens und des Mediastinums die dringende Indikation zur sofortigen Entlastung der Pleurahöhle.

Zu Anfang des Krieges hielt man allgemein an dem Grundsatz fest, die Punktion möglichst lange hinausschieben zu müssen, selbst wenn die Kranken auch etwas fieberten. Man scheute die Infektion und die Nachblutung. Heute stehen wohl alle auf dem Standpunkte, die Punktion möglichst bald zu machen. Überläßt man den Erguß sich selber, so sind dicke Schwielen der Pleura mit Brustkorbverziehungen und Kompression der Lunge die unausbleibliche Folge (vgl. S, 576).

Moritz (S. 213) hat die Beobachtung gemacht, daß bei Empyemen, bei denen der Eiter operativ entleert werden muß, die funktionellen Resultate „trotz der Schwere des Prozesses nicht selten doch noch besser sind als bei manchen bloß konservativ behandelten serösen Ergüssen". Diese Beobachtung des erfahrenen Klinikers gibt zu denken und macht es geradezu im Interesse der Verwundeten zur Pflicht, eine möglichst frühzeitige und ausgiebige, eventuell mehrmalige Punktion zu machen. Daß aber immer noch nicht genügend oft punktiert wird, zeigt die Beobachtung in der Heimat.

D. Gerhardt, der Lungenschußverletzte in den Heimatlazaretten behandelt hat, schreibt, daß auffallend selten ausgiebige Punktionen vorgenommen worden seien. Es muß also nach dieser Richtung ein entschiedener Wandel eintreten. Gerhardt und auch Payr sind für baldige Punktion.

Haben wir uns durch Probepunktion von dem Vorhandensein eines Exsudates, das immer blutig gefärbt ist, überzeugt, so wird sofort die Entlastungspunktion des Thorax angeschlossen. In sitzender Stellung auf dem Tisch wird ein breiter Trokar mit verschieblichem Mandrin in leichter Lokalanästhesie eingeführt und die Flüssigkeit abgelassen. Sie fließt dann in dickem Strahle in ein darunter gestelltes Meßglas ohne Schlauchsatz ab.

Es ist uns aufgefallen, daß nach jeder Punktion mit einfacher Kanüle ein großer Bezirk mit tympanitischem Klopfschall auf der erkrankten Thoraxseite entsteht, den wir als partiellen Pneumothorax gedeutet haben. Diese Beobachtung hat uns schon frühzeitig dazu geführt, die Frage aufzuwerfen, ob nicht überhaupt dem Einströmen von Luft in die Pleurahöhle eine ganz wesentliche Rolle bei der heilenden Wirkung der Punktion neben dem Abfließen des Exsudates zukommt.

Daraufhin haben wir bewußt Luft eingeblasen. Vor allem aber verringert die Anwesenheit von Luft im Thoraxinneren aber die Gefahr einer Nachblutung und sie verhindert die flächenhaften Verwachsungen der Lunge mit Zwerchfell und Pleura costalis.

Saugt man das Exsudat luftleer, so dehnt sich die bis dahin komprimierte Lunge sofort aus und zwar um so viel, als Flüssigkeit abgelassen wird. Durch diese starke, ziemlich jäh einsetzende Zugwirkung auf das Lungengewebe können Thromben im Schußkanal gelockert und Nachblutungen ausgelöst werden. Schafft man dagegen den künstlichen Pneumothorax durch das eben geschilderte Punktionsverfahren, so ist die Gefahr der Nachblutung sehr gering. Wir haben so von Anfang an die Punktionen gemacht und vielleicht ist es auf diese Technik zurückzuführen, daß wir niemals Nachblutungen aus der Lunge erlebt haben. Die Luft in der Pleurahöhle bringt keine Gefahren mit sich, wenigstens haben wir nicht mehr Infektionen gehabt, als andere Autoren; die Resorption geht schnell vor sich und die Endresultate sind sehr befriedigend.

Ad. Schmidt hat seit Jahren seine pleuritischen Ergüsse auf diese Weise punktiert. Er legt die Kranken auf die kranke Seite zwischen zwei Betten.

führt einen dicken Trokar ein und läßt die Luft einströmen. Ehret, v. Klebelsberg und Stepp verfahren ähnlich. Sie, sowie Sauerbruch, empfehlen die Schaffung eines geschlossenen künstlichen Pneumothorax bei Blutungen. Stepp, sonst ein Anhänger der offenen Pleurapunktion, warnt vor ihrer Anwendung auch nur auf einer Seite bei doppelseitiger Pleuritis und bei gleichzeitiger Perikarditis.

Auch wir haben in vielen Fällen nach Punktion des Hämothorax Luft direkt eingeblasen. Heß und Moritz sind sogar noch einen Schritt weiter gegangen und haben Stickstoff im Anschluß an die Punktion des Hämothorax in die Pleurahöhle eingeführt, und zwar mit gutem Erfolge.

Heß berichtet, daß er von 100 Fällen bei 18 den künstlichen Pneumothorax durch Stickstoffinsufflation erzeugt und niemals Blutungen gesehen habe. Die Verwachsungen waren später ganz unwesentlich. Auch Sauerstoffeinblasung ist von ihm angewandt worden[1]).

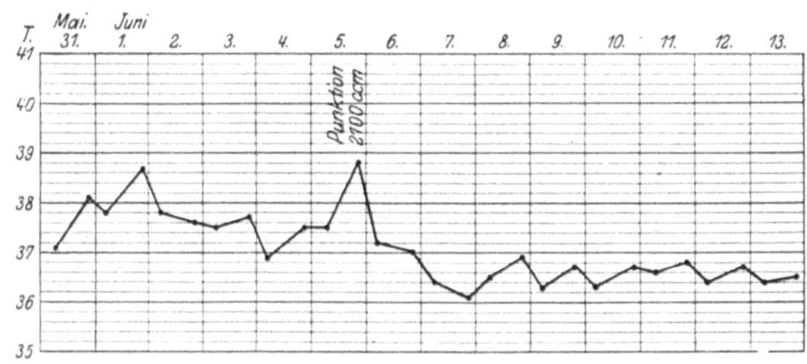

Abb. 36.

Meist haben wir hinten in der Höhe der VIII. Rippe zwischen hinterer Axillar- und Skapularlinie die Punktion ausgeführt. Wir haben immer reichlich abgelassen unter sorgfältiger Kontrolle des Pulses, meist 500—700 ccm. In einem Falle sogar in einer Sitzung 2100 ccm.

Der Erfolg war ganz vorzüglich. Die Krankengeschichte beweist den günstigen Einfluß der Punktion.

Fall 60. W. St.: Lungenschuß mit Hämothorax rechts hinten. Punktion 2100 ccm. Heilung.

Vorgeschichte: Wurde am 30. Mai 1916 vormittags $11^1/_2$ Uhr durch Schrapnell verwundet. Kein blutiges Sputum.

Aufnahmebefund: Einschuß: Links von der Wirbelsäule in Höhe des 10. Brustwirbels. Kein Ausschuß — Dagegen ist in der linken Achselhöhle Knistern und Schwellung vorhanden und die Schrapnellkugel sitzt im Bereiche des linken Oberarms unter der Haut, wo sie entfernt wird.

5. VI. 1916. Heute 39° Temperatur. Absolute Dämpfung links hinten bis zur Mitte der Skapula. Bronchiales Atmen. Kurzatmigkeit. Punktion: Es werden 2100 ccm blutiger, geruchloser Flüssigkeit in einer Sitzung abgelassen.

6. VI. Temperatur normal. Patient fühlt sich subjektiv freier und atmet leicht. Siehe Kurve. Abb. 36.

23. VI. Temperatur seit der Punktion dauernd normal.

Entlassungsbefund: Dämpfung links hinten fast vollkommen verschwunden. Atmungsgeräusch vesikulär. Stimmfremitus vorhanden. Patient geht schon herum.

Vgl. ferner Fall 43 u. 44.

[1]) Technik s. Operationslehre von Bier, Braun, Kümmell. Bd. 2. 2. Aufl. 1917.

Nachdem sich gezeigt hat, daß das Einlassen von Luft bei der Punktion erlaubt, ja wünschenswert ist, nachdem wir wissen, daß die Aussicht auf Stillung der Blutung bei kollabierter Lunge größer ist, als bei entfalteter, und nachdem es sehr wahrscheinlich ist, daß in den meisten Fällen der Pneumothorax sehr gering ist, daß er einen vollständigen Lungenkollaps nicht herbeiführt, sind wir in einzelnen Fällen dazu übergegangen, bei starken Blutergüssen schon in den ersten Stunden zu punktieren. Ja wir dachten daran, ob es nicht zweckmäßig wäre, jeden Lungenschuß mit erheblichem Bluterguß und schwachem Puls sofort zu punktieren unter Einlassen von Luft. Die äußeren Verhältnisse in der jüngsten Zeit haben uns nicht gestattet, dieses uns aussichtsreich erscheinende Verfahren auszuprobieren.

3. Die Rippenresektion beim Empyem.

a) Indikationsstellung. Hohes Fieber bei Pleuraexsudaten nach Lungenschüssen gibt noch nicht die Indikation zur Rippenresektion. Denn eine zu früh ausgeführte Rippenresektion ist ein Fehler, genau so gut wie eine zu spät gemachte. Eröffnet man die Pleurahöhle zu früh, so erfolgt die Infektion

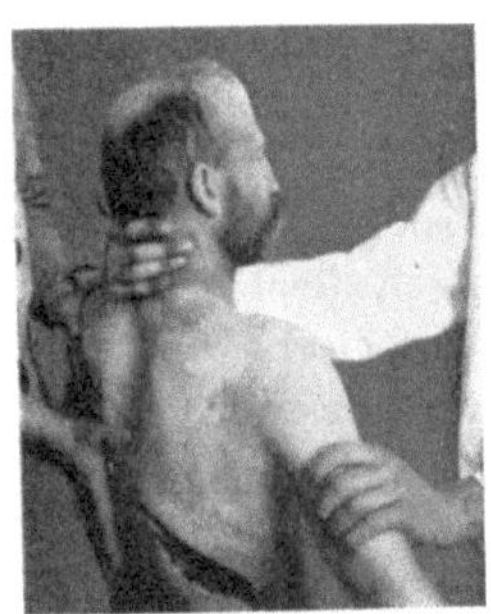

Abb. 37. Frische Wunde.

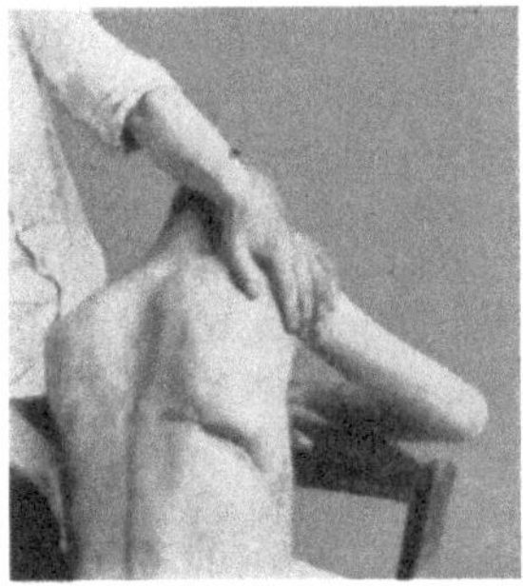

Abb. 38. Empyem geheilt, beim gleich. Patienten. Fall Jä.

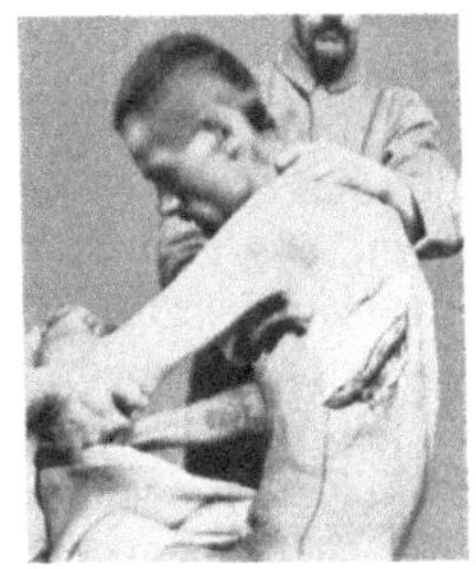

Abb. 39. Große Drainageöffnung (Rippenresektion) bei Empyem mit Gegendrainage (Inzision) vorne.

Sehr große Rippenresektion (Drainageöffnung) beim Empyem.

der gesamten einen Brusthöhle, und der totale Lungenkollaps ist unvermeidlich. Die Folgen sind jetzt dieselben wie beim unbehandelten, offenen Pneumothorax. Es empfiehlt sich daher, durch mehrfache Punktionen recht viel Exsudat abzulassen, damit sich die Lunge ausdehnen kann, die spätere Eiterhöhle möglichst klein ausfällt, und sich Verklebungen nach der gesunden Pleurahälfte bilden können (vgl. S. 537).

Ist das Exsudat eitrig geworden, dann erst ist der richtige Zeitpunkt zur Rippenresektion gekommen (vgl. Krankengeschichte Nr. 46, S. 554).

Die Anwesenheit von Bakterien im Punktat auf Grund des Kulturverfahrens, sowie der Nachweis von weißen Blutkörperchen darf niemals die Indikation zur Rippenresektion abgeben. Denn wie A. Borchard mit Recht hervorhebt, braucht die Anwesenheit von Bakterien im entnommenen Erguß nicht das Anzeichen für eine spätere Vereiterung zu sein. Wir haben zu Anfang des Krieges den Fehler gemacht und, durch das hohe Fieber bewogen, die Rippenresektion zu früh ausgeführt (vgl. Fall Nr. 35). Der Erfolg war, daß wir Verwundete noch nach Wochen an der schweren Eitervergiftung aus der riesigen Thoraxhöhle durch den Tod eingebüßt haben. Jetzt punktieren wir frühzeitig und sehr ausgiebig und warten, bis das Exsudat eitrig geworden ist.

b) Technik. In der Mehrzahl der Fälle ist der Ort der Wahl die 8. Rippe zwischen hinterer Axillar- und Skapularlinie. Wir haben die Operation im Felde fast immer in Lokalanästhesie ausgeführt und es uns zur Regel gemacht, ein möglichst großes Stück der Rippe zu entfernen, so daß man, wenn nötig, mit der ganzen Hand in die Eiterhöhle eingehen kann.

Wie wir schon auf S. 538 bemerkt haben, neigen die Kriegsergüsse und Empyeme zu Verwachsungen und zur Bildung mehrkammeriger Räume.

Durch vorsichtiges Abtasten der Wundhöhle kann man diese Adhäsionen feststellen und dann die Räume alle eröffnen. Bei großen Eiterhöhlen haben wir in einigen Fällen sogar eine Gegendrainage nach vorne durch den Komplementärraum gemacht. Abb. 39.

Sind die Empyeme vorne oder seitlich, so ist je nach der Lage des Falles die Schnittführung für die Rippenresektion zu gestalten. Wir haben Verwundete gesehen (siehe Fall Nr. 55 und Abb. 23), bei denen die Drainage des Eiters eine ungenügende war, weil die Empyemhöhle mit einem Leberabszeß kommunizierte. In solchen Fällen ist dann die Rippenresektion hinten an typischer Stelle auszuführen). Handelt es sich um Steckschüsse, so ist, wenn irgend möglich, das Projektil zu entfernen, nachdem der Sitz durch die Röntgenaufnahme festgelegt ist. Ist das Empyem an mehreren Stellen lokalisiert, z. B. hinten unten und vorne oben, so ist die Rippenresektion an beiden Stellen zu machen.

Beim doppelseitigen Empyem wird man zweckmäßig auf der einen Seite die Resektion machen und auf der anderen zunächst mit wiederholten Punktionen sich begnügen, um schließlich auch hier die Thorakozentese auszuführen. Jedoch ist die Prognose solcher Fälle infaust. Meist sterben die Verwundeten schon vorher an Herzschwäche.

Die Bülausche Heber-Dauerdrainage ohne Rippenresektion haben wir nie versucht. Sie ist trotz der neuerlichen Empfehlung von Hasseni eine gänzlich unzureichende Methode und ist zur Zeit wohl von allen Chirurgen verlassen.

c) Nachbehandlung. Ein großer Nachdruck ist auf die Nachbehandlung solcher Empyemkranken zu legen. Der Eiter muß dauernd guten Abfluß haben, das Drain darf nicht zu lang sein, um das Anlegen der Lunge an die Brustwand zu verhindern. Es darf sich auch nicht verstopfen und sich nicht abknicken. Frühzeitig muß eine Übungstherapie einsetzen. Wir lassen unsere Patienten sehr bald nach der Thorakozentese Luftringe aufblasen oder in die hohle Hand blasen. Personal und Ärzte kontrollieren immer wieder, daß der Kranke dies auch wirklich tut. Auch die Perthes'sche Wasserleitung nach der Hartert'schen Modifikation haben wir mit Erfolg im Feldlazarett in mehreren Fällen gebraucht.

Auf Anregung unseres beratenden Chirurgen, Professors Braun, haben wir auch die offene Wundbehandlung beim Empyem der Pleurahöhle angewendet. Burckhardt hat ein besonderes Gestell[1]) mit seitlich ausziehbaren Brettern konstruiert, eine lange

[1]) Siehe das Bild in der Arbeit von Braun: „Die offene Wundbehandlung".

Manschette mit Drain reicht bis in das Gefäß zum Auffangen des Eiters. Besondere Vorzüge hat aber diese Behandlungsform beim Empyem uns nicht gegeben, weswegen wir in der letzten Zeit von ihr wieder zurückgekommen sind. Besonders im Winter ist der Wärmeverlust ein sehr großer. Die Lunge liegt ganz offen da und die elenden Kranken kommen durch diese nicht unbeträchtliche Abkühlung sehr herunter.

4. Die Thorakoplastik beim veralteten Empyem.

In der Mehrzahl der Fälle schließt sich die Abszeßhöhle, die Rippen legen sich dicht aneinander und man ist erstaunt, nach Monaten zu sehen, wie klein meist die Narbe ausgefallen ist. Vergl. Fall 58.

Ist die Empyemhöhle sehr groß, ist der Kranke sehr elend und damit nicht imstande, eine energische Übungstherapie zu treiben, so bleibt eine Höhle zurück, zu deren Beseitigung eine Thorakoplastik notwendig wird. Wir selber haben zwei solcher Patienten fast ein Jahr in unserem stabilen Feldlazarett behalten und Herr Professor Dr. Heinrich Braun-Zwickau hat die Thorakoplastik ausgeführt.

Die Indikationsstellung für die Thorakoplastik nach Kriegsempyemen ist dieselbe wie im Frieden.

Die Technik ist von Estlander und Schede angegeben und von vielen anderen Chirurgen weiter ausgebaut worden. Die zahlreichen Methoden, die existieren (vgl. Küttner, Operationslehre von Braun, Bier, Kümmel, Bd II, 1912, S 157 ff.) können an dieser Stelle keine Besprechung finden. Wir wollen nur die Methode von H. Braun erwähnen, da sie eine wesentliche Verbesserung darstellt.

H. Braun hat durch seinen Assistenten Peuckert seine Erfahrungen über die Thorakoplastik bei veralteten Friedensempyemen veröffentlichen lassen. Er vertritt, wie auch schon Helferich früher, den Standpunkt, daß der schwere Eingriff einer Thorakoplastik auf mehrere Sitzungen zu verteilen ist. In diesem Sinne hat auch Geh. Rat Braun in unserem Feldlazarett die beiden Verwundeten operiert, deren Krankengeschichten wir im Auszuge hier folgen lassen.

Die Operation gestaltete sich in Lokalanästhesie mit etwas Ätherrausch folgendermaßen:

1. Sitzung: Entfernung der untersten Rippen unterhalb der Resektionsöffnung, zur Abflachung der Wundhöhle, so daß jetzt ein riesiger Zugang zur Höhle existiert.

2. Sitzung: Hinterer Schnitt längs der Wirbelsäule. Mit großer Knochenschere unter Leitung des Fingers werden die Rippen und die Schwielen durchtrennt. Vernähung der Haut, um Schrumpfungen zu vermeiden.

3. Sitzung: Vorderer Schnitt nahe am Sternum genau wie 2.

4. Sitzung. Der große Brustwandlappen wird bis zur 2. Rippe in die Höhe geschlagen, die lose hängende Thoraxwand wird entfernt und die jetzt vorliegende Lunge mit dicker viszeraler Schwiele wird gitterförmig eingeschnitten. Der Hautlappen wird jetzt auf die Lunge geschlagen und rings vernäht.

In jedem einzelnen Falle, wie bei jeder plastischen Operation überhaupt, wird man modifizieren müssen; denn kleine Nachoperationen sind fast immer notwendig. Unseren elenden Leuten wäre eine Thorakoplastik in einer Sitzung nicht zuzumuten gewesen.

Wir lassen die Krankengeschichten und Bilder hier folgen:

Fall 61. J. K.: Lungenschuß, Empyem, Rippenresektion, Thorakoplastik.

Vorgeschichte: Wurde am 30. XI. 1914 abends 5 Uhr durch Granatsplitter getroffen.

Befund: Einschuß am linken Arm, 3 Finger breit unter dem Akromion. Ausschuß: in Höhe des 5. Brustwirbels, links dicht neben dem Dornfortsatz, markstückgroß. Zwei

Tage blutiges Sputum. 16. XII. 1914. Verlauf anfänglich glatt. Erguß links bis zum Ang. scapulae. Punktion: 300 ccm klarer blutiger Flüssigkeit werden abgelassen.

28. XII. 1914. Erneute Punktion, da Temperatur dauernd über 39°.

29. XII. 1914. Rippenresektion: Landois.

Von der 8. Rippe in der Skapularlinie wird ein Stück von 5 cm Länge reseziert. Es entleert sich trübe Flüssigkeit und zum Schluß Eiter.

30. XII. 1914. Temperatur geht herunter.

7. I. 1915. Da Patient dauernd über 40° fiebert, erneute Rippenresektion: Landois.

Die ganze 7. Rippe wird entfernt. Man kann in die riesige Eiterhöhle hineinsehen. Man erblickt die kollabierte Lunge und das pulsierende Herz.

16. I. 1915. Dauernd erhöhte Temperatur. Patient ist sehr elend. Soor im Rachen und Munde. 23. II. 1915. Patient hat sich erholt, ist außer Bett. Die linke Lunge ist völlig kollabiert. Die riesige Eiterhöhle besteht noch. Es wird die Thorakoplastik von Professor Dr. Braun ausgeführt und zwar in mehreren Sitzungen.

23. II. 1915. I. Sitzung. Typische subperiostale Resektion der Rippen unterhalb der alten Resektionsstelle.

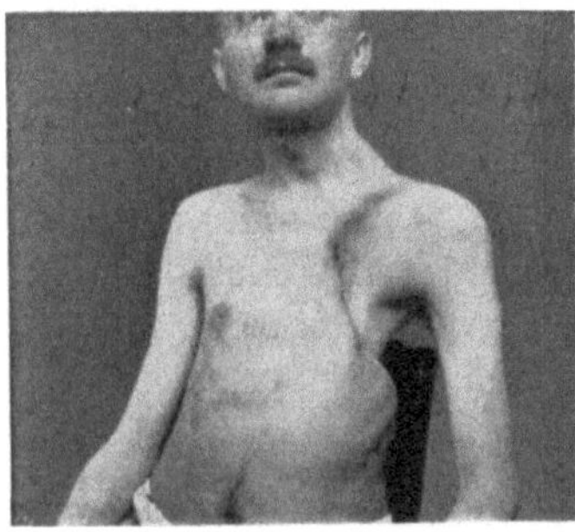

Abb. 40. Geheilte Thorakoplastik nach Empyem (Fall Ku. Nr. 61).

10. III. 1915. II. Sitzung. Die Haut und die Rückenmuskulatur wird längs der Wirbelsäule durchtrennt, und mit großer Rippenschere werden jetzt unter Leitung des Fingers die Rippen und die Schwielen bis zur 2. Rippe durchtrennt. Die Haut wird hinten wieder genäht.

3. IV. 1915. III. Sitzung. Am Sternum werden Haut und Muskulatur durchtrennt und dann mit großer Schere die Rippen und Schwarten bis zur 2. Rippe durchschnitten. Der ganze Lappen wird jetzt nach oben geschlagen und die losen Rippen ausgelöst. Die kollabierte linke Lunge liegt vor. Die dicke Schwiele wird gitterförmig eingekerbt und sofort dehnt sich bei der Atmung die Lunge aus. Der Hautlappen wird auf die Lunge geschlagen und mit Situationsnähten vernäht. Einige Tampons und Drains.

6. IV. 1915. Wieder Soor in der Mundhöhle. Patient ist sehr elend.

29. V. 1915. Die Hautwunde am Lappen ist wegen Eiterung der alten Empyemhöhle nicht verheilt, sondern stark geschrumpft. Der zeitweise sehr elende Kranke hat sich jetzt sehr gut erholt.

3. VI. 1915. Hautplastik am hinteren Schnitt: Professor Dr. Braun.

Die Wundfläche am hinteren Schnitt und Lappen werden erneut angefrischt. Es werden die kammartig vorstehenden Rippenstümpfe an der Wirbelsäule herausgedreht und nunmehr hinten der Hautlappen an der hinteren Schnittfläche mit Naht vereinigt.

5. VII. 1915. Hautplastik am vorderen Schnitt: Professor Dr. Braun.

Der geschrumpfte eingekrempelte Lappen wird herauspräpariert, die Schnittfläche des Lappens und der vorderen Schnittfläche wird angefrischt und exakt vernäht.

Entlassungsbefund und Röntgenbild:

Rippen fehlen links alle. Die Stümpfe am Sternumansatz sind deutlich. Am Schulterblatt Fraktur mit Kallusbildung. Schulterblatt hebt sich ungewöhnlich deutlich, jetzt wo die Rippen alle fehlen, ab. Elevation des linken Arms unmöglich. Linkskonvexe Skoliose der Brustwirbelsäule und kompensatorische rechtskonvexe Skoliose der Lendenwirbelsäule. Tiefe Delle an Stelle der linken Thoraxseite. Skapula stark verschoben. Allgemeinbefinden jetzt befriedigend, doch ist der Patient in seinem Kräftezustand noch sehr herunter. Geht den ganzen Tag spazieren. Wird am 1. Oktober 1915 aus dem Feldlazarett entlassen.

Fall 62. F. P.: Lungendurchschuß, Empyem, Rippenresektion. Thorakoplastik. Geheilt.[1])

Vorgeschichte: Wurde am 9. XI. 1914 durch Infanteriegeschoß aus ca. 600—800 m Entfernung verwundet.

Befund: Einschuß in Höhe der 2. Rippe vorne rechts in der Mamillarlinie.

[1]) Ist identisch mit Fall 32; dort der pathologisch-anatomische Befund.

Ausschuß: Hintere Axillarlinie, 7. Interkostalraum rechts.

24. XI. Dämpfung der rechten Brustseite hinten und Schwellung des ganzen rechten Arms, die wochenlang anhält. Hautemphysem.

Der Erguß der rechten Pleurahöhle wird eitrig, daher am 11. XII. 1914 Rippenresektion: Burckhardt.

In der Skapularlinie wird von der 8. Rippe ein Stück von 10 cm Länge subperiostal reseziert. Die Brusthöhle enthält dicken stinkenden Eiter. Lunge völlig kollabiert. Die Höhle wird begrenzt nach medial und unten von der Lunge. Sie reicht nach außen bis zur Höhe der 8. Rippe in der mittleren Axillarlinie.

19. II. 1915. Diese große Höhle schließt sich nicht. Deshalb wird von Professor Dr. Braun die Thorakoplastik in mehreren Sitzungen ausgeführt.

19. II. 1915. Thorakoplastik, 1. Sitzung.

Typische subperiostale Resektion der beiden Rippen unterhalb der Resektionsöffnung. Die Rippen werden ganz entfernt.

4. III. 1915. 2. Sitzung: Haut und Rückenmuskulatur werden am Angulus hinten durchtrennt und die sämtlichen Rippen bis zur 2. Rippe hinaus inklusive der Schwielen mit großer Rippenschere durchgeschnitten. Haut wird mit Situationsnähten vernäht. Große Höhle vollkommen übersichtlich.

11. III. 1915. Ödem des rechten Arms ist wieder erheblich stärker geworden. Vorübergehend Fieber. 28. III. 1915. Erysipel der Wunde, das am 14. IV. 1915 abgelaufen ist.

30. VI. 1915. 3. Sitzung. Es werden der Ausdehnung der Höhle entsprechend Haut und Muskulatur durchtrennt, und dann die Rippen und die Schwarten mit Schere durchschnitten. Der große Hautmuskellappen wird abpräpariert und nach oben geschlagen, und die losen Rippen im Zusammenhang entfernt. Die Schwarte wird gitterförmig eingekerbt, der Hautlappen auf die kollabierte Lunge geschlagen und vorne und hinten vernäht. Drain und Tampon werden unter den Lappen gelegt.

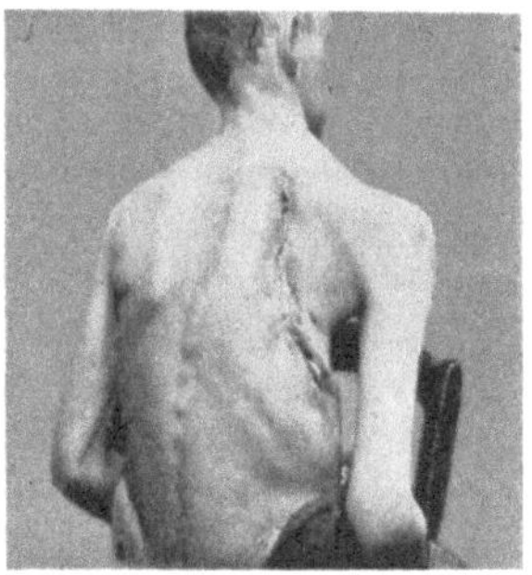

Abb. 41. Geheilte Thorakoplastik nach Empyem (Fall Pe. Nr. 62).

8. VII. 1915. Erneute Anschwellung des rechten Arms.

26. VIII. 1915. Erneutes Erysipel über Brust und rechte untere Bauchgegend, das am 5. IX. abgelaufen ist.

23. IX. 1915. Hautplastik am hinteren Schnitt: Professor Braun. Der Hautlappen hinten hat sich um das Schulterblatt herumgelegt und nach innen gelegt. Die Haut wird mobilisiert, angefrischt und mit der gegenüberliegenden Haut des Schnittes vernäht.

Entlassungsbefund: 1. X. 1915. Rechtskonvexe Dorsalskoliose. Maximum am sechsten Brustdorn. Lendenwirbelsäule verläuft gerade. Das Schulterblatt ist etwas nach vorne verschoben. Bei tiefer Atmung zieht sich von vorne gesehen, die rechte Brusthälfte etwas ein. Der Arm kann nach vorne und hinten je 45° erhoben werden. Abduktion sehr mangelhaft.

Melchior hat ein sehr einfaches Verfahren ersonnen. Er löst von der entknochten Brustwand nach vorheriger Umstechung der Interkostalgefäße die mächtige parietale Pleuraschwarte ab und schlägt dann diesen Lappen eingerollt in die Kuppe der Pleurahöhle hinein. Einzelheiten siehe Text und Abbildung im Zentralbl. f. Chir. 1916. Die Endresultate sind sehr gut, wie sich der eine von uns überzeugen konnte.

Die große Schwierigkeit besteht in der Ausfüllung der Pleurakuppe. Dieser Forderung wird die Methode Melchiors gerecht. Hirschmann (Med. Klin. 1917. Nr. 31) empfiehlt eine Kombination der Braunschen und Melchiorschen Methoden. Von Thorakoplastiken nach Kriegsempyemen berichten ferner Enderlen und Brix.

5. Die Entfernung von Projektilen aus der Lunge und die operative Behandlung von Lungenabszessen.

Im allgemeinen ist man bei der Behandlung der Lungenschußverletzten in der jüngsten Zeit dieses Krieges viel aktiver geworden. Hiervon kann man sich überzeugen, wenn man die Mitteilungen und Erfahrungen der Chirurgen aus der Anfangszeit dieses Weltkrieges und nach Verlauf von Monaten und Jahren miteinander vergleicht. Die Steckschüsse der Lunge gelten aber auch heute noch als ein noli me tangere, wenn nicht besondere Umstände einen Eingriff erfordern.

Im Röntgenbild zeigen Projektile, die in der Lunge sitzen, eine unscharfe Kontur; denn bei der Atmung geht die Lunge und damit der Splitter hin und her. Auf der linken Seite kommen außerdem noch die Kontraktionen des Herzens hinzu (kardiopneumatische Bewegung). Im Feldlazarett, wo genaue Lokalisation (Tiefenbestimmung nach Fürstenau etc.) oft nicht möglich sind, gibt die unscharfe Begrenzung des Splitters einen Hinweis dafür, daß das Geschoß tatsächlich im Lungenparenchym sitzt. — Vorzüglich hat sich für die Lokalisation die Hofmeistersche Ringmethode bewährt.

Die Erfahrung lehrt, daß der größte Teil der Steckschüsse im Lungengewebe reaktionslos einheilt.

Ja, Unverricht berichtet von einem Offizier, bei dem ein französisches Infanteriegeschoß in der linken Lunge steckte, ohne daß der Verwundete eine Ahnung davon hatte. Er hatte niemals Husten, Auswurf oder gar blutiges Sputum gehabt. Erst die Röntgenplatte, Aufnahmemethode Fürstenau, wies den Sitz des Projektils im Lungengewebe in einer Entfernung von — Spitze 16 cm, Ende 19 cm von der Platte — nach.

Sehr häufig verursacht der Fremdkörper im Lungengewebe einen isolierten Katarrh (Krez) oder aber bei subpleuralem Sitz kann er eine Pleuritis unterhalten (Krez).

Korach sah Ende der siebziger Jahre mehrfach Veteranen, die seit dem Kriege 1870/71 Geschosse in ihrer Lunge beherbergten. Einige von ihnen haben unter dauernden bronchopneumonischen Erscheinungen eine Chassepotkugel ausgehustet, bei anderen kam nach symptomloser Wanderung das Projektil in einem Interkostalraum zum Vorschein und wurde hier entfernt.

So lange nun Projektile vollkommen reaktionslos eingeheilt sind, keine Beschwerden machen und kein Fieber erzeugen, besteht keine Indikation zu ihrer Entfernung. Wenn aber ein dauernder Katarrh, eine isolierte Bronchitis oder eine Pleuritis an der Stelle des Fremdkörpers lokalisiert ist, dann ist, wie schon Krez betont, eine operative Entfernung in Betracht zu ziehen. Denn es ist die Möglichkeit vorhanden, daß an dieser Stelle ein Abszeß oder eine Lungengangrän entsteht.

Eine weitere, dringende Indikation zur Extraktion des Geschosses aus der Lunge ist dann gegeben, wenn, wie es bei dem von Schmieden beobachteten Verwundeten der Fall war, durch den spitzen Fremdkörper eine von Zeit zu Zeit immer wiederkehrende Blutung unterhalten wird. Unter diesen Umständen soll man mit der Operation nicht zu lange warten, denn sonst kann der Tod an Verblutung erfolgen, wie es in einem Falle von Weinert geschah.

Hat sich ein Lungenabszeß oder eine Gangrän um den Fremdkörper gebildet, so ist die Eröffnung dieses Eiterherdes eine Indicatio vitalis.

Die Diagnose des Abszesses ist im allgemeinen nicht schwer. Hohes Fieber, dünnflüssiger Eiter im Sputum mit elastischen Fasern und Hämatoidinkristallen, vor allem aber die Anamnese, der physikalische Befund und das Röntgenverfahren mit Platte und Schirm gestatten nicht nur die Diagnosenstellung als solche, sondern auch die Feststellung des Sitzes. In der Mehrzahl der Fälle von Lungenabszessen im Kriege entwickelt sich dieser um

Fremdkörper (Projektile, Zeugfetzen, Knochensplitter). Mit der Eröffnung des Abszesses eng verknüpft ist daher diejenige der Entfernung des die Eiterung unterhaltenden Corpus alienum aus der Lunge.

Die Prognose ist um so günstiger und die Ausheilung um so sicherer, je früher der Abszeß eröffnet und das Geschoß entfernt werden kann. Daher kommen für diese Kriegs-Fremdkörperabszesse die anderen Methoden — Mobilisierung der Brustwand, Anlegung eines künstlichen Pneumothorax — nicht in Frage.

Die genaue Technik zu schildern ist hier nicht der Ort. Wir verweisen auf die großen Werke von Garrè und Quincke, S. 114, Sauerbruch und Schumacher S. 63, Küttner in Braun, Bier und Kümmels Operationslehre Bd. II. 1912 u. a.

Nur einiges sei hier noch erwähnt.

Marion hat 26 mal die Extraktion von Geschossen aus der Lunge ausgeführt und zwar hat er 17 Infanteriegeschosse,
5 Granatsplitter,
4 Schrapnellkugeln
operativ entfernt.

Nach vorheriger Rippenresektion wurde die Lungenoberfläche dort, wo eingegangen werden sollte, mit Katgut rings eingenäht. Dann ging er bohrend in die Tiefe, bis er das Projektil gefunden hatte. Nach der Fremdkörperentfernung wurde ein mit Karbollösung getränkter Gazestreifen in den Wundtrichter eingeführt. Verband. Der Verlauf war ganz glatt. Bei seinen Operationen fand sich in 5 Fällen ein Abszeß, und zwar handelte es sich in drei Fällen um einen geschlossenen Eiterherd, in den beiden anderen um einen solchen, der mit einem Bronchus kommunizierte.

Dreyer bekam einen Verwundeten in Behandlung, bei dem das Geschoß in der Oberschlüsselbeingrube eingedrungen war und in Höhe des 9. Brustwirbels in der Lunge steckte. Ein langer Fistelkanal führte zur Abszeßhöhle, in der das Projektil lag. Es gelang nach vorheriger Füllung des Kanals, sowie der Höhle mit Jodipin und genauer Tiefenbestimmung unter Druckdifferenz das Geschoß zu entfernen.

V. Schmieden hat, wie schon erwähnt, aus der Lunge einen großen und besonders spitzigen Granatsplitter herausnehmen müssen, weil dieser immer wieder Blutungen verursachte. Ein Projektil aus der Lunge extrahierte ferner Ringel. Vgl. auch Fall 30, S. 530.

6. Die Entfernung von Projektilen aus den Mittelfellräumen und die operative Behandlung des Mediastinalabszesses.

Geschosse können in den Mittelfellräumen glatt einheilen, wie wir uns selber überzeugt haben. Eine Indikation zur operativen Entfernung nicht infizierter Splitter liegt nur dann vor, wenn sie auf lebenswichtige Organe drücken sollten und Beschwerden machen. Der Weg zur Entfernung von Projektilen, die in dem vorderen oberen hinteren Mittelraum stecken, wird je nach dem Sitz ganz verschieden ausfallen müssen.

Sind die Geschosse von vorne zugänglich, so wird man am besten mit der Resektion eines Rippenknorpels ev. des benachbarten Teiles vom Sternum auskommen (Wrede, Guleke).

Beim Mediastinalabszeß ist die Eröffnung unbedingt indiziert, sobald er diagnostiziert werden kann. Hat er sich um einen Splitter gebildet, so ist sein Sitz bekannt.

Zur Eröffnung der im hinteren Mediastinum gelegenen Abszesse dient der Weg von oben. (Kollare Mediastinotomie mit Schräg- oder Schrägschnitt nach v. Hacker und Heidenhain.) Geht der Abszeß tiefer, so kommt die Mediastinotomia posterior in Betracht. Guleke hat auf diesem Wege einen Patienten mit Erfolg operiert. Die genauen Schnittführungen sind aus den bekannten Operationslehren und Spezialwerken zu ersehen. Vgl. die Operationslehre von Bier, Braun, Kümmell, Leipzig 1917. 2. Aufl. Bd. V.

III. Die primäre Thorakotomie bei glatten Lungendurch- und Steckschüssen.

1. Die Indikation zu dieser Operation ist gegeben durch die Anzeichen einer schweren inneren Blutung (zunehmende Blässe, schlechter werdenden Puls, Nachweis einer Dämpfung in der Pleurahöhle), durch Verdrängung lebenswichtiger Brusthöhlenorgane, die sich äußert in Zyanose und Dyspnoe, durch motorische Unruhe und zunehmende Abkühlung der Nase und der Extremitäten.

Die Indikationsstellung für den einzelnen Fall ist im Felde wegen der äußeren Verhältnisse schwieriger als in der Friedenspraxis. Vgl. S. 582.

2. Technik: Umschneidung der Wunde. Rippenresektion oder Interkostalschnitt. Breite Eröffnung der Pleurahöhle. Naht der zerrissenen Lunge mit Seide. Verschluß der Thoraxwunde mit Knopfnähten in Etagen. Vgl. auch Technik S. 595.

Küttner hat in einem vorzüglich eingerichteten Marine-Feldlazarett die Thorakotomie mit Naht der verletzten Lunge bei einem durch Fliegerbombe schwer verwundeten Seesoldaten ausgeführt. Die Indikation war gegeben durch die oben aufgeführten Symptome. Durchschossen war der Ober- und Unterlappen der linken Lunge. Brustwandnaht in Etagen. Primäre Heilung.

IV. Die primäre Naht bei Brustschüssen mit offenem Pneumothorax.

1. Indikationsstellung.

So schwierig im Felde die Indikationsstellung zur Operation bei Blutungen aus der Lunge nach glatten Durchschüssen ist, so scharf umschrieben ist diese bei den mit offenem Pneumothorax komplizierten Brustwand- oder Lungenverletzungen.

Jeder offene Pneumothorax verlangt auch im Kriege sofort den Verschluß mit primärer Naht. Der Patient, der so behandelt wird, hat nichts zu verlieren, sondern nur zu gewinnen.

Es sterben die nicht operierten Verwundeten an den Folgen des Lungenkollapses mit Respirations- und Zirkulationsstörungen, an der schweren Blutung und schließlich an der Infektion der riesigen Wundhöhle (s. S. 562). Zur Vermeidung dieser bedrohlichen Zustände haben wir (siehe Landois) seit März 1915 alle Fälle mit offenem Pneumothorax sofort chirurgisch angegriffen.

Garrè, Sauerbruch und A. Borchard haben auf der Kriegschirurgentagung in Brüssel 1915 den sofortigen Thoraxverschluß empfohlen, und in der Folgezeit ist er von Danielsen, H. Braun, Enderlen, Jehn, Coenen, Hanusa, Gräfenberg[1]) u. a. zu wiederholten Malen ausgeführt worden.

Die Frage, wo man im Felde den Verschluß des offenen Pneumothorax ausführen wird, ist dahin zu beantworten, daß man im Stellungskriege immer das Feldlazarett bevorzugen wird. Denn Operation und Nachbehandlung bleiben am besten in einer Hand. Es empfiehlt sich sogar für den Stellungskrieg, besondere Lazarette für Lungen- und Bauchschüsse, wie es das unserige war, einzurichten und mit wichtigen ärztlichen Instrumenten (Sterilisatoren etc.) zu versehen. Zu dem Instrumentarium gehört auch ein einfacher Überdruckapparat.

Im Bewegungskrieg kann man auch im fliegenden Feldlazarett die Naht

[1]) Gräfenberg, Med. Klin. 1917. Nr. 45. S. 1190.

anlegen[1]). Wir haben in schweren Tagen, bei einem Massenandrang Verletzter, den Verschluß des offenen Pneumothorax bei einer ganzen Anzahl Verwundeter ausgeführt; denn wir glauben, daß diese Operation ebensogut wie die Unterbindung blutender Gefäße zu den lebensrettenden Notoperationen gehört.

Der konservative Standpunkt bei dieser Form der Thorax-Lungenschußverletzungen ist durch nichts mehr zu rechtfertigen.

2. Wahl der Operationsmethode.

Die Operationen, die in Frage kommen, sind:

1. Die Haut-Muskelnaht bei kleinen Löchern ohne größere Rippenzertrümmerung.
2. Die Einnähung der Lunge in das Thoraxfenster zum Verschluß größerer Löcher in der Thoraxwand.
3. Die Naht der zerrissenen Lunge und Einnähung der Lunge zirkulär in das Thoraxfenster zum Verschluß der Thoraxwunde.

Die Wahl der Methode erfolgt in den meisten Fällen erst während der Operation. Denn sehr oft läßt sich erst nach der Durchtrennung der Weichteildeckung genau erkennen, was vorliegt. Die Zerstörung der Rippen ist gewöhnlich viel größer als man bei der ersten Untersuchung angenommen hat.

Der Wert, den wir durch diese Operationsmethoden erzielen, ist folgender:

1. Ist der Pneumothorax beseitigt.
2. Die Lunge wird durch die Fixation an die Brustwand in dauernder Spannung gehalten, die Atmung ist ruhiger und die Zirkulationsstörungen sind beseitigt.
3. Es kann niemals, wenn die Infektion der Pleurahöhle erfolgt, die Lunge vollständig kollabieren.

Handelt es sich um kleine Schußöffnungen, so genügt die Muskel-Hautnaht, die von Hanusa mit Recht warm empfohlen ist, in den meisten Fällen. Wir haben, ebenso wie Hanusa, immer einen ganz glatten Wundverlauf beobachtet; die Verhältnisse sind dann nach der Operation dieselben wie beim einfachen Durchschuß. Voraussetzung ist, daß die Blutung aus der Lunge ganz gering ist. Bei großen Thoraxlöchern, bei stärkerer Blutung und bei Steckschüssen im unteren Teile des Thorax, wo eine Bauchhöhlenverletzung vorliegen kann, ziehen wir die Eröffnung der Pleurahöhle mit Revision des Wundgebietes und Einnähen der Lunge in das Thoraxfenster, der einfachen Hautmuskelnaht vor[2]).

3. Die Operationstechnik (Druckdifferenzverfahren).

a) Der Verlauf der Operation. Einen Teil unserer Operationen (siehe Landois) haben wir ohne Überdruck ausgeführt. Auf unseren Wunsch hat

---

[1]) Wiewiorowski hat sogar auf dem Truppenverbandplatz den offenen Pneumothorax primär mit Naht geschlossen. Zentralbl. f. Chirurg. 1916. Nr. 51. S. 1005.

[2]) Nachtrag bei der Korrektur: Ed. Rehn hat für die Lungenschüsse als besondere Methode kürzlich die Pneumopexie empfohlen.

Er näht beim offenen Pneumothorax die Lunge nicht zum Verschluß des Brustwanddefektes in das Thoraxfenster ein, sondern fixiert die Lunge, um jede falsche Zugwirkung zu vermeiden, mit großen durchgreifenden Nähten über die ganze Thoraxseite an die Brustwand. Bruns' Beitr. 1917. Bd. 106. S. 242.

uns die vorgesetzte militärische Behörde einen Überdruckapparat zur Verfügung gestellt, der unter Anlehnung an das Auer-Melzersche Prinzip von uns konstruiert ist. Dieser Apparat, der den Vorzug größter Einfachheit besitzt (siehe Abb. 42 und 43), bezieht seine Druckluft von einem Blasebalg, der getreten wird [1]).

Ein Überdruckapparat ist auch im Felde eine große Annehmlichkeit für den Operateur, wie es auch Sauerbruch, Jehn, Küttner und Enderlen

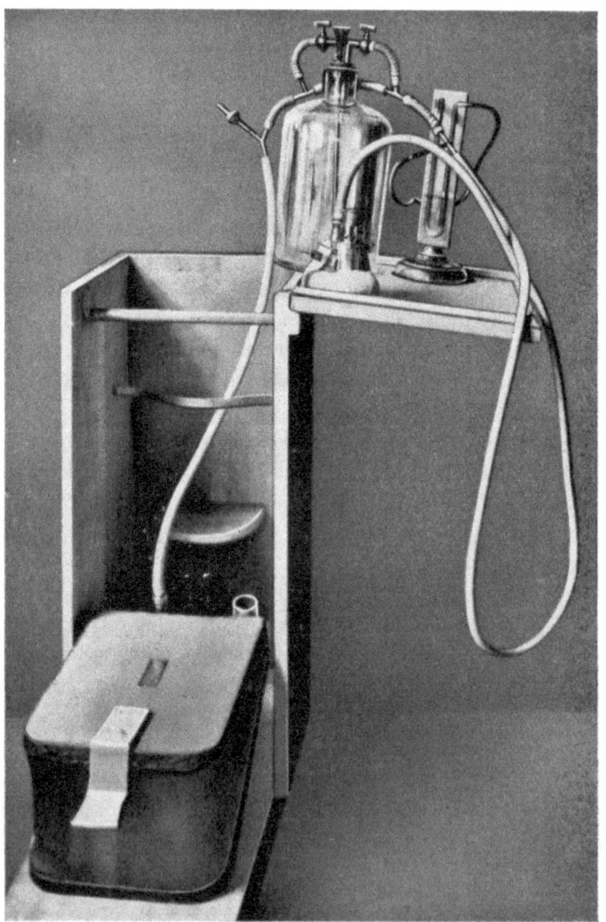

Abb. 42. Zusammenklappbarer, einfacher Überdruckapparat für das Feld.

hervorheben. Der Apparat, den Jehn konstruiert hat, erhält seine Druckluft aus einer Sauerstoffflasche [2]). Die Operationen verlaufen im Überdruck bei

[1]) Der Überdruckapparat, wie ihn die Photographie und Skizze darstellt, ist von der Firma Georg Härtel, Breslau I, Albrechtstraße, zum Preise von 171 M. geliefert worden.

[2]) Gräfenberg hat aus dem planmäßigen Sauerstoffeinatmungsgerät der Sanitätsausrüstung einen improvisierten Überdruckapparat geschaffen. Vgl. Abbildung in der Med. Klin. 1917. Nr. 45. S. 1191.

etwa 8—10 mm Quecksilber viel ruhiger. Eine conditio sine qua non ist ein Überdruckapparat natürlich nicht (vgl. auch Sauerbruch und Schumacher).

Die genauen Angaben über das Druckdifferenzverfahren und die verschiedenen konstruierten Apparate, über die Technik und Indikationsstellung sind in den Arbeiten und Monographien von Garrè und Quincke, Sauerbruch, Sauerbruch und Schumacher, Küttner u. a. zu ersehen.

Sofort nach der Untersuchung wird die Narkose eventuell mit Überdruck eingeleitet. Nach Umschneidung der Wundöffnung am Thorax werden die zersplitterten Rippen abgekniffen, und das Loch wird durch Rippenresektion oder durch Interkostalschnitt so sehr erweitert, daß man mit der Hand eingehen kann. Jedoch darf man auch die Öffnung nicht zu groß machen. Denn einmal leidet der Atmungsmechanismus zu sehr unter einem zu großen Schnitt und zweitens gestaltet sich der Verschluß der schon an sich meist sehr unregelmäßigen Wundöffnung noch schwieriger.

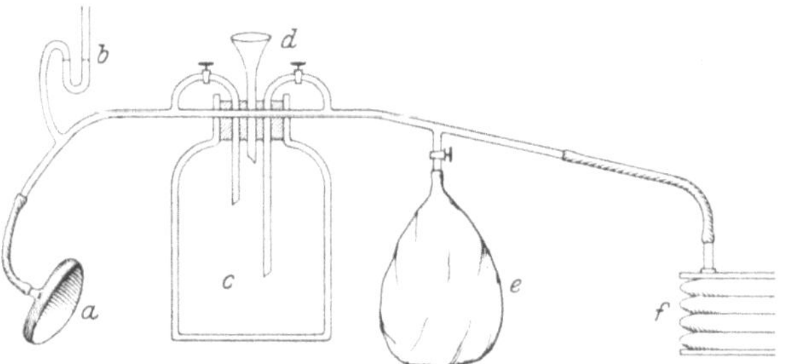

Abb. 43. Erklärung zu Abb. 42. (Schematisch.)
a Maske, *b* Manometer, *c* Ätherflasche, *d* Trichter, *e* Windfang, *f* Blasebalg zum Treten. Durch drei Hähne kann die Ätherzufuhr ein- und ausgeschaltet werden. Der dritte Hahn ist auf der Photographie und Skizze nicht zur Anschauung gebracht.

Nach Untersuchung von Pleurahöhle und Lunge wird letztere mit einer Kornzange hervorgezogen, der Riß in der Lunge (resp. Einschuß und Ausschuß im Lungenlappen) wird mit durchgreifenden Seidennähten geschlossen (Technik vgl. S. 598) und nunmehr die Lunge zirkulär mit Seidenknopfnähten in das Thoraxfenster eingenäht, bis ein annähernd luftdichter Verschluß erzielt ist, d. h. keine Luft mehr ein- und auspfeift. Die Lunge wird vorher im Überdruck gebläht und legt sich dann fast von selbst der Thoraxwand an. Die Muskulatur wird über der Lunge genäht, die Haut bleibt bei starken Verschmutzungen offen.

Wichtig für den späteren Verlauf ist, daß alles Blut aus der Pleurahöhle entleert wird. Denn in der Mehrzahl der Fälle entwickelt sich im Kriege nach den Granatverletzungen ein Empyem. Je mehr Blut in der Pleurahöhle zurückgeblieben ist, um so leichter bildet sich ein Empyem aus.

Wir haben das Blut immer am sichersten dadurch entfernt, daß wir den Patienten auf die kranke Seite gelegt und den Hämothorax ausgegossen haben. Da trotz starker Verschmutzung im Felde manche Verwundete mit weit offenem Pneumothorax nach der Operation einen ganz glatten Wundverlauf durchmachen, ist es falsch, in die Pleurahöhle von vorneherein ein Drain einzulegen.

Landois hat von 11 operierten Fällen mit offenem Pneumothorax zwei ohne Empyem zur Ausheilung gebracht. Es läßt sich auch im Feldlazarett während des Stellungskrieges eine gute Asepsis durchführen. Seit der genannten Publikation von Landois haben wir beide bei dem Massenandrang Verwundeter an der Somme unter primitiven aseptischen Verhältnissen 6 Lungenschüsse mit offenem Pneumothorax operieren müssen, lauter schwere Fälle mit Einnähung der Lunge. Davon sind 5 geheilt, 2 sogar ohne Empyem, 1 ist gestorben. (Nachricht aus der Heimat.)

Bei der Operation haben wir Wert darauf gelegt, die Stelle der Lungennaht in das Thoraxfenster einzunähen. Denn für den Fall einer Infektion von der Lunge aus, entleert sich das infektiöse Material nicht in die Brusthöhle[1]). In der Mehrzahl der Fälle tritt ein sekundäres Empyem auf, das mit Rippenresektion behandelt wird. (Klinischer Verlauf S. 565.)

b) Die Naht der zerrissenen Lunge. In der Literatur (vgl. Garrè und Quincke, Sauerbruch und Schumacher) sind verschiedene Methoden zur Vernähung der zerrissenen Lunge angegeben worden. Die Naht selber macht gewöhnlich keine Schwierigkeiten; wir haben mit großen durchgreifenden Seidennähten den Riß geschlossen und dann in die Lücken feine Seidennähte überall noch eingefügt.

Sind Fremdkörper (Knochensplitter, Projektile, Tuchfetzen) in der Lungenwunde enthalten, so müssen sie entfernt werden; stark blutig infarzierte Lungengewebsränder werden abgetragen, große Gefäße in der Tiefe unterbunden. Eine Einstülpung, analog der Lembertschen Darm-Naht, haben wir niemals anzuwenden nötig gehabt. Die Verklebung der Wundränder erfolgt so schnell, daß man am Sektionstisch schon nach wenigen Tagen äußerlich unter dem Fibrinhäutchen nichts mehr von der Nahtlinie entdecken kann. Selbst bei einem sekundären Empyem sahen wir keine Dehiszenz der Nahtlinie und keine sekundäre Infektion der Lungenwunde.

Wichtig ist, daß man sich über Ein- und Ausschuß genau orientiert. Geht der Schußkanal durch zwei Lungenlappen, so existieren vier Löcher. Daran muß man denken. Liegt die große, stark blutende Ausschußöffnung im Unterlappen, so muß man eventuell den Einschuß im Oberlappen unbehelligt lassen, wenn man von dem tiefen Schnitt an diesen nicht ankommen kann. Eine zweite Öffnung in der Brustwand anzulegen, um ihm näher zu kommen, ist verfehlt. Hier muß man das Risiko in den Kauf nehmen, zumal man ja doch den ganzen Schußkanal nicht nähen kann. Einen größeren Bronchus zu verschließen, haben wir bisher keine Gelegenheit gehabt.

Resultate.

Wenn man in Betracht zieht, daß es sich bei diesen Patienten mit offenem Pneumothorax um Schwerverwundete κατ'ἐξοχήν handelt, so kann man nicht verlangen, daß die Resultate gut sind. Sehr viele Leute kommen mit ganz schlechtem Puls in die Behandlung. Sauerbruch und Jehn sahen gute Erfolge bei der primären Naht. Landois hat 11 schwere Brustwandverletzungen mit offenem Pneumothorax operiert und von ihnen 6 = 53 % durch die Operation heilen können. Von diesen waren 5 mit Lungenrissen und 1 mit einem Leberriß kombiniert. Bei 4 von diesen 6 Fällen trat später ein Empyem auf, das durch Rippenresektion breit eröffnet wurde. Bei keinem einzigen verblieb eine große

[1]) Bemerken möchten wir, daß wir nur bei den großen, verschmutzten Kriegswunden die Fixation der Lunge in dem Thoraxfenster für notwendig halten. Unter aseptischen Friedensverhältnissen schließen auch wir nach vorheriger Blähung der Lunge im Überdruck die Thoraxwunde primär mit Knopfnähten in Etagen, wie es von Küttner (S. 594) auch im Felde geschehen ist.

Höhle, die eine Thorakoplastik nötig gemacht hätte. In zwei Fällen erfolgte sogar ein glatter Wundverlauf ohne Empyem. Unsere gemeinsamen Resultate sind mit zunehmender Erfahrung und Verfeinerung der Technik in der letzten Zeit noch besser geworden.

Wir lassen jetzt die Krankengeschichte eines der von uns erfolgreich operierten Verwundeten folgen und verweisen ferner auf die Krankengeschichten Nr. 52 und 53, S. 564 und Nr. 59, S. 578.

Fall 63. W. L.: Lungenschuß, offener Pneumothorax, Muskel-Hautnaht. Geheilt.

Vorgeschichte: Wurde am 30. VI. 1916 vormittags 4^{30} Uhr durch Infanteriegeschoß verwundet. Hat kein Blut gespuckt. Um 11 Uhr vormittags ins Lazarett eingeliefert.

Befund: Einschuß hinten links, in Höhe des 4. Brustdorns in der Skapularlinie.

Ausschuß vorne linke Mamillarlinie, handbreit über der Mamilla. Aus dem Ausschuß pfeift Luft ein und aus.

Sofortige Operation: Burckhardt.

Umschneidung der Ausschußwunde. Diese führt senkrecht in die Tiefe durch die Pektoralmuskulatur, durch einen Rippendefekt des Thorax, der der Luft ungehindert Ein- und Austritt gewährt.

Die Muskulatur wird über einen Tampon mit zwei Nähten verschlossen. Darauf Hautnaht bis auf die Tamponlücke.

5. VII. 1916. Verlauf glatt. Dämpfung vom 7. Brustdorn nach abwärts. Bronchiales Atmen, abgeschwächter Stimmfremitus. Wunde reaktionslos. Tampon langsam gelockert, am 15. VII. 1916 entfernt.

20. VII. 1916 abtransportiert. Thoraxwunde geheilt. Abb. 44.

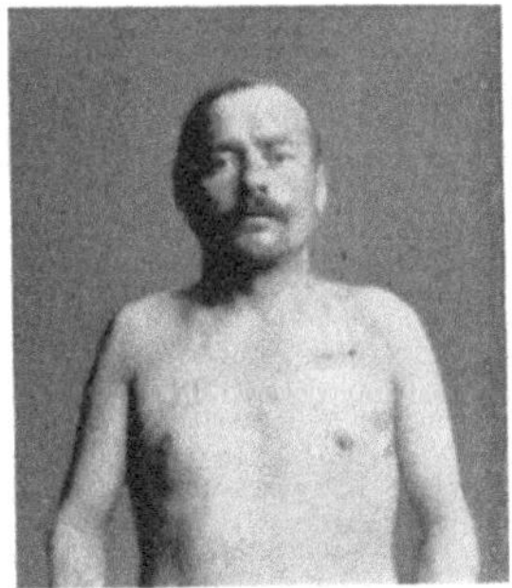

Abb. 44. Lungenschuß, offener Pneumothorax. Muskel-Hautnaht. Geheilt.

4. Die transdiaphragmatische Laparotomie.

Gewisse Schwierigkeiten bereiten die Brust-Bauchschüsse dem behandelnden Arzt. Sie gehören für jeden Chirurgen, der sich für Bauchchirurgie interessiert, zu den anregendsten Objekten der operativen Behandlung im Felde.

Ist die Brust-Bauchhöhle in gleicher Weise verletzt, soweit sich klinisch a priori durch die äußere Untersuchung feststellen läßt, so muß man entweder beide Höhlen getrennt von zwei Schnitten aus operativ in Angriff nehmen oder aber man muß die sogenannte transdiaphragmatische Laparotomie ausführen.

Diesem letzten Verfahren, das von Sauerbruch angegeben wurde, ist der Vorzug zu geben, falls nicht andere Bedenken vorliegen. Indiziert ist die Operationsmethode, die im Felde mehrfach zur Ausführung gelangt ist (Sauerbruch, Küttner, Jehn, Landois und Burckhardt) bei den Brust-Bauchschüssen, bei denen das Projektil durch den Komplementärraum geht, die Lunge verletzt, das Zwerchfell aufreißt und weiter Leber oder Magen durchlöchert.

Das Prinzip der Operation beruht darauf, nach Eröffnung der Pleurahöhle und Wundversorgung der Lunge die gegen Infektionen sehr empfindliche Brusthöhle von der Bauchhöhle abzuschließen. Zu diesem Zwecke wird nach Resektion der IX. oder X. Rippe im Bereiche der hinteren Axillarlinie das Zwerchfell in der Faserrichtung gespalten. Die Ränder desselben werden mit

Knopfnähten zirkulär im Thoraxfenster rings an die Interkostalmuskulatur eingenäht.

Jetzt kann man die Bauchhöhle versorgen, Darmlöcher zunähen und es ist keine Gefahr vorhanden, daß die Brusthöhle durch Kot oder Spülflüssigkeit verunreinigt wird. Vor allem ist der Zugang zur Leberkuppe, zum subphrenischen Raum, zum oberen Teile der großen Kurvatur des Magens und zur Milz bei dieser Methode ganz vorzüglich. Teile, die man bei der medianen Laparotomie nur schwer oder überhaupt nicht übersehen kann, liegen vollkommen frei vor.

Wir haben bei unseren Operationen jedes Mal den unteren Lungenzipfel in das Thoraxfenster mit eingenäht (vgl. Abb. 45a und b).

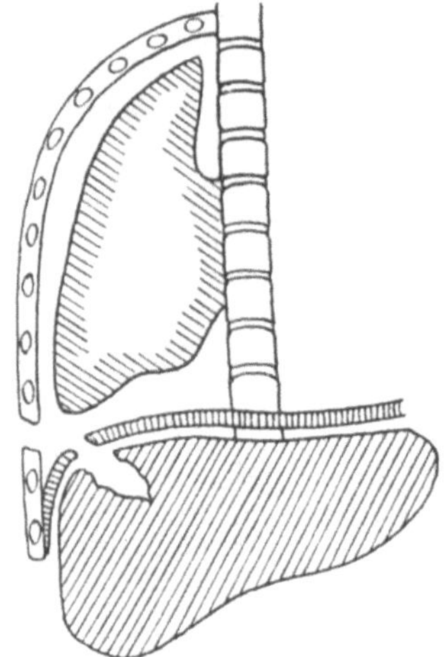

Abb. 45a[1]). Thoraxwand-Zwerchfell-Leberschuß.

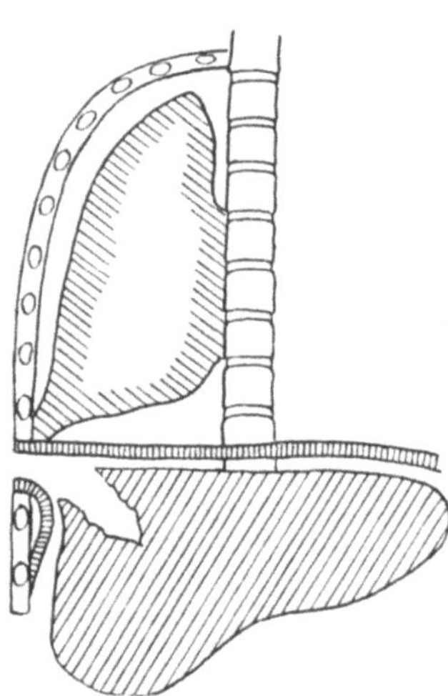

Abb. 45b[1]). Zirkuläre Einnähung des Zwerchfells im Thoraxfenster und Fixation des unteren Lungenzipfels im oberen Teil des Thoraxfensters.

Transdiaphragmatische Laparotomie (schematisch).

Der Grund für die Fixation der Lunge ist der gleiche, wie er auf S. 598 für die Operation der Lungenschüsse angegeben ist.

Mit einem Empyem muß man gerade in diesen Fällen rechnen.

Das genaue Operationsverfahren ergibt sich aus unseren jetzt folgenden Krankengeschichten.

Fall 64. J. Fa.: Offener Pneumothorax, Zwerchfellloch, Netzprolaps in die Brusthöhle, Leberriß. Transdiaphragmatische Laparotomie. Geheilt.

Vorgeschichte: Wurde am 27. VII. 1916 abend 8[35] Uhr durch Granate verletzt. Kommt 10 Uhr abends ins Lazarett.

Aufnahmebefund: Einschuß: Linke Seite des Thorax im Bereiche der 10. Rippe in der vorderen Axillarlinie markstückgroß.

Ausschuß nicht vorhanden. Offener Pneumothorax, Spannung auf beiden Seiten des Bauches und Druckschmerz. Hat gebrochen.

Diagnose: Brust-Bauchschuß mit offenem Pneumothorax.

---

[1]) Die Abb. 43, 45a und 45b sind der Arbeit von **Landois**, Bruns' Beitr. Bd. 100. H. 1 entnommen.

Transdiaphragmatische Laparotomie: Landois. Ohne Überdrucknarkose. Längsschnitt über der linken 10. Rippe. Resektion eines ca. 11 cm langen Stückes subperiostal der 10. und 11. Rippe. Pleurahöhle wird weit eröffnet. Im Zwerchfell ein zweimarkstückgroßes Loch, aus dem Netz in die linke Brusthöhle hineinragt. In der Pleurahöhle ist massenhaft flüssiges Blut. Dieses wird durch Umlegen des Patienten auf die Seite ausgegossen.

Der unterste Lungenzipfel wird gefaßt und mit Knopfnähten im oberen Teil des Thoraxfensters eingenäht. (Siehe schematische Abb. 45 b.) Sodann wird das Zwerchfell im Bereiche des Loches nach abwärts gespalten, die Ränder dieses Zwerchfellschnittes werden mit Knopfnähten zirkulär an die Interkostalmuskulatur angenäht. Der Pleuraverschluß gelingt luftdicht. Der linke Leberlappen hat ein Loch, in diesem steckt ein ziemlich großer Granatsplitter. Magen und Darm unverletzt.

Leberloch wird tamponiert. Muskelnaht. Die Nahtreihe wird luftdicht durch Einknoten eines Jodoformgazetampons in die Knopfnähte abgeschlossen. Ein Drain kommt in die Bauchhöhle. Schluß des Bauches mit Seide und Draht. Gespült wurde hier nicht, weil keine Darmverletzung vorliegt.

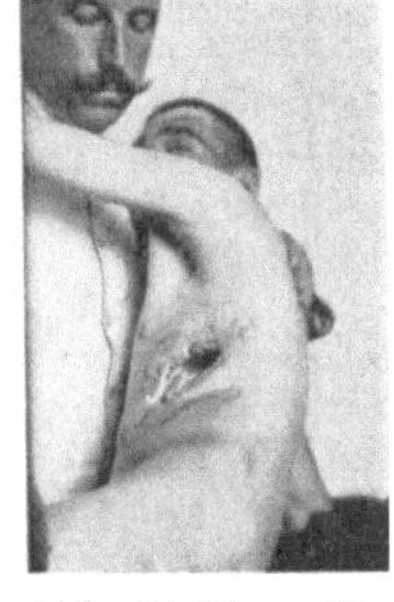

Abb. 46. Transdiaphragmatische Laparotomie. Fall Fa. Nr. 64.

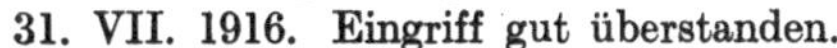

31. VII. 1916. Eingriff gut überstanden.

2. VIII. 1916. Links hinten Dämpfung. Atmungsgeräusch abgeschwächt. Punktion: 100 ccm blutiger, geruchloser Flüssigkeit werden abgelassen. Bauchhöhle in Ordnung.

7. VIII. 1916. Bauchhöhlentampon gelockert.

Lungenbefund: Links hinten leichte Dämpfung. Atmungsgeräusch und Stimmfremitus deutlich vorhanden.

18. VIII. 1916. Wundverlauf glatt. Keine Temperatur. Tampon gelockert. Nahtlinie des Zwerchfells an die Interkostalmuskulatur stößt sich ab.

31. VIII. 1916. Wundhöhle granuliert vorzüglich, einige Nekrosen stoßen sich ab. Höhle, die in die Bauchhöhle führt, noch etwa hühnereigroß. Rippen liegen tadellos aneinander. Stuhl und Winde regelmäßig. Allgemeinbefinden vorzüglich. Kost normal. Lungenbefund: Zwerchfellgrenze links höher als rechts. Links noch geringe Dämpfung. Atmungsgeräusch deutlich und vesikulär. Geheilt abtransportiert. Abb. 46.

Fall 65. R. Th.: **Lungenschuß, offener Pneumothorax, Verschluß der Pleurahöhle durch Einnähung des Zwerchfells. Geheilt.**

Vorgeschichte: Wurde am 12. VIII. 1916 früh 1 Uhr 30 durch Infanteriegeschoß verwundet. Patient hat Blut gespuckt. Kommt 7 Uhr vormittags ins Lazarett.

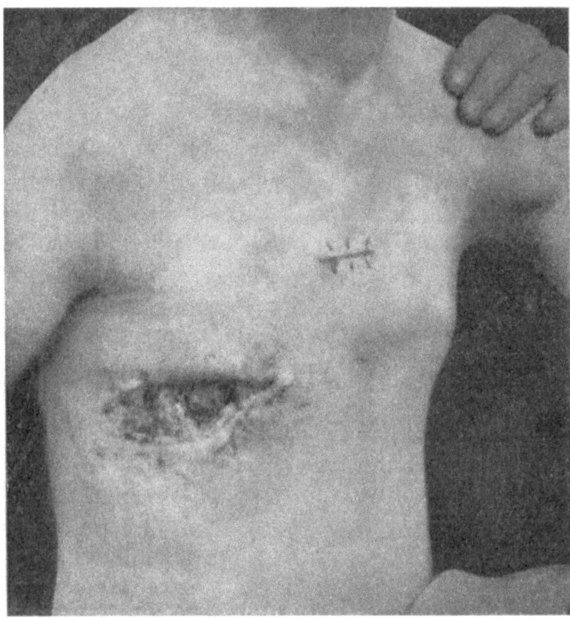

Einschuß oben in der Mitte, einfache Naht. Ausschuß unten.

Abb. 47. Offener Pneumothorax im Ausschuß. Verschluß durch Einnähen des Zwerchfells. Fall R. Th. Nr. 65. Geheilt.

Befund: Einschuß vorne rechts.

Ausschuß über fünfmarkstückgroß zwischen rechter mittlerer und vorderer Axillarlinie in der 7. Rippe. Man sieht durch das Loch, das noch oberhalb des Komplementärraumwinkels liegt, die Zwerchfellkuppe. Luft pfeift ein und aus, es fließt viel Blut aus der Brusthöhle. Puls schwach. Zyanose.

Sofortige Operation: Burckhardt.

Umschneidung der Haut. Die Fragmente zweier Rippen werden abgekniffen. Der vorgezogene untere Lungenlappen ist schwarzrot durch die Lungenkontusion. Es sind mindestens drei Rippen gebrochen. Der untere Lungenrand wird angenäht. Er reicht zur Deckung des Thoraxdefektes bei weitem nicht aus. Daher wird das Zwerchfell gespalten, das ohnedies an einer Stelle stark verdünnt ist und sein medialer und oberer Schenkel zum Verschluß der Brusthöhle benutzt.

Der Verschluß der Brusthöhle ist nach Einnähen des Zwerchfells ein vollkommener. Zwischen Zwerchfell und Leber, die eine leichte Kontusion hat, kommt ein Tampon. Danach pfeift die Luft aus der Einschußöffnung. Diese wird daher rasch umschnitten, tamponiert und zugenäht.

Nach der Operation Puls gut.

Verlauf: Dämpfung rechts hinten bis zum 5. Brustdorn. Abgeschwächtes bronchiales Atmen. Patient hat den Eingriff gut überstanden und ist seit dem 25. VIII. 1916 fieberfrei. Nahtlinie ist etwas defekt geworden. Kein Empyem. Hat später aus der Heimat über Wohlbefinden geschrieben. Abb. 47.

5. Die Nachbehandlung Brustschußoperierter.

Operation und Nachbehandlung sollen, wenn irgend möglich, vom gleichen Arzt besorgt werden. Während des Stellungskrieges kann man dieser Forderung gerecht werden, denn die stabilen Feldlazarette sind durchweg ganz vorzüglich eingerichtet, so daß die Kranken nach der Operation dort in jeder Beziehung gut aufgehoben sind.

Die Nachbehandlung ist fast so wichtig wie die Operation. Jeder Lungenoperierte erhält Kampferöl in großen Dosen 5—10 ccm subkutan, Kochsalz subkutan, Digipuratum 0,1 3mal täglich und vor allem Morphium. Wichtig ist ferner die Wärmezufuhr mit dem Heizkasten (vgl. diesen Abschnitt S. 582).

Sorgfältig ist der Lungenbefund zu kontrollieren. Eine rechtzeitige Punktion und Ablassung des Exsudates ist zur Entlastung der Nahtstelle notwendig. Falls der Erguß vereitert, darf die Rippenresketion nicht zu früh gemacht werden, und vor allem ist die Fixationsstelle der Lunge am Thoraxfenster sorgfältig zu schonen.

Die weitere Nachbehandlung der Empyemhöhle ergibt sich aus dem vorher Gesagten (s. S. 588).

Die Eigen-Bluttransfusion.

Wiederholt ist im Kriege die Bluttransfusion ausgeführt worden. Prof. Braun hat in unserem Feldlazarett bei schwer ausgebluteten Individuen nach Extremitäten-Schußverletzungen den Versuch gemacht, das fehlende Blut durch Überleitung von einem Kameraden auf den anderen zu ersetzen. Erfolge haben wir nicht gesehen. Es wurde allerdings die Transfusion nur bei völlig aussichtslosen Fällen ausgeführt. Eine neue Form der Bluttransfusion ist von den Gynäkologen Thies, Lichtenstein, Schäfer ausgearbeitet worden. Sie haben das bei geplatzten Tubargraviditäten in die Bauchhöhle ergossene und infolge der Berührung mit dem Endothel des Peritoneums flüssig gebliebene Blut autoplastisch wieder transfundiert, und zwar mit gutem

Erfolge. Henschen empfiehlt ebenfalls dieses Verfahren. Im Kriege wird diese Methode nur dann zur Anwendung gelangen können, wenn man mit ganz aseptischen oder doch annähernd aseptischen Vorbedingungen rechnen kann.

Kreuter hat im Feldlazarett bei einer Leberzerreißung mit starker abdominaler Blutung das in die Bauchhöhle ergossene Blut ($2^1/_2$—3 Liter) mit Kompressen aufgefangen und dann in einen Irrigator ausgepreßt. Er gewann auf diese Weise einen Liter gerinnselfreien Blutes, das er in die Armvene infundierte. Der Erfolg war vorübergehend glänzend. Der Kranke starb jedoch an den Folgen schwerer Blutung aus der Niere in das Nierenlager und den retroperitonealen Raum. Bei Bauchschüssen wird man dieses Verfahren wohl nur ausnahmsweise anwenden können, eben nur dann, wenn, wie im Falle Kreuter, nur eine lebensgefährliche Blutung vorliegt. Bei den meisten Bauchschüssen handelt es sich um Darmperforationen.

Bei den schweren Lungenschüssen, die zur Operation kommen, wird sich eher Gelegenheit finden, und so haben auch wir in einem Falle die Eigenbluttransfusion ausgeführt, dessen Krankengeschichte wir hier folgen lassen.

Fall 66. F. O.: Lungenschuß mit offenem Pneumothorax, Lungennaht. Bluttransfusion. Rückenmarkslähmung. Exitus.

Vorgeschichte: Wurde am 29. IV. 1916 morgens 4 Uhr ins Lazarett gebracht.

Aufnahmebefund: Einschuß linsengroß im Bereiche der Skapularlinie im 10. Interkostalraum.

Ausschuß: Markstückgroß in der mittleren Axillarlinie, in dem 7. Interkostalraum. Luft pfeift ein und aus.

Sofortige Operation: Burckhardt. Ohne Überdruck.

Umschneidung der Ausschußwunde. Das Geschoß hat den 8. Interkostalraum in Ausdehnung von 3 cm aufgeschlitzt. Der Interkostalraum wird auf 10 cm Länge inzidiert. Der Unterlappen ist an seiner lateralen und hinteren Fläche nahe dem unteren Rand in 3 cm Ausdehnung aufgeschlitzt. Ein ebenso großes Loch ist an der unteren medialen Fläche der Lunge. Ersteres wird mit Knopfnähten, letzteres fortlaufend genäht. Der Lungenrand wird teilweise an die Muskulatur, teilweise an die obere Rippe zum Verschluß der Thoraxöffnung angenäht. Die Muskulatur wird vernäht. Drei Situationsnähte durch die Haut. Das im Thorax angesammelte Blut wird ausgeschöpft und in einem sterilen Glase mit Natrium citricum versetzt, die zur Transfusion verwendet werden. Es stehen 500 ccm Blut zur Verfügung. Mit Trichter, Schlauch und Kanüle werden in die linke Vena saphena 450 ccm eingelassen.

Nach der Transfusion Puls ganz wesentlich gebessert. Patient erholt sich zusehends, der Einfluß der Transfusion unverkennbar. Im weiteren Verlauf muß die Brusthöhle wegen Empyems drainiert werden.

Der Verwundete hat gleichzeitig eine Rückenmarksverletzung in Höhe des 11. und 12. Brustsegments. Stirbt am 27. Mai 1916 an den Folgen dieser Lähmung.

*: Unkomplizierte Empyemhöhle. Tod an den Folgen der Querläsion des Rückenmarkes.

Elmendorf hat durch Punktion 300 ccm flüssigen Blutes aus der Pleurahöhle bei einem Frischverwundeten im Sanitätsunterstand abgelassen und sofort in die Armvene infundiert. Der Erfolg war ausgezeichnet.

V. Die Behandlung der Herzschüsse.

1. Frische Herzverletzungen.

a) Diagnose und Indikation zur Operation. So leicht im allgemeinen im Frieden die Diagnosenstellung einer Herzverletzung nach Schuß oder Stich ist, so schwierig ist diese im Kriege. Der Grund ist klar. In Friedenszeiten handelt es sich meist um Stichverletzungen, bei den Herzschüssen gewöhnlich um Revolverkugelverletzungen von Selbstmördern, die ihre Schußwaffe direkt an die Stelle des Herzens anzulegen pflegen. Der Sitz des Einschusses, eventuell das Röntgenbild, die Vergrößerung der Herzdämpfung mit den Erscheinungen von Herzdruck gestaltet die Erkennung des Verletzungsvorganges verhältnismäßig einfach.

Im Kriege ist die Diagnose eines Herzschusses deshalb so unsicher, meist geradezu unmöglich, weil die meisten Herzverletzungen vom Rücken, von der Seite oder vom Bauch herkommen. Die Statistik lehrt, daß allein 80 % der Herzschüsse mit Verletzungen der linken Brusthöhle kombiniert sind[1]).

Selbst wenn man bei Durchschüssen den Ein- und Ausschuß miteinander verbindet, so wie der Verwundete sich im Bette uns präsentiert, so ist man oft großen Irrtümern ausgesetzt, da die Stellung des Arms und des Schulterblatts in stehender Haltung, z. B. in Anschlagstellung, eine ganz andere war. Ein- und Ausschuß pflegen sich, wie sich Jeder selber überzeugen kann, beim Heben und Senken des Arms und Schulterblattes um mehrere Zentimeter in der Lage zu verschieben. Und bei Steckschüssen, wenn man im Feldlazarett nicht zufällig einen Röntgenapparat hat, ist die Lokalisation des Geschosses ganz unmöglich (vgl. die Abb. 2a und 2b).

Mit den klinischen Symptomen des steigenden Hämothorax, des schlechter werdenden Pulses, der Atemnot, des Angstgefühls etc. läßt sich nicht sehr viel anfangen. Sie passen ebensogut zum Bilde eines Lungenschusses.

Das wichtigste Symptom scheint uns die unmittelbar im Anschluß an die Verletzung auftretende Bewußtlosigkeit zu sein. Kommt diese zu den eben genannten Symptomen hinzu, paßt die Schußrichtung ungefähr, so kann man die Diagnose „Herzverletzung" mit einer gewissen Berechtigung stellen und die operative Freilegung des Herzens in Erwägung ziehen.

Aber nur dann, wenn der Allgemeinzustand sich verschlechtert und der Chirurg den Eindruck gewinnt, der Verwundete geht ohne Operation sicher zugrunde. Sonst empfiehlt es sich im Felde dringend, abzuwarten. So war es in dem Falle von Sauerbruch.

Hier war die Diagnosenstellung ziemlich leicht. Denn der Einschuß — es handelte sich um einen Steckschuß — lag in der Mitte des Sternums, etwa am Ansatz der IV. Rippe. Der anfänglich nicht besorgniserregende Zustand verschlechterte sich erheblich, und auffallend war eine große Dämpfung, die sich nach oben und rechts von der Herzdämpfung entwickelte. Dieser Befund gab die Indikation zur Eröffnung der Wunde und Freilegung des Herzens. Im rechten Ventrikel war ein Loch, das genäht wurde. Der Kranke starb fünf Tage später an jauchiger Pleuritis.

Ebenso berechtigt war die operative Freilegung des Herzens bei dem von Christoph Müller operierten Verwundeten. Es handelte sich um einen $6^1/_2$ Stunden alten Durchschuß. Einschuß: Linsengroß auf der linken Brust zwischen 4. und 5. Rippe. Ausschuß: am Rücken links in Höhe des 11. Brustwirbels. Aus beiden Schußöffnungen fließt dunkles, nicht schaumiges Blut. Puls 160, kaum fühlbar. Operation 7 Stunden nach der Verwundung. Resektion der 4. und 5. Rippe mit Eröffnung der Pleurahöhle. Die Schußöffnung des Herzens, aus der sich das Blut entleerte, wurde genäht. Der Exitus erfolgte 28 Stunden nach der Operation.

Trotzdem in diesen beiden Fällen von Sauerbruch und Chr. Müller die Diagnose leicht zu stellen war und die Operation glatt verlief, sind beide Verwundete an den Folgen der gleichzeitigen Thorax-Lungenverletzung ge-

---

[1]) Abb. 6, S. 503.

storben, und soweit wir die Literatur übersehen können, ist bis jetzt aus dem Felde keine einzige gelungene Herznaht mitgeteilt worden.

Ob es in der Folgezeit gelingen wird, durch noch schnellere Beförderungsmittel und größere Schulung in der Diagnose bessere Erfolge zu erzielen, lassen wir dahingestellt sein. Zur Zeit hat die Operation der frischen Herzverletzungen im Kriege als eine lebensrettende operative Methode praktisch keine Bedeutung. Über das Stadium des Versuches sind wir bisher nicht herausgekommen.

b) Die Technik. Zur Freilegung des Herzens gibt es zwei Wege:

1. Den extrapleuralen und
2. den intrapleuralen.

Da in den meisten Fällen eine Thorax-Lungenverletzung im Kriege gleichzeitig neben der Herzverletzung existiert, die eine breite Übersicht verlangt, so wird man wohl immer die intrapleurale Methode wählen, besonders wenn in dem betreffenden Feldlazarett ein Überdruckapparat vorhanden ist. Sauerbruch legt im Frieden sogar ausschließlich intrapleural das Herz frei und führt den Schnitt im IV. linken Interkostalraum. Sind Rippen zertrümmert, so wird man Teile derselben resezieren müssen. Vermutet man Basisschüsse, so ist der Schnitt höher, etwa im III. Interkostalraum zu legen.

Der Herzbeutel wird gespalten, das blutende Loch der Herzwand oder die Löcher werden mit Seidenknopfnähten geschlossen, die in der Systole geknotet werden müssen (Sauerbruch). Naht des Herzbeutels. Revision der Brusthöhle. Naht der Muskeln und der Haut. Von dem Einlegen eines Drains in die Pleurahöhle oder den Herzbeutel ist zu warnen (Sauerbruch).

2. Alte Herzverletzungen.

a) Diagnose und Indikation zur Operation. Herzverletzungen, die in der Heimat Gegenstand operativer Behandlung sind, sind fast ausschließlich Steckschüsse und zwar:

1. Herzwandsteckschüsse,
2. Herzhöhlensteckschüsse,
3. Herzbeutelsteckschüsse.

Gewöhnlich deuten die Klagen der Verwundeten mit Thoraxschüssen schon auf das Herz hin. Herzklopfen, Atembeschwerden, Angstzustände, Schmerzen in der Sternalgegend, Schwindelanfälle sind typisch.

Die Herzdämpfung ist meist verbreitert, ein systolisches Geräusch sehr häufig. Ausschlaggebend ist schließlich das Röntgenbild, das den Fremdkörper nicht nur als solchen feststellen, sondern unter Anwendung der modernen Tiefenbestimmungsmethoden sogar den Sitz des Projektils in der Herzgegend, im Herzinneren oder im Herzbeutel, erkennen läßt.

Es existieren verschiedene Mitteilungen in der Literatur von Herzsteckschüssen, die keine Erscheinungen gemacht hatten (Niklas, Fielitz, Finkh u. a.).

Diese Tatsache, daß Projektile im Herzen beschwerdefrei einheilen können, ist natürlich von großer Bedeutung. Sie ist wichtig für die Indikationsstellung zur operativen Entfernung des Fremdkörpers.

Eine Herzoperation ist immer ein großer Eingriff, bei dem der Verwundete den Tod auf dem Operationstisch finden kann. Auf der anderen Seite ist bekannt, daß Herzprojektile wandern und zu lebensgefährlichen Embolien führen können. Sehr lehrreich ist nach dieser Richtung die Beobachtung von Sauerbruch und Borst (S. 501). Man muß also auch mit solchen Möglichkeiten rechnen und unter Berücksichtigung aller Verhältnisse seine Indikation stellen.

Rusca hat folgende Indikation für die Entfernung eines Fremdkörpers aus dem Herzen aufgestellt.

Bei symptomlos verlaufenden Herzsteckschüssen soll man nichts tun, bei mittelschweren abwarten, bei schweren und progredienten Erscheinungen operieren. Diese Klassifikation nach Symptomen erscheint uns sehr verständig. Mehrere glücklich verlaufende Herzoperationen, bei denen das Projektil aus dem Herzen selber entfernt wurde, sind bis jetzt mitgeteilt worden, so von Rusca, Beaussenat, Freund und Caspersohn, ferner von Jenckel, der eine Schrapnellkugel aus dem Herzbeutel extrahierte u. a.

b) Die Technik. Über sie ist an dieser Stelle nicht viel zu sagen, da sie sich prinzipiell nicht von dem auf S. 605 geschilderten Vorgehen unterscheidet.

Da es sich in der Mehrzahl der Fälle bei den Herzwandsteckschüssen und Herzhöhlensteckschüssen um ganz aseptische Operationen handelt, so wird man gemäß dem schon erwähnten Vorschlage von Sauerbruch die intrapleurale Herzbeuteleröffnung ausführen unter Narkose mit Druckdifferenz. Der Schnitt wird je nach dem Sitze des Projektils im III. oder IV. Interkostalraum links zu führen sein. Der Herzbeutel wird gespalten, die großen Gefäße werden komprimiert, das Herz wird dort, wo das Geschoß angenommen wird, eröffnet und der Fremdkörper extrahiert.

Das Herz kann vor der Inzision durch zwei Fäden angeschlungen werden. In der Regel wurde der Fremdkörper durch Fassen des Herzens zwischen Daumen und Zeigefinger fixiert, dabei eine leichte Kompression auf das Herz ausgeübt und dann inzidiert. Die Blutung ist momentan manchmal erschreckend, besonders nach Extraktion des Fremdkörpers, steht aber sofort, wenn die Wunde zugehalten wird. Die Herznaht selber machte in der Regel keine Schwierigkeit. Zur Sicherung der Naht und zur Blutstillung aus den Stichkanälen kann Muskel frei auf die Nahtlinie nach dem Vorschlage von Läwen transplantiert werden.

Im Falle Jenckel lag die Schrapnellkugel im Herzbeutel. Sie hatte sich aber in eine Bucht verkrochen und fiel erst beim Aufsetzen des Patienten heraus.

3. Die Eröffnung und Drainage des Herzbeutels bei eitriger Perikarditis.

Die eitrige Perikarditis, die im Verlaufe eines Pleuraempyems entsteht oder die auch ganz isoliert auftreten kann, ist eine sehr ernste Komplikation. Bisher stand man dieser gefürchteten Eiterung ziemlich machtlos gegenüber. Die Verwundeten sterben an der Infektion und am Herzdruck (vgl. S. 532).

Meist aber haben die Punktionen des Herzbeutels nicht den gewünschten Erfolg, weil der Eiter keinen dauernden Abfluß hat. Zwar hat Flörcken in einem Falle durch zweimalige Punktion des Herzbeutels nach Brustschußverletzung Heilung erzielt. Es liegt daher nahe, die breite Eröffnung des Perikards, die extrapleurale Perikardiotomie mit anschließender Drainage des Herzbeutels auszuführen, wie sie in einem Falle von H. Klose bereits mit Erfolg ausgeführt ist.

Die Technik gestaltet sich folgendermaßen: Linksseitiger kostoxiphoidaler Schnitt nach L. Rehn in Lokalanästhesie. Sorgfältige Schonung der Pleura. Der Herzbeutel wird eröffnet, der Eiter abgelassen und ein Drain am tiefsten Punkt eingeführt. Der präkardiale Raum wird abtamponiert.

Ein Tampon darf in den Herzbeutel nicht eingeführt werden, weil die Herztätigkeit durch ihn beeinträchtigt wird[1]).

VI. Die Nachbehandlung Brustkorbverletzter nach ihrer Entlassung aus den Heimatlazaretten.

Thoraxschrumpfung. Je frühzeitiger die Behandlung einsetzt, um so besser ist der Enderfolg, um so schneller wird der Verwundete der Truppe und seiner alten Beschäftigung zurückgegeben.

Von Anfang an, wenn das Exsudat durch Punktion abgelassen worden ist, muß schon in den Feldlazaretten eine Atemgymnastik beginnen. Wir haben schon in den ersten Wochen unsere Verwundeten im Bett steil aufgesetzt und sie Atemübungen machen lassen. Von der vierten Woche an sind wir dann energischer vorgegangen und haben die Leute Luftringe aufblasen lassen.

Nun gibt es eine Reihe von Verwundeten unter einem großen Material, bei denen die Punktion keine Flüssigkeit zutage befördert, bei denen infolge alter Verwachsungen und frischer Verklebungen (vgl. S. 538) vielkammerige Räume entstanden sind. Hier entwickeln sich nun, indem das Exsudat resorbiert wird, ganz gewaltige Schwarten (S. 545).

Das Bestreben muß darauf gerichtet sein, der jetzt sich anschließenden schweren Verziehung des Brustkorbs und den Verkrümmungen der Wirbelsäule (Skoliose) vorzubeugen.

Es empfiehlt sich, wie das von Moritz vorgeschlagen ist, besondere Lazarette für die Nachbehandlung Lungenschußverletzter einzurichten, die womöglich in Wald- und Gebirgsgegenden liegen und in denen der Zustand dauernd kontrolliert wird. Hier müssen (Krez, Krieg) Freiübungen und Gymnastik mit den Verwundeten getrieben werden. Systematische Atemübungen, eventuell in der pneumatischen Kammer, Solbäder und Moorumschläge sind zu verabfolgen, und in schweren Fällen ist auch Fibrolysin zu reichen.

Vorzügliches leistet ferner die tägliche Behandlung mit heißer Luft im Bier'schen Wärmekasten. Die Mitteilung von Krieg, der sich sehr intensiv mit seinen Patienten beschäftigt hat, ermutigt sehr zu dieser hochwichtigen Behandlungsmethode.

Was speziell die Behandlung der **Lungenhernien** nach Kriegsverletzungen angeht (vgl. Garrè und Quincke, S. 225 ff.), so wird wohl immer die Bandagenbehandlung als einzige Methode in Betracht kommen. Denn der operativen Beseitigung der thorakalen Bruchpforte nach dem Vorschlage von Vulpius ist zu widerraten wegen der Gefahr eines Aufflackerns der alten Infektion, besonders wenn, wie in unserem Falle (Nr. 59), ein Empyem vorangegangen ist.

---

[1]) Ausführliches über die Operation vgl. Küttner in der Operationslehre von Bier, Braun und Kümmell, Bd. 2. 2. Aufl. 1917. S. 478 und Abb. 322 daselbst.

Zwerchfellhernien.

Da die Prognose der Zwerchfellhernien (vgl. S. 589) wegen der Gefahr der Inkarzeration nicht günstig ist, so muß die Frage der operativen Beseitigung der Hernie bei allen größeren Eingeweidevorfällen in die Brusthöhle erwogen werden.

Die strikte Indikation zur Operation ist gegeben bei solchen Patienten, die an dauernden Schmerzen, häufigem Erbrechen und an periodisch wiederkehrenden Obturationserscheinungen von seiten des Magen-Darmkanals leiden.

Technik. Die Wege, die man einschlagen kann, sind verschieden. In Betracht kommt:

1. Die Laparotomie.

Da der einfache mediane Schnitt nicht ausreicht, so sind besondere Schnittführungen angegeben worden, so von Anschütz, Mikulicz, Völker, Wieting u. a.[1]), die darauf hinauszielen, den Rippenbogen einzukerben und auf diese Weise einen günstigen Zugang zur Zwerchfellkuppe zu erlangen.

Wieting, Hotz, (v. Bonin), E. Schmidt empfehlen die abdominale Methode.

2. Die transpleurale Laparotomie.

Die technische Ausführung ist von uns auf S. 599 genau geschildert. Schumacher hat diese Operation sehr warm empfohlen. Auch wir haben uns verschiedentlich in frischen Fällen von Zwerchfelllöchern von der außerordentlichen Brauchbarkeit der Methode überzeugen können. Der Zugang war immer ganz vorzüglich.

3. Die Thorakotomie und die Laparotomie von zwei getrennten Schnitten.

Diese letztgenannte Operation ist ein sehr großer Eingriff, weil beide Höhlen eröffnet werden. Sie kommt nur dann in Frage, wenn man mit der einen Methode allein absolut nicht zum Ziele kommt.

Die Thorako-Laparotomie von einem Schnitt aus, wie zur Freilegung der Kardia, mit Spaltung des Zwerchfells von seinem Ansatz bis zum Zwerchfellloch, kommt nach unserer Ansicht nicht in Betracht, weil der Eingriff zu groß ist.

Erfolgreich sind Zwerchfellhernien nach Schußverletzungen von Hotz (v. Bonin), E. Schmidt u. a. operiert worden und zwar abdominal. Der Verschluß des Zwerchfellloches geschieht mit starker Seide. Ist der Schlitz so groß, daß eine Vereinigung der Wundränder unmöglich ist, so geschieht die Deckung des Defektes mit Faszie oder durch Einnähung von Eingeweiden. Verwandt wurden bisher zum Verschluß Leber (Anschütz), Lunge (A. Borchard), Milz (Hotz), Magen.

Von der Benützung des Magens als Deckungsmaterial ist nach Möglichkeit Abstand zu nehmen, weil Rezidive und erneute Inkarzerationen möglich sind.

---

[1]) Vergleiche Literatur: — Wieting, Anschütz, Schumacher, v. Bonin, hier Ausführliches über die Schnittführung.

Statistisches.

So groß die Zahl der statistischen Angaben bei Brustverletzungen ist, so wenig kann man im allgemeinen damit anfangen. Zunächst fehlt in vielen Statistiken die Unterscheidung zwischen penetrierenden und nichtpenetrierenden Thoraxschüssen. Diese wäre vor allem wünschenswert für die Prozentzahl der an Brustschüssen Gestorbenen. Dann fehlt meist — aus begreiflichen Gründen — die Angabe, wie viele Brustschüsse unter einer Anzahl Kampfunfähiger sich befinden, wie viele dieser Kampfunfähigen auf dem Schlachtfelde verblieben sind und wie viele von diesen Gefallenen an der Brustschußverletzung zugrunde gegangen sind. Wo Zählungen dieser Art vorgenommen wurden, fehlt wieder die Angabe über das Schicksal der in die Lazarette gelangten Angehörigen derselben Truppe.

Daher ist es unmöglich, den Prozentsatz der Sterblichkeit an Brustschüssen unter der Gesamtsterblichkeit ohne grobe Willkürlichkeiten auszurechnen. Ebenso unmöglich ist es, anzugeben, wie viele Todesfälle unter der Gesamtzahl der penetrierenden oder nichtpenetrierenden Brustschüsse vorkommen.

Rechnet man verschiedene Aufstellungen durcheinander, so verliert man vollends jeden sicheren Boden unter den Füßen.

Was unter Umständen bei solchen Statistiken herauskommt, zeigt Tabelle VI von Kronenfels aus dem Werke Exners. Die Prozentzahl der Todesfälle unter den penetrierenden Brustverletzungen schwankt bei diesen verschiedenen Statistiken zwischen 2,3% und 91,6%. Daraus geht also hervor: entweder bei der Mortalität der Brustschüsse kommen fast alle Zahlen zwischen 0 und 100% vor, die denkbar sind; man kann also mit diesen Zahlen gar nichts anfangen, weil sie vollkommen schwankend sind. Oder die Statistiken können überhaupt nicht verglichen werden.

Der größte Teil der statistischen Angaben macht auf uns immer den Eindruck eines rein dekorativen Beiwerks, das nun einmal jeder Arbeit beigegeben wird, weil der Leser gewohnt ist, etwas Derartiges vorzufinden und ihm etwas fehlen würde, wenn die „Statistik" weggeblieben wäre.

Auch wir führen einige statistische Angaben aus der Literatur an, um diesem Bedürfnis des Lesers zu genügen. In der Tat kann man ja, wenn man sich hütet, zwei Statistiken zusammenzurechnen, doch in diesem und jenem Einzelpunkt eine gewisse Vorstellung gewinnen. Nur darf man ja keine Schlüsse daraus ziehen wollen!

H. Fischer schreibt in der „Deutschen Chirurgie" im Jahre 1882:

Das Verhältnis der Brustschußwunden zu den Schußwunden anderer Teile ist in den verschiedenen Kriegen und Schlachten ein auffallend konstantes gewesen. Auf 10 bis 16 Schußwunden kam eine Brustschußwunde.

Bei dem Verhältnis der nichtpenetrierenden zu den penetrierenden Brustschußwunden treten schon größere Schwankungen ein, von 25—53%.

In Fischers Lazaretten im deutsch-französischen Krieg bildeten perforierende Brustwunden 44,1% der Brustschußwunden, bei Socin 55%, bei Billroth 89%. H. Fischer errechnet als mittlere Mortalität 60% der perforierenden Brustwunden, betrachtet sie selber aber als sicher zu nieder.

Löffler gibt aus dem preußisch-dänischen Krieg die Mortalität der Brustwunden auf dem Schlachtfeld auf 46% der Brustverletzten an. Sie bildeten $^1/_3$ aller Gefallenen.

Haga (zit. nach Unterberger) fand im russisch-japanischen Krieg unter den sofort Gefallenen bei Gewehrfeuer 44,45% und bei Artilleriefeuer 34,55% Rumpfverletzungen, Franz auf dem südwestafrikanischen Kriegsschauplatz unter 167 Gefallenen 46% Rumpf- und zwar 25,1% Brust- und 20,9% Bauchschüsse.

Haga berechnet aus dem japanisch-chinesischen Krieg (zit. von Kronenfels und Exner) für die III. japanische Division von 210 auf dem Schlachtfeld Gefallenen 58, das sind 28% Todesfälle an penetrierendem Brustschuß. Die Brustverletzungen, die in Behandlung kamen, betrugen 89, das sind 8%, von 1105 Verwundeten, worunter 46 penetrierende, von denen noch 16, das sind 34%, im Verlauf der Behandlung starben.

Es ergibt sich nach Kronenfels aus Hagas Aufstellung 50,3% Mortalität sämtlicher Brustschüsse und 71% sämtlicher penetrierender Brustschüsse mit Lungenverletzungen (einschließlich der auf dem Schlachtfeld Gefallenen und der später Gestorbenen).

Küttner hat ausgerechnet, daß ungefähr 1/4 aller Fälle von penetrierenden Lungenverletzungen im Schock oder an der Blutung stirbt. (Südafrikanischer Krieg 1899/1900.)

Holbeck verlor von 252 penetrierenden Brustschüssen 44 = 17,4%. Die Mortalität auf dem Schlachtfeld schätzt er auf 50%.

Rotter fand unter 225 Brustschüssen 110 Brustwandschüsse, also nichtperforierende, 115 perforierende. Von ersteren starb keiner, von letzteren 14 = 12%. Die Mortalität stellt sich bei Artilleriegeschoßverletzungen auf 10%, bei Gewehrschüssen auf 11%.

Lonhard gibt folgende Zahlen an. Unter seinen Verwundeten waren:

Gewehrschüsse	62%	hiervon 29%	Todesfälle.
Granatschüsse	27%	„ 48%	„
Schrapnellschüsse	10%	„ 30%	„
Stichverletzungen	1%	„ 0%	„

Insgesamt verlor Lonhard von seinen 100 Brust- und Lungenschüssen 34 = 34%.

Unter 22 145 Verletzten mit 8034 Toten fand Sauerbruch 836 Lungenverletzte. Die auf dem Schlachtfeld Gefallenen fehlen hierbei. Unter 300 auf dem Schlachtfeld Gefallenen hatte Sauerbruch einmal Gelegenheit, 112, also 30%, Brustschüsse festzustellen. Die Mortalität der Brustschüsse in den Feldlazaretten beträgt 23,9 %. Dazu kommen die Todesfälle in den Kriegslazaretten mit 14,6%. Mit den Todesfällen in der Heimat errechnet Sauerbruch eine Gesamtmortalität von 40%.

M. Hirsch verzeichnet als Mortalität der in seinem Feldlazarett an Brustschußverletzung Verstorbenen 25%.

In der Zeit vom 1. April bis 31. August 1916 erhielten wir in unserem Feldlazarett sämtliche Lungen- und Brustschüsse des ganzen Korps. Es gingen uns in dieser Zeit 123 Brustschußverletzte zu. Von diesen starben 27 = 21,9%.

Fehlerberichtigung.

Bei der Revisionskorrektur stellte sich heraus, daß zwei Krankengeschichten, auf Seite 523 und Seite 530, die gleiche Nummer 30 führen. Aus äußeren Gründen konnte eine Umnumerierung nicht mehr vorgenommen werden.